骨病内治

北京中医医院骨科原主任郭振江

经验选

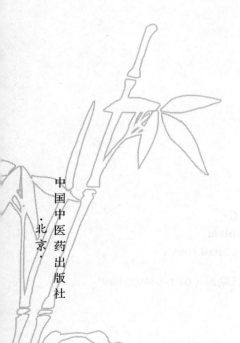

中国中医药出版社
·北京·

图书在版编目（CIP）数据

骨病内治：北京中医医院骨科原主任郭振江经验选 / 郭勇，黄明华，马彦旭主编 . —北京：中国中医药出版社，2019.1（2023.3重印）

ISBN 978 - 7 - 5132 - 4652 - 1

Ⅰ . ①骨… Ⅱ . ①郭… ②黄… ③马… Ⅲ . ①骨疾病 - 中医疗法 Ⅳ . ① R242

中国版本图书馆 CIP 数据核字（2017）第 308317 号

中国中医药出版社出版

北京经济技术开发区科创十三街 31 号院二区 8 号楼

邮政编码 100176

传真 010-64405750

保定市中画美凯印刷有限公司印刷

各地新华书店经销

开本 880×1230 1/32 印张 15.75 字数 259 千字

2019 年 1 月第 1 版 2023 年 3 月第 3 次印刷

书号 ISBN 978 - 7 - 5132 - 4652 - 1

定价 79.00 元

网址 www.cptcm.com

服 务 热 线 010-64405510

购 书 热 线 010-89535836

维 权 打 假 010-64405753

微信服务号 zgzyycbs

微商城网址 https://kdt.im/LIdUGr

官 方 微 博 http://e.weibo.com/cptcm

天猫旗舰店网址 https://zgzyycbs.tmall.com

如有印装质量问题请与本社出版部联系（010-64405510）

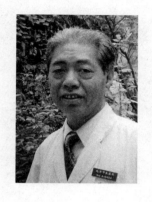

　　郭振江，1943年5月出生，山西汾阳人，主任医师。1969年毕业于首都医科大学医疗系。先后担任北京中医医院骨按科主任、疼痛科首席技术顾问，北京中西医结合学会第二届背柱微创学术专业委员会顾问，兼任国家食品药品监督管理总局评审专家、中国养生工程研究院学术委员会委员、日本按摩疗法联合会理事、北京中医药学会理事、北京中医学会骨伤分会主任委员、北京高级职称评审委员会委员、北京市医疗事故鉴定委员会委员。发表有《正骨按摩施术十四法》《中医骨科内治八法》等论文，参编《北京中医医院诊疗常规》《北京中医学会正骨按摩学习班讲义（正骨部分）》，参与研制的"腰背止痛垫"获北京市中医管理局学术成果二等奖。1991年应日本中医学研究所邀请，从事以气功、整体术和脊椎矫正术等健康法为中心的调研工作；1994年受卫生部委派赴乌拉圭"中国传统医疗中心"工作。现主要研究骨关节退行性疾患、骨质疏松症及股骨头无菌性坏死的防治。

　　随着现代科学技术的进步，医学的发展备受瞩目。尤其是骨科，多数人认为骨科就是做手术，甚至许多骨科医师也片面依赖手术，而中医学骨科内治疗法越来越被人们忽视，特别是对大多数不能手术或不适宜手术的骨伤疾病不够重视，缺乏了解，这其实是一种误区。中医学有几千年的传承，对骨病病因病机的研究很早，内治法亦成为主要的治疗方法，且疗效确切。骨科需要防治的疾病种类繁多，包括骨质疏松症、退行性骨关节病、风湿病、类风湿关节炎、缺血性骨坏死等，不仅需要手术治疗，更需要非手术的骨内科方法来治疗。

　　郭振江主任医师从医四十余载，衷中参西，融汇古今，在中医内治法治疗骨病领域独树一帜。郭老从 1970 年开始即致力于《黄帝内经》的研究，并提出"通读原文，熟能成诵，勤学苦思，学以致用"的《黄帝内经》学习方法。《灵枢·决气》曰："谷入气满，淖泽注于骨，骨属屈伸，泄泽补益脑髓，皮肤润泽。"《灵枢·痈疽》："肠胃受谷，上焦出气，以温分肉，而养骨节，通腠理。"郭老深受《黄帝内经》理论的启发并提出了"治骨先治脾"理论，论述了脾胃的功能正常可使皮肉筋骨均能得到灌注温养，通过补益脾胃的方法，加速损伤肌肉的修复，是治疗骨痹不可忽视的重要环节。《伤寒论》被郭老誉为"圣门之书"，是继承和发扬中医学精髓的必读书籍。郭老从《伤寒论》中总结了活用经方治疗骨痹的原则，提出了遵从经方"从阳论治骨痹"及"从水液痰饮论治关节肿胀"的论点，临床疗效确切，应用广泛，十分具有临床指导意义。郭老还推崇李东垣的脾胃学说，并将脾胃病的辨证论治融入骨科的各种急慢性病的治疗中，形成气血兼顾重痰瘀、内外并重调脾肾、融古训与新知于一体的骨病学术特点。郭老主要研究中药治疗各种急慢性骨病，对颈椎病、腰椎间盘突出症、椎管狭窄、股骨头坏死、膝骨关节病、骨髓炎、急慢性脊柱关节损伤等疾病疗效显著，好评如潮。

本书由郭老的学生们联合编写，最后由郭老审定全稿。本书总结郭老多年临床经验，以优势病种为切入点，总结骨病筋伤内治辨证方法、组方理论、用药特点，尽量把郭老对骨病辨证论治的精髓准确地表达出来。希望对有志于此的同道有所启迪，使年轻医生少走弯路，更快地成长起来。藉此书也热切希望广大中医学子，能学习郭老潜心学习、以中医药事业为己任的精神，为推动中医药事业发展做出贡献。

感谢编写组及各位朋友的辛勤劳动，他们或出谋划策，或奔波劳顿，或总结病例，或审校稿件，均为本书做出了巨大贡献。本书抛砖引玉，敬请广大同道、读者提出宝贵意见，以便再版时修订提高。

《骨病内治》编委会

2018 年 6 月

愿为医疗事业倾注终身热情

一、"阴差阳错"人生改

自小喜欢无线电的我，从没想过要当医生，可却阴差阳错地学了医。高考前，我因为得过肺结核而被医生"判"了休学，即使当时已经痊愈，医生也没能对我"手下留情"。我这才意识到，健康的身体是多么重要。为了要争一口气，我执意学医，报考了首都医科大学医疗系，并且如愿考上。

虽然我读的是医疗系，但却对中医学非常感兴趣，觉得中医学是祖国医学的伟大宝库，博大精深。1969年医疗系本科毕业时正好赶上提倡西医学习中医的热潮，我就被分配到北京中医医院骨按科工作。

二、从医道路遇良师

可以说我是工作以后才开始学习中医学的。来到中医院以后，我一方面师从骨伤名医成业田、王洪术，延续中医院骨伤传承谱系；另一方面走遍每一个科室，用心跟着赵炳南、吉良晨、刘奉五等老中医抄方学习。这种提前了解各家特长的学习方式，对我提高自身诊疗水平、丰富临床经验起到了关键作用。

吉良晨老师在组方用药时要求主次分明，强调只有临证深入探求，方能辨证准确，制方严谨，遣药得当。处方用药一般为12～16味，极少见用药超过16味的。组方选药非常讲究配伍，用药时一定是三个字，如炒白术、制厚朴、云茯苓、广陈皮、广砂仁。吉良晨老师"善于异病同治、一方多用；调理脾胃，重视先天，强调脾胃的纳化升降功能，用药上强调升降和合的配伍方法"的特点对于我治疗骨痹重肝脾肾，尤以脾气后天为先的思想影响甚为深刻。

刘奉五先生是我国中医界著名的妇科专家，我曾跟随先生侍诊，其深厚的中医学理论功底给我留下很深的印象。刘老治疗阳虚精血亏虚型关节疼痛，常用八珍汤加减，健脾常用白扁豆、大豆卷、佛手、木瓜等品。刘奉五先生独谓：血肉有情之品对于阳气虚弱、脏腑功能衰减之人，好比幼子挑担、小马拉车，恐怕腻膈碍胃、难于消化吸收，而此类患者又非短期能够治愈，必需坚持服药，循序渐进，切忌操之过急。

赵炳南老师对工作认真负责，对技术精益求精。一男性患者因右足跟生出黑色素瘤，面临高位截肢。为尽可能保住患肢，减轻患者痛苦，赵老以中医学之法为其治疗，并亲自给患者换药。在使用玉红纱条、京红粉等方法均无显著效果后，赵老从自家拿来珍藏的京红粉制做药绳，将其结紧在疮的蒂部。经过几次治疗，疮逐渐萎缩，患者可以穿鞋行走，患肢保住。这是我来中医院近40年，第一次见到中药药绳，而有幸观看赵老制作药绳的全过程，着实受益匪浅。

三、愿把经验来传承

骨科领域广泛，需要防治的伤病种类繁多，包括骨质疏松症、退行性骨关节病、风湿类风湿关节炎、缺血性骨坏死等跨专业的疾病。治疗不仅需要手术治疗，更需要非手术的内科治疗。很多骨科医师片面依赖手术，对大多数不能或不适宜手术的骨伤疾病不够重视，也缺乏了解，这是一种不好的倾向。需要手术治疗的患者毕竟是少数，大多数患者需要依靠骨内科手段来治疗，中医学治疗骨内科疾病有更好的办法，我认为应该建立和发展中医骨内科。我现在主要研究用中药治疗骨科的各种急慢性病，效果很不错，得到群众的认可。经过多年摸索，我提出"治骨先治脾"观点，形成了调气血、重脾胃、重视经方的用药特点。同时，运用中西医结合的方式，解决了许多临床疑难问题，我想，这是一名医生最大的乐趣。

2015 年 9 月，北京市大兴区中西医结合医院（原北京市大兴区红星医院）成立郭振江传承工作室，我和学生们将多年的经验总结出来，并例举运用骨病内治思想治疗的临床验案，希望对有志于此的同道有所启迪，使年轻医生少走弯路，更快成长起来。

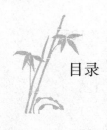

目录

基本学术经验与诊治经验 上 篇

　　中医骨病主要以中医理论为指导，结合现代科学和现代医学知识对骨与关节系统疾病进行诊断、治疗、预防。中医骨病学与现代医学骨病学的研究内容基本相同。中医骨病学在继承祖国医学优秀遗产的同时，努力吸取现代科学与现代医学的先进理论和先进技术，不断发展、完善。

　　纵观历史，早在西周就建立了我国医学的医政制度和分科，《周礼·天官》记载："疡医上工八人，掌肿疡、溃疡、金疡、折疡之祝药，劀杀之齐。"疡医是当时的四大医之一，采用注药、切开刮搜脓血和用药追蚀死骨腐肉的方法治疗四种外科、骨科疾病。发展到战国、秦汉时期，不少医学著作问世，如《黄帝内经》《难经》《神农本草经》《伤寒杂病论》等。《黄帝内经》阐述的整体观、辨证论治、内外兼治、治未病、形不动则精不流、肾主骨等观点，以及气血学说、经络学说等，是骨病诊断、治疗的主要理论基础。书中对痹、痿、骨痹、疽、肿瘤等均有专篇论述，如《素问·痹论》曰："风寒湿三气杂至，合而为痹也。"

《素问·痿论》曰："治痿独取阳明。"至今对痹证、痿证的辨证治疗仍具有一定的指导意义。《五十二病方》出现痈、骨疽、肿瘤等病名，并有治痈疽方 22 首，运用了多种治疗方法。

到了两晋南北朝时期，对骨痈疽和骨肿瘤的认识有了很大提高，陈延之所著《小品方》有对骨痈疽的记载，是在《灵枢》的理论基础上发展，将附骨疽分急、缓两种。"附骨急疽"症见"其痛处壮热，体中乍寒乍热"，而"附骨疽久者则肿见结脓"，这与现代医学急慢性骨髓炎的表现相似。《小品方》称骨肿瘤为"石痈"，曰："有石痈者，始微坚，皮核相亲，著而不赤，头不甚尖，微热，热渐自歇，便极坚如石，故谓石痈。难消，又不自熟，熟皆可百日中也。"这些症状与现代医学的恶性肿瘤（如骨肉瘤）十分相似。在治疗方面，对痈疽首先要辨有脓与否，强调排脓要彻底，引流要通畅，分别运用外消、内托、排脓、追蚀和灭瘢的疗法，为现在外科消、托、补三法的确立奠定了基础。

隋唐时期，是中医骨病学全面总结提高的时期。隋末巢元方《诸病源候论》，是我国第一部病因症状学专著，如对腰痛记载了八种证候，对"背偻候""骨注候""指筋挛不得屈伸候""瘤候""石痈候""石疽候""附骨痈肿候""附骨疽候"和"骨疽偻候"等均列专题论述。王焘《外台秘要》辑录了自张仲景以后治疗痹证的方剂，并特别推崇以补血活血、祛风湿止疼痛为主的四物汤加附子治疗"风湿百节疼痛，不可屈伸"等病证，对后世痹证的治疗产生较大影响。

宋金元时期，骨病技术取得了重大的进步，《外科精要》《外科精义》《集验背疽方》《卫济宝书》等外科著作，对骨关节痹痿病、骨痈疽、骨肿瘤的认识均有发展。如李东垣《脾胃论·脾胃胜衰论》认为痿证多责之"脾胃虚弱"，"形体劳役则脾病……脾病则下流乘肾……则骨乏无力，是为骨痿，令人骨髓空虚，足不能履也"。东轩居士增注的《卫济宝书》将痈疽归为"癌""瘭""疽""瘤""痈"五大证。

明、前清时期，中医骨病学得到进一步发展，表现在对骨痈疽、骨肿瘤的临床症状甄别得更加细微。明代杨清叟《仙传外科集验方》对骨痈疽病理过程的描述非常详细。清代王惟德《外科全生集·石疽》对恶性骨肿瘤的诊治方法和预后做了较详细的介绍，说："初起如恶核，渐大如拳，急以阳和汤、犀黄丸，每日轮服可消。如迟至大如升斗仍如石硬不痛。"清代高秉坤《疡科心得集》逐步明确地将骨痨从"骨疽""阴疽"中区分出来，后称之为"流痰"。在治疗上，提出对骨疽的治疗，取死骨的追蚀疗法和从肾论治的内治法，对现代治疗慢性骨髓炎、骨结核产生了很大影响。

现在，随着人民生活水平不断提高，人口老龄化进程加快，骨质疏松症、骨关节炎、颈椎病、腰椎间盘突出症、痛风性关节炎、骨肿瘤（特别是转移癌）相应增多。而随着药物，特别是激素的广泛应用或不恰当使用，造成股骨头缺血性坏死患者也在不断的增加。此外，现在类风湿关节炎、强直性脊柱炎的防治效果还不理想。还有随着交通伤、工矿伤的增多，脊柱骨折脱位伴脊髓损伤、骨髓炎的病例也在增多。这些疾病已成为临床骨病的多发病、高发病，骨病学研究的对象是人体骨骼、关节、肌肉等运动系统疾病。骨科领域广泛，需要防治的伤病种类繁多，包括骨质疏松症、退行性骨关节病、风湿类风湿关节炎、缺血性骨坏死等跨专业的疾病。治疗这些不仅需要手术治疗，更需要非手术的内科治疗。需要手术治疗的疾病毕竟是少数，大多数的疾病需要依靠骨内科手段来治疗，中医学治疗骨内科疾病有更好的办法，郭老认为应该建立和发展中医骨病内科治疗。传统中医内治方法与西医手术各有优势，又各有不足，将两种手段相互补充、相互融合，全面掌握中西医临床技能，才能够更好地为患者服务。郭老指出根据骨病的特点，中医医家应：首辨阴阳，内外兼顾；重视正气，进退有度；筋伤审因，气血为本；调整脏腑，重肝脾肾；内治八法，灵活运用；法于仲景，善用经方；巧用对药、虫药、藤药、风药、引经药，治骨先治脾。郭老强调，作为一名好的中医医者，应先继承再发扬，一切从病人的角度着想，这样才能融会贯通，学以致用，造福患者。下面各章分述郭老的学术经验与诊治经验，以及临床常见骨病的诊治医案。

第一章
从内调理，法度谨然

第一节　首辨阴阳五行

在临床辨证过程中，郭老善于运用阴阳五行学说指导临床实践，认为阴阳是对立而又统一的关系，二者相互资生、互为因果、相互依存、相互为根。他运用阴阳五行学说指导临床，特别注重以下几个方面。

一、诊断疾病

人之一身不外阴阳气血水火，也可以阴阳二字概之，如果阴阳任何一方偏胜，必然会影响到对方而出现病理现象。即《素问·阴阳应象大论》中"阴胜则阳病，阳胜则阴病"；"阳胜则热，阴胜则寒"。所以人体全赖阴阳以生，保持阴阳相对平衡是维持人体健康的必要条件。如果出现偏胜，则非热即寒，非寒即热；若阴竭阳脱，就会导致阴阳离绝，是死亡的根本原因。

二、辨证

郭老善用阴阳来代表疾病的性质，即从临床所表现的证候群中，可以辨别出疾病的阴阳属性和寒热虚实。阳证者，临床表现为高热、面赤、烦躁、渴喜凉饮、大便秘结、溲如浓茶、舌苔黄燥、脉洪数等，属实证、热证；阴证者，临床常见畏寒、肢冷，甚者手足厥逆，面色㿠白，身出冷汗，渴喜热饮，利下清谷，小便清长，舌质淡，舌苔薄白，脉沉细，属虚证、寒证。所以临床辨证，审别阴阳是重要一环。

和阴阳学说一样，五行学说也是一种认识和分析疾病的方法。郭老临证时，运用五行学说与脏腑之间生克乘侮的理论来辨证探源，审因论治。如肝属木，若肝病而失疏泄，气滞于内，郁而生热生火，木火炽盛，乘胃则胃脘痛而呃逆，乘脾则运化无权是为泄泻，治当扶土抑木，使肝木得疏，脾土得旺则诸症皆平。又如，肾阳虚则命门火衰，表现为畏寒、四肢厥冷、鸡鸣泄泻、完谷不化。此乃火不生土之证，治当温肾以健脾。因此，五行学说在临床上是用以解释人体脏腑的相互联系及生理、病理变化，分析在病理情况下所反映出来的临床特征，亦是作为判断疾病和确定治疗方法的依据之一，同时也是指导临床实践的基础理论。

三、分析病因病机

人身赖阴阳气血维持平衡，若阳气充盈则神有所归，阴气充裕则精血有所藏。血属阴，气属阳，血亏则阴虚于内，而为虚损之证；气盛则阳亢于上，而为实热之疾。久病阴亏液竭，阴不护阳，阳不内守，虚阳外越，致使阴阳偏离，气血交脱，实属危候。此即用阴阳学说来探求病因、分析病机、判断疾病转归的重要理论。

四、论治

郭老亦强调审别阴阳，以辨明疾病性质、病变部位、体质强弱、邪正盛衰，以指导施治，达到补偏救弊、治愈疾病的目的。阳热实证，治以阴寒药为主；阴寒虚证，以补虚散寒为先。阴不足者，阳无所制则阳必亢，需补其阴，此当壮水之主以制阳光；阳不足者，阴无所制则阴必盛，此当益火之源以消阴翳。此即和阴阳、调气血之盛衰的论治方法。

五、用药

药有寒热温凉之性，病有阴阳气血偏盛之别，阴病宜用阳药，阳病宜用阴药。所谓药用之阴阳，即酸苦涌泄为阴，有泄热通下之功；辛甘发散为阳，有发散温补之能。

对虚证的治疗，亦遵《黄帝内经》"形不足者，温之以气；精不足者，补之以味"之旨，若有阳脱者，宜阳药中佐以阴药，以阴引阳；阴脱者，宜阴药中佐以阳药，以阳引阴，此即"从阴引阳""从阳引阴"之法，使阴阳各有所归，达到疾病获愈的目的。

第二节　重视正气，进退有度

元气为人身之本，元气即正气。《素问·刺法论》："正气存内，邪不可干。"《素问·评热病论》："邪之所凑，其气必虚。"指出正气不足才是导致疾病发生的关键。"治病必求其本"，可指本于人体之正气，即机体的抗病能力，包括卫气和阴精。卫气又称"卫阳"，有固护肌表和防御外邪的作用；阴精又称"阴液"，即营养物质基础，有抵抗病邪的能力。正如《素问·金匮真言论》曰："夫精者，身之本也，故藏于精者，春不病温。"由此可见，卫气、阴精都有防御和抗病能力，二者的生成、输布、贮藏都与肺、脾、肾有密切关系。肺主气，合皮毛，宣发卫气，抗御外邪；肾为先天之本，藏精气，为元气之根，又为水火之脏，以金水相生，涵木生土。因此，补肾、健脾为扶正固本的关键。在诊治疾病过程中，只有抓住了"求本"的重要所在，才能准确地辨证论治，取得最好的疗效，亦即张景岳认为诊治任何疾病，"必当先察元气为主，而后求疾病"。

郭老精读四部经典，遍览各家学说，其中重点学习《脾胃论》和《景岳全书》。李杲受《黄帝内经》《难经》及张元素的学术思想影响，总结出脾胃为元气之源，精气升降之枢，提出内伤脾胃百病由生的病机理论。在论脾胃方面，提出"人赖天阳之气以生，而此阳气须并于脾；人赖地阴之气以长，而此阴气须化于脾胃；人赖阴精之奉以寿，而此阴精必源于脾胃；人赖营气之充以养，而此营气必统于脾胃"。因此，在病机方面，李杲重视脾胃与元气的关系，强调脾胃在精气升降中的枢纽作用。在病因方面，李杲强调饮食劳役、情志失度易导致脾胃运化失常而百病丛生。张介宾集一生临证经验和心得辑成《景岳全书》，全面反映了他的学术观点，以《素问·生气通天论》"阴平阳秘，精神乃治，阴阳离决，精气乃绝"为依据，认为阴无阳无气则不能生形，阳无阴无形则无以载气，故物生于阳而成于阴。进而阐述了阳非有余，阴常不足，真阴之象是为精，是为形；真阴统藏于肾（命门），"肾者主水，受五脏六腑之精而藏之"，是为真阴之脏。阴精不亏则元阳有载，阴平阳秘。故命门与肾为真阳真阴所在，为五脏六腑之本，凡阴阳诸病变，当责之肾与命门之水火阴阳平衡失调，故病必求其本也。对东垣、景岳学说的深究和崇尚，是郭老学术思想形成的重要因素。

胃主受纳，脾主运化。在人体功能正常情况下，水谷精微通过脾胃的作用，化为气血津液，以养五脏四肢百骸，维持正常生命活动，故称"脾胃为生化之源，后天之本"。人之一生，无不赖于脾胃后天之养。李东垣云："元气之充足，皆由脾胃之气无所伤，而后能滋养元气，若脾胃之气本弱，饮食自倍，则脾胃之气既伤，元气亦不能充，而诸病之所由生也。"又云："胃虚则五脏六腑十二经十五络四肢皆不得营运之气，而百病生焉。"郭老注重调理脾胃，不仅对脾胃病以治脾胃为主，特别是对其他脏腑的疾患亦强调兼顾脾胃，认为人以胃气为本，本固而枝叶才能繁茂，从而取得良好的临床疗效。这也体现出郭老学术特点。

一、治骨病当兼扶脾

外感、内伤均可导致骨病。外感风寒湿邪，多与表气不固，肺卫失守有关；内伤者，或气虚，或阴虚，或痰湿内生，或肾气失纳，又多与气、血、津液亏乏有关。脾胃为生化之源，生化水谷精微。若脾胃升降有序，水精布化有常，循环往复，使五脏得养，元气得充，是以肺气上升

而为固。而且，郭老认为肺为水之上源，脾为水谷精微生
化之本。若脾气虚，则水谷游溢之精气无以上供于肺。正
如东垣所云："脾气一虚，则肺气先绝。"所以郭老在治疗
骨病中，每兼以扶脾燥湿化痰而收意外之效。可见，郭老
对"脾为后天之本"和脾肾同治的理论颇有见地。

《难经》有云："四季脾旺不受邪。"脾气充足，邪不易
侵，脾胃素虚之人，或因饮食失节，或因劳倦内伤，或外
受寒湿之邪，均可致脾胃虚弱，运化失司，津液输布异常，
湿痰瘀内生；或使气血生化乏源，营卫失于调和，筋骨血
脉失去调养，肌肉不丰，四肢关节失养，风寒湿热之邪乘
虚而入，着于筋脉而发为骨痹。骨痹以正虚为本，邪实为
标。正虚以脾虚为基础，包括脾、肝、肾等脏，标实又以
湿、痰、瘀为难治。其临床症状呈现虚实夹杂、痰瘀虚互
结的特征。

郭老指出，骨病疼痛医家大多从"实"论治，以通为
主，实际上骨病疼痛因虚而致者并非鲜见。"阳主煦之"，
阳气亏虚，温煦失职，虚寒内生，筋脉绌急，或阳气耗损，
失于充养，悉可致痛。而调治之法，理应从"形不足者，
温之以气"入手，以补益阳气为宗。由此可见，不通则痛，
"通"之乃为正治；不荣则痛，"补"之也属常法，宜通宜

补，全在据病辨证而定。郭老常引《质疑录》曰："表虚痛者，阳不足也，非温经不可……上虚而痛者，心脾受伤也，非补中不可……凡属诸痛之虚者，不可以不补也。"

二、补虚损，首重后天

凡虚损之证，不外五脏六腑、表里阴阳气血之虚。郭老多根据《黄帝内经》"阴胜则阳病，阳胜则阴病"；"阳虚则外寒，阴虚则内热"；"阴平阳秘，精神乃治，阴阳离决，精气乃绝"等理论来指导临床。对于虚损，常以病久阴阳失调及阴阳的消长变化来分析病机、判断预后和转归。如东垣认为"虚证之形成，是人体元气不足之故，元气不足，又是脾胃之故"。又云："真气，又名元气，乃先生身之精气也，非胃气不能滋之。"指出了元气与胃气之间相互依存、相互补充的关系，是维系人体健康的重要因素。因此，治则当遵《黄帝内经》"劳者温之""损者益之"和"形不足者，温之以气；精不足者，补之以味"之旨。故对虚损证，以调补脾胃为主。使脾气得升，胃气得降，水谷之精微得以濡养脏腑，达到恢复健康的目的。

《素问·痹论》云："荣者，水谷之精气也，和调于五脏，洒陈于六腑，乃能入于脉也。故循脉上下，贯五脏，络六腑也。卫者，水谷之悍气也，其气慓疾滑利，不能入于脉也，故循皮肤之中，分肉之间。熏于肓膜，散于胸膜，逆其气则病，从其气则愈；不与风寒湿气合，故不为痹。"郭老指出，营卫之气的强弱与骨痹的发生发展有较密切的关系。营卫气盛，则邪气不易与肢体关节肌肉相合为痹；营卫是否调和、气血是否充足均取决于脾胃之气是否健旺，故脾胃健旺才能拒邪防痹。正如李东垣在《脾胃论·脾胃盛衰论》中云："百病皆由脾胃衰而生也。"郭老认为故脾胃虚弱为骨痹发病的重要因素。脾胃虚弱，气血亏虚，营卫不和，风寒湿邪乘虚侵袭与之相合，而致痹病。这是郭老从脾胃讨论骨痹的重要理论基础。

郭老认为本病是正虚与外邪双重作用的结果，但正虚是病本，是发病的关键。正虚突出表现为脾胃虚弱，多夹湿，而湿多由脾胃虚化生而成；夹风，风之源在血虚；兼瘀，瘀之因多为气虚；而气血之源又在脾胃。病变的主要部位在四肢关节，此又为脾脏和阳明经所主，故治疗上需注重健脾运湿，益气养血，治本为主，兼以祛邪。郭老提出骨痹要采用综合方法治疗，即扶正气，益气养血固本为先；护脾胃，调补后天生化有源；祛痰湿，清除外邪急则治标；通经络，搜风解毒透达关窍。

三、调老弱，脾胃为本

骨痹的患者多为中老年人及身体虚弱者，故调脾胃就显得尤为重要。由于骨痹患者需长期用药，有的患者长期为西药所苦，脾胃功能大损。所以郭老在调理骨痹患者脾胃方面"重健运而不重补益"，"补之太过则易生热"，多用健脾助运、理气消食化滞之品，促使脾胃功能恢复。若一味以温补滋腻厚味之品补之，反易滋腻生热而碍其脾胃升清降浊运化之枢机。此说虽非创见，但有郭老独特的发挥。

脾土的盛衰始终贯穿在痹病的发生、发展、转归及预后过程中，因此从脾论治痹病显得尤为重要。五脏六腑皆禀气于胃，脾为后天之本，为气血生化之源，脾胃强健，则湿、痰、瘀邪难以蓄积为患，达到培土胜湿的目的；脾胃虚弱，脾失健运，病情必将变得复杂而成顽痹。故郭老临证组方用药时，常于治疗骨痹的抗风湿药中酌加健脾祛湿之品，健脾祛湿之品既能顾护脾胃中土，又能祛除湿邪、化生气血。郭老针对脾胃虚弱、气血两虚的特点，用补益脾胃、益气养血之法，常用生黄芪，既可补益脾气，又可利水，其用量可达 30g 以上，随病人体质、病情差异加减。白术补脾气、复脾运兼燥湿利尿，茯苓既长于利水渗湿又兼具健脾之功，白术配茯苓既补益气血，又兼利水渗湿之功，补而不腻，一举两得。

郭老指出，在骨痹治疗时选用辛温苦燥之品燥湿化痰以消瘀，但考虑此类药物易耗气伤津，故组方选药时需合理搭配方药，绝不专用辛燥克伐之品祛邪，或过用辛燥发散之类。耗伤阴津，易导致邪气未去而正气已伤。本病历时长，易反复，缠绵难愈，治疗中多用虫类、祛风胜湿的藤蔓类药物，但这些药物对脾胃甚为不利，久服则脘腹不适、纳呆，甚则胃脘疼痛。健脾益胃药物既能顾护中土，又能祛除湿邪、化生气血，故宜将健脾益胃法贯穿于骨痹治疗的始终。

第三节　筋伤审因，气血为本

筋伤病因系指引起筋伤的致病因素，因其比较复杂，中医学对此论述颇多，如《黄帝内经》中分为"坠落""击仆""举重用力""五劳所伤"等。《金匮要略·脏腑经络先后病脉证第一》中提出："千般疢难，不越三条。"即"一者，经络受邪入脏腑，为内所因也；二者，四肢九窍，血脉相传，壅塞不通，为外皮肤所中也；三者，房室、金刃、虫兽所伤"。虽然历代医家对筋伤病因的分类有所不同，但归纳起来亦不外内因和外因两大类，并且都和气血津液相关。气血运行全身，周流不息，外则充斥筋骨，内则灌溉五脏，维持人体正常的生命活动。津液可以相互转化，有充盈空窍，滑利关节，润泽皮肤，濡养肌肉、筋膜、软骨等作用。

一、伤气

由于负重用力过度，或举重呼吸失调，或跌仆闪挫、击撞胸部等，以致人体气机运行失常。一般可分为气滞与气虚，但损伤严重者可出现气闭、气脱等。

（一）气滞

气运行于全身，应流通顺畅，若人体某一部分、某一脏腑发生病变或受外伤，气机不利，都可使气的流通发生障碍，出现气滞的病理现象。《素问·阴阳应象大论》说："气伤痛，形伤肿。"气本无形，故郁滞则聚，聚则似有形而实无质，气机不通之处，即伤病所在之处，必出现胀闷疼痛。因此，痛是气滞的主要证候，如气滞发生于胸胁，则胸胁胀痛，呼吸、咳嗽时均可牵掣作痛等。其特点为外无肿形，自觉疼痛范围较广，痛无定处，体表无明显压痛点。气滞在骨伤科中多见于胸胁损伤，如胸胁迸伤、挫伤后，则出现胸肋部的疼痛、胀闷等气滞症状。

（二）气闭

气闭常为损伤严重而骤然导致的气血错乱，气为血壅，闭而不宣。其主要见症为出现一时性的晕厥、昏迷、不省人事、烦躁妄动或昏睡困顿等。《医宗金鉴·正骨心法要旨》有"或昏迷目闭，身软而不能起，声气短少，语言不出，心中忙乱，睡卧喘促，饮食少进"等描述。其常发生于严重损伤的患者。

（三）气虚

气虚是全身或某一脏腑、器官、组织出现功能减弱和衰退的病理现象。在骨伤科疾病患者中如某些慢性损伤、严重损伤的恢复期、体质虚弱者和老年患者等均可见到。其主要症状是疲倦乏力、语声低微、呼吸气短、胃纳欠佳、自汗、脉细软无力等。

（四）气脱

损伤可造成气随血脱。本元不固而出现气脱，是气虚最严重的表现。气脱者多有突然昏迷或醒后又昏迷，表现为目闭口开、面色苍白、呼吸浅促、四肢厥冷、二便失禁、脉微弱等，常发生于开放性损伤失血过多、头部外伤等严重损伤。

二、伤血

由于跌仆坠堕、辗轧挤压、拳击挫撞及各种机械冲击等伤及经络血脉，以致损伤出血，或瘀血停积而产生全身症状，主要有血瘀、血虚和血热三种改变。这三种情况和伤气又有互为因果的关系。

（一）血瘀

血液循行于脉管之中，流布全身，周流不休，运行不息。如全身血流不畅或因血溢脉外，局部有离经之血停滞，便会出现血瘀的病理现象。血瘀可由局部损伤出血及各种内脏和组织发生病变所形成。在伤科疾患中的血瘀多属于局部损伤出血所致。血有形，形伤肿，瘀血阻滞，不通则痛，故血瘀会出现局部肿胀、疼痛。疼痛如针刺刀割，痛点固定不移，是血瘀最突出的一个症状。也就是说，瘀血与气滞的疼痛性质有所不同，瘀血的疼痛常随瘀血所在之处而表现有固定部位，不是痛无定处。血瘀时还可在伤处出现肿胀、青紫，同时由于瘀血不去，可使血不循经，出血反复不止。在全身多表现为面色晦黯、皮肤青紫、舌黯或有瘀斑、脉细或涩等。而气滞疼痛的特点以疼痛带有胀满为主，疼痛的部位游走不定，或走窜攻冲作痛，若胸胁脘腹疼痛而走窜不定者，称为窜痛，多因肝郁气滞所致。

胸胁脘腹胀痛，时轻时重，嗳气、肠鸣或矢气后减轻。或与情绪变化相关，脉弦。

因为气血之间有着不可分割的关系，所以在骨伤科疾患中，气滞血瘀每多同时并见。《素问·阴阳应象大论》说："气伤痛，形伤肿。故先痛而后肿者，气伤形也；先肿而后痛者，形伤气也。"伤气者，常兼有血瘀，而血伤瘀凝必阻碍气机流通。临床上常见气血两伤，肿痛并见，但有所偏胜，或偏重伤气，或偏重伤血，以及先痛后肿或先肿后痛等不同情况，故在治疗上常需理气活血同时并进。

（二）血虚

血虚是体内血液不足所发生的病变，其原因主要是由于失血过多或心脾功能不佳，生血不足所致。在骨伤科疾患中，由于失血过多，新血一时未能及时补充；或因瘀血不去，新血不生；或因筋骨严重损伤，累及肝、肾，肝血肾精不充，都可导致血虚。

血虚证证候表现为面色不华或萎黄、头晕、目眩、心悸、手足发麻、心烦失眠、爪甲色淡、唇舌淡白、脉细无力。在骨伤科疾患中还可表现为局部损伤之处久延不愈，甚至血虚筋挛、皮肤干燥、头发枯焦，或关节缺少血液滋养而僵硬、活动不利。

血虚患者往往由于全身功能衰退，可出现气虚证候。气血俱虚则在伤科疾患中表现为损伤局部愈合缓慢，功能长期不能恢复等。

在创伤严重失血时，往往会出现四肢厥冷、大汗淋漓、烦躁不安，甚至晕厥等虚脱症状。血虽以气为帅，但气的宁谧温煦需要血的濡养。失血过多时，气浮越于外而耗散、脱亡，出现气随血脱、血脱气散的虚脱证候。

（三）血热

损伤后积瘀化热或肝火炽盛、血分有热均可引起血热。临床可见发热、口渴、心烦、舌红绛、脉数等，严重者可出现高热昏迷。积瘀化热，邪毒感染，尚可致局部血肉腐败，酿液成脓。《正体类要·正体主治大法》说："若患处或清窍出血者，肝火炽盛，血热错经而妄行也。"若血热妄行，则可见出血不止等。

三、筋伤与气血的关系

筋伤可导致脏腑、经络、气血的功能紊乱，除出现局部的症状之外，常可引起一系列的全身反应。"肢体损于外，则气血伤于内，营卫有所不贯，脏腑由之不和"，明确指出了外伤与内损、局部与整体之间的相互关系，辩证地说明了筋伤的病理机制和发展变化的规律。

（一）急性筋伤与气血

急骤的暴力作用可致气血运行失常。如《杂病源流犀烛·跌仆闪挫源流》说："跌仆闪挫，卒然身受，由外及内，气血俱伤病也。"又说："忽然闪挫，必气为之震，震则激，激则壅，壅则气之周流一身者，忽因所壅，而凝则血亦凝一处……是气失其所以为气矣。气运乎血，血本随气以周流，气凝而血亦凝矣，气凝在何处，则血亦凝在何处矣。人至气滞血凝，则作肿作痛，诸变百出。"详细阐明了损伤与气血的关系。"跌仆闪挫""卒然身受"虽为皮肉筋骨损伤，但亦必损及气血，形成气滞、血瘀。气血瘀阻，为肿为痛，故《素问·阴阳应象大论》有"气伤痛，形伤肿。故先痛而后肿者，气伤形也，先肿而后痛者，形伤气也"之说。如瘀血逆于肌腠则局部肿胀，滞于体表则皮肤青紫。

（二）慢性筋伤与气血

筋的正常生理赖气以煦之，血以濡之。若气血虚弱之人，筋肉失养，失养则虚，虚则不耐疲劳。所以，或外力，或单一姿势的长期操作，或风寒湿邪侵袭，皆可致筋的损伤。疲劳则筋伤，气血运行阻滞，不通则痛，故慢性筋伤常表现为局部酸痛，且常与气候变化关系密切。

筋伤与气血的关系极为密切，当人体受到外力损伤后，常可导致气血运行紊乱而产生一系列的病理变化。人体一切筋伤病的发生、发展无不与气血有关，气血调和能使阳气温煦，阴精滋养。若气血失和，便会百病丛生。《素问·调经论》中指出："五脏之道，皆出于经隧，以行血气，血气不和，百病乃变化而生，是故守经隧焉。"又如《杂病源流犀烛·跌仆闪挫源流》中所说："跌仆闪挫，卒然身受，由外及内，气血俱伤病也。"损伤后气血的循行不得流畅，则体表的皮肉筋骨与体内的五脏六腑均将失去濡养，以致脏器组织的功能活动发生异常，而产生一系列的病理变化。所以，气血与损伤的关系是筋伤病机辨证的核心内容。

四、筋伤与津液的关系

气、血、津、液主要来源于水谷之精气，它们是共同组成人体生命活动的基本物质，在人体的整个生理活动过程中，气血与精津相互为用，密切联系。《灵枢·营卫生会》说："夺血者无汗，夺汗者无血。"血液的盈亏与津液的盛衰相互影响，如在大出血后，可出现口干烦渴、皮肤干燥和尿少等津液不足的症状，因此，《伤寒论》中有"衄家不可发汗"和"亡血家不可发汗"之戒。

筋伤而致血瘀时，由于积瘀生热，热邪灼伤津液，可使津液出现一时性消耗过多，而使津液滋润作用不能很好发挥，出现口渴、咽燥、大便干结、小便短少、舌苔黄而干糙等症。由于重伤久病，常能严重耗伤阴液，除了可见较重的伤津症状外，还可见全身情况差、舌色红绛而干燥、舌体瘪瘪、舌苔光剥、口干而不甚欲饮等症。

津液与气有密切的关系，损伤导致津液亏损时，气亦随之受损。津液大量丢失，甚至可导致"气随液脱"。而气虚不能固摄，又可致津液损伤。

筋伤后如果有关脏腑的气机失调，必然会影响"三焦气化"，妨碍津液的正常运行而导致病变。人体水液代谢调节，虽然是肺、脾、肾、三焦等脏器共同的职能，但起主要作用的是肾。这是因为三焦气化生于肾气、脾阳根源于肾阳、膀胱的排尿功能依赖于肾的气化作用之故。肾气虚衰时可见小溲清长或水液积聚的表现，如局部或下肢浮肿；关节滑液停积时，可积聚为肿胀。

《灵枢·本神》说："两精相搏谓之神。"《灵枢·平人绝谷》说："神者，水谷之精气也。"《素问·六节藏象论》说："味有所藏，以养五气，气和而生，津液相成，神乃自生。"精、气、神三者，前人称为三宝，气的化生源于精，精的化生赖于气，精气生而津液成则表现为神；若精气伤、津液损则失神，临床表现为危候。如机体因创伤、失血引起休克时，便会出现神态异常（反应迟钝、表情淡漠、精神恍惚、烦躁不安或不省人事）、肢体出汗、皮肤湿润、尿量减少等征象。

津液的代谢正常与否与筋伤疾病的发生、发展有着密切关系。

（一）急性筋伤与津液

津液主要来源于水谷精气，为人体生命活动的物质基础之一。当发生严重的软组织损伤时，除气血受损外，常有津液的损伤。大面积皮肤撕脱损伤、严重的软组织挤压伤，患者常出现口渴、皮肤干枯无华、尿少、便秘、苔黄燥等津液不足的证候。《灵枢·营卫生会》曰："夺血者无汗，夺汗者无血。"说明了血与津液的关系。气血亏损，津液也必然亏耗，造成津液代谢失调。

急性筋伤多由外来暴力猛烈撞击、重物挫压、不慎跌仆、强力扭转等引起。受伤后，筋肉或损或断，络脉随之受伤，气血互阻，血肿形成，引起疼痛和功能障碍。急性伤筋患者如果不进行及时和有效治疗，迁延日久，则瘀血凝结，局部组织可有肥厚、粘连，以致伤处气血滞涩，血不荣筋，导致筋肉挛缩、疼痛、活动受限，形成慢性筋伤。

急性筋伤还可造成关节滑膜同时损伤，伤后迅速积瘀积液，湿热相搏，使关节发热胀痛，热灼筋肉而拘挛，致关节不能伸屈，称为急性滑膜炎。如受伤较轻，或多次轻伤，加上寒湿侵袭而致膝部渐肿，病程较长者，形成慢性滑膜炎。

（二）慢性筋伤与津液

筋膜、肌腱与津液的关系十分密切。关节频繁活动，疲劳受损，易导致津液代谢失调；反之，津液亏虚亦常为关节、肌腱劳损的发病内因。津液代谢失调，可出现如慢性滑膜囊炎等。

《灵枢·决气》对"津液"的定义是"腠理发泄，汗出溱溱，是谓津"，"谷入气满，淖泽注于骨，骨属屈伸，泄泽，补益脑髓，皮肤润泽，是谓液"。津液是机体一切正常水液的总称，是构成人体和维持生命活动的基本物质之一。《素问·经脉别论》中对津液的生成和转输有具体描述，"饮入于胃，游溢精气，上输于脾，脾气散精，上归于肺，通调水道，下输膀胱，水精四布，五经并行"。可见，津液的生成、输布和排泄与脾、肺、肾三脏密切相关。

脾主运化，位居中焦，为水液升降输布的枢纽。在津液生成方面，饮食水谷通过胃的受纳和脾的运化，化生为津液和营血以濡养全身。此外，津液的输布也离不开脾。脾将津液上输于肺，通过肺将津液布散全身，且脾为中土，又可将津液直接布散至四周脏腑"以灌四傍"。若脾失健运，则津液的生成和输布受阻，表现为津液不生或水液停聚为痰、为饮。故《素问·至真要大论》中说："诸湿肿满，皆属于脾。"

肺主行水，为"水之上源"，主要与津液的输布和排泄有关，其宣降作用是通调水道的内在机制。《丹溪心法》云："识者以肺为津液之脏。"肺气的宣发可将脾转输来的津液向外周体表和身体上部布散，其肃降即是向身体下部和内部脏腑输布津液，将机体代谢产生的浊液向肾或膀胱输送。肺朝百脉，主治节，通达三焦水道。若肺之宣降失常，水停气道，则发为痰饮，甚或水泛为肿。

《素问·逆调论》云："肾者水脏，主津液。"肾接受由肺转输而来的浊液，经过肾阳的气化作用升清降浊，吸收可再利用者，将浊者转化为尿液排出。此外，机体水液代谢的正常运行依赖于肺、脾、大肠、小肠等脏腑的共同参与，各脏腑之气须在肾气、肾中阴阳的资助和促进下才能发挥正常的生理机能，若肾气亏虚，必然影响津液的正常输布，甚者津液停运。《素问·水热穴论》中提到："肾者，胃之关也，关门不利，故聚水而从其类也，上下溢于皮肤，故为胕肿。胕肿者，聚水而生病也。"

此外，津液的生成、输布和排泄亦离不开小肠的泌别清浊、大肠的传导、肝气的疏泄和三焦的通利等。故整个津液代谢过程依赖多个脏腑的密切协调、相互配合，尤与肺、脾、肾三脏关系最为紧密。正如《景岳全书·肿胀》中说："盖水为至阴，故其本在肾；水化于气，故其标在肺；水惟畏土，故其制在脾。"

慢性筋伤病因可归结为在内之正气不足、气血虚弱、肝肾亏虚等，在外伤、劳损基础上，外感受风寒湿等六淫之邪，以及病久痰瘀毒滋生互结所致，病位主要在关节、筋骨。机体遭受损伤，卫气被遏，影响腠理的开阖，使汗液排泄失常。邪气入里犯肺，肺气宣降失常，故通调水道紊乱，出现痰饮、水肿、小便不利等症状。慢性筋伤多见寒湿或湿热阻络证候，总以湿邪为患，湿流关节，则见一身尽疼。湿邪可从外入，亦可自内而生，湿易困脾，脾失健运，则精气血化生不足，致正气亏虚、津液不生或津液停聚成痰、成饮。若邪传至下焦肝肾，使肝失疏泄，累及肾气，或患者素体肝肾不足，津液代谢无力，可出现尿少、尿闭、水肿等。慢性筋伤痰瘀互结是贯穿始终的基本病理环节。痰饮，即人体水液代谢障碍所致的病理产物。瘀血由体内血液停积而成，津血同源，如《金匮要略·水气病脉证并治第十四》云："血不利则为水。"即无论是痰饮还是瘀血，均是机体的津液代谢异常所致，二者同源互化，使疾病缠绵难愈。

第二章
脏腑论治，重肝脾肾

人体发病，是由一定的致病因素作用于人体后，导致的一组证候群，其侵犯的脏腑部位不同就会出现不同的症状，这就是进行脏腑辨证的重要依据。但是人体是一个统一的整体，脏腑之间生理上相互依存、相互联系，病理上相互传变、相互影响。临床将四诊收集到的资料，经过归纳、综合、分析而诊断病变的脏腑部位及脏腑之间相互影响。郭老重视脏腑辨证，注意脏腑病变相互传变和消长的规律，治筋骨疾病多从肝脾肾论治，尤重脾胃。

第一节　肝肾为源，筋骨并重

脏腑是化生气血、通调经络、濡养皮肉筋骨、主持人体生命活动的主要器官。《杂病源流犀烛·跌仆闪挫源流》指出："虽受跌仆闪挫者，为一身之皮肉筋骨，而气既滞，血既瘀，其损伤之患，必由外侵内，而经络脏腑并与俱伤……其治之法，亦必于经络脏腑间求之。"说明了骨病与脏腑的密切关系。

一、骨病与肝、肾的关系

《黄帝内经》指出，五脏各有所主，"肝主筋""肾主骨"且"肝肾同源"。肝、肾与骨、筋的密切的关系一直指导着骨伤科临床实践。

（一）肝主筋

《素问·五脏生成》说："肝之合筋也。"《素问·六节藏象论》说："肝者……其华在爪，其充在筋。""肝主筋"即指全身筋的功能与肝脏有密切关系，《素问·五脏生成》曰："故人卧血归于肝……足受血而能步，掌受血而能握，指受血而能摄。"肝血充盈才能使筋得到充分濡养，以维持正常的生理功能。若先天不足，或后天失养，肝肾虚衰，肝血亏损，则血不养筋，筋失荣养则常成为筋伤疾患的内因。《素问·上古天真论》还说："七八肝气衰，筋不能动，天癸竭，精少，肾脏衰，形体皆极。"老年人常表现为手足拘挛、肢体麻木、屈伸不利等。

肝的病变可导致筋脉损伤，同样外伤筋脉亦可致内伤于肝，故《医宗金鉴·正骨心法要旨》指出："凡跌打损伤、坠堕之证，恶血留内，则不分何经，皆以肝为主。盖肝主血也，故败血凝滞，从其所属必归于肝。"

（二）肾藏精生髓，主骨

由于筋附于骨，故筋伤疾病与肾有着密切关系，肾虚亦常为骨病的内因。《灵枢·五癃津液别》曰："阴阳不和，则使液溢而下流于阴，髓液皆减而下，下过度则虚，虚故腰背痛而胫瘦。"阐明房劳伤肾而致肾虚腰痛胫酸的病机。《素问·痹论》说："肾痹者，善胀，尻以代踵，脊以代头。"这说明慢性腰痛与肾虚的关系更为密切。前人认为，腰为肾之府，肾虚则腰痛。如《诸病源候论·腰痛不得俯仰候》说："肾主腰脚。""劳损于肾，动伤经络，又为风冷所侵，血气击搏，故腰痛也。"《医宗必读》认为腰痛的病因"有寒有湿，有风热，有挫伤，有瘀血，有滞气，有积痰，皆标也，肾虚其本也"。同样，筋伤疾病亦可导致肾虚，如强力举重、闪挫日久等。《素问·痹论》说："五脏皆有合，病久而不去者，内舍于其合也。"

二、骨病与脾、胃的关系

脾主肌肉、四肢，主运化；胃主受纳、腐熟水谷，为"水谷之海""六腑之大源"。脾胃功能协调，受纳五谷，转输水谷精微，以养五脏之气。脾胃对气血的生成、提供维持人体正常生命活动所必需的营养起着重要作用，故前人有"脾胃为后天之本""气血生化之源"之称。人体的筋肉、骨骼等组织亦皆依赖脾胃的营养才能发达丰满，臻于健壮。如胃受纳失权，脾运化失司，则清阳不布，气血亏虚，常致筋肉失养，临床可表现为筋肉萎缩、四肢倦怠、举动无力，甚则可发为筋痿、肉痿等。如《素问·太阴阳明论》说："四肢皆禀气于胃，而不得至经，必因于脾，乃得禀也。今脾病不能为胃行其津液，四肢不得禀水谷气，气日以衰，脉道不利，筋骨肌肉皆无气以生，故不用焉。"《素问·痿论》说："阳明者，五脏六腑之海，主润宗筋，宗筋主束骨而利机关也。阳明虚，则宗筋纵，带脉不引，故足痿不用也。"故古人有"治痿独取阳明"之说，说明四肢功能的正常与否和脾胃关系甚为密切。此外，临床上筋伤肉痿的治愈时间和功能恢复程度皆与脾胃功能相关，若脾胃功能正常，则肌肉壮实，四肢活动有力，受伤后易于恢复正常。反之，则肌肉消瘦，四肢痿软、懈怠、举动无力，伤后不易恢复。所以，筋伤一证，虽外在皮肉筋膜，但亦要注意调理脾胃，以利损伤之恢复。

三、骨病与心、肺的关系

心主血脉，肺主气。心肺功能的正常与否直接影响人体气血循行和营养输布，它与骨病有着密切联系。《素问·经脉别论》说："肺朝百脉，输精于皮毛。毛脉合精，行气于府……留于四脏。"说明肺有输布水谷精微的功能。血的运行有赖气之推动，而气的输布也需要血的运载，故有"气为血帅""血为气母"之说。心肺功能协调，气血才能正常发挥温煦濡养全身的作用，筋骨受损伤后才能较快痊愈。在病理情况下，若肺气虚弱，宗气不足则血运无力，循环瘀阻。反之，若心气不足或心阳不振，血脉运行不畅，也会影响肺的输布、宣降功能。而心肺病变也会诱发骨病发生，如《素问·痿论》说："肺热叶焦，则皮毛虚弱急薄，著则生痿躄也。心气热……枢折挈，胫纵而不任地也。"又说："大经空虚，发于肌痹，传为脉痿。"此外，严重的骨病也可导致心肺功能失常，而出现体倦无力、气短自汗、心悸、胸闷等气血虚损的症状。

心藏神，与人的神志、思维活动有密切相关。《素问·灵兰秘典论》说："心者，君主之官也，神明出焉。"如骨病严重或开放性损伤，邪毒感染，可出现热毒攻心，扰乱神明，临床上常表现为神昏、谵语、不省人事等。

四、关于脾肾关系的认识

历代医家治疗骨痹的辨证大多不离脾肾，在中医学脏腑理论中，肾主骨生髓，作为脏腑之本，十二经之根，肾藏精者，乃身之本也，人资之以为始者，而被称为"先天之本"；脾为中宫之土，万物之母，人有此身，必资谷气，谷入于胃，洒陈六腑而气至，和调五脏而血生，而人资之以为生者，被称为"后天之本"。在骨痹治疗中是以补脾为主，还是以补肾为主，历代医家各有所据，由此产生了"补肾不如补脾"与"补脾不如补肾"两个不同的观点。

脾为生化之源，主运化水谷精微，化生气血，为后天之本；肾为阴阳之根本，藏精，主命门真火，为先天之本。脾与肾的关系是后天与先天的关系。后天与先天是相互资助、相互促进的。脾的运化必须得肾阳的温煦蒸化，始能健运。所以，《张聿青医案》曰："脾胃之腐化，尤赖肾中这一点真阳蒸变，炉薪不熄，釜爨方成。"《傅青主女科·妊娠》曰："脾为后天，肾为先天，脾非先天之气不能化，肾非后天之气不能生。"肾精又赖脾运化水谷精微的不断补充，才能充盛。故《医门棒喝》曰："脾胃之能生化者，实由肾中元阳之鼓舞，而元阳以固密为贵，其所以能固密者，又赖脾胃生化阴精以涵育耳。"这充分说明了先天温养后天，后天补养先天的辩证关系。总之，脾胃为水谷之海，肾为精血之海。正如《景岳全书·脾胃》所言："人之始生，本乎精血之原，人之既生，由乎水谷之养。非精血，无以立形体之基；非水谷，无以成形体之壮。""水谷之海本赖先天为之主，而精血之海又赖后天为之资。故人之自生至老，凡先天之不足者，但得后天培养之力，则补天之功，亦可居其强半。"

后天赖先天为之主，先天赖后天为之资。因此，在生理上脾与肾是后天与先天相互资助、相互资生的依赖关系，也反映了它们本质上的一致性。只是由于各派医家临床经验不同，对脾肾关系的理解各有偏重而已。"补肾不如补脾"说的实质是善于补肾者往往能够追究脾肾之间的内在联系，从补益脾胃入手，加强疗效。此即"善补肾者，当于脾胃求之"之旨，而并不是一切疾病只补脾不补肾。

第二节　脾肾为本，先后论治

在脏腑辨证中，尤应注重脾胃在人体生理病理中的重要作用。郭老认为五脏之根本乃脾与肾，肾为先天元阳之本，脾为后天精血之源，只有先天之本固，后天之精血充，才能使生命运转不息，生生不绝。肾又为水火之脏，肾阴肾阳为人体阴阳之根本，肾阴充盛滋养五脏精血，肾阳充和旺盛人体生机，使机体正常地生长、发育、繁衍生息。

脾主运化，向五脏输布水谷之精微；胃主受纳，传代谢之糟粕。脾胃的关系是一升一降，循环往复，两者既有分工，又有合作。因此，在治疗时要充分注意它们之间相互合作和补充及相互依存的关系，又要注意它们之间的区别和脾胃不同特性。胃为阳土，脾为阴土，胃阳赖脾阴以濡养，脾阴赖胃阳以温煦，故治胃与治脾不同，治腑与治脏各异。脾喜燥而恶湿，温补则健；胃喜湿而恶燥，濡润则和。温脾常以四君、六君、香砂六君、参苓白术、补中益气之类；润胃常用沙参、麦冬、石斛、山药，热病后期常用五汁饮之类。肾病有阴阳水火之异，肾阳虚常以桂附地黄、鹿茸或右归之类温补肾阳，所谓益火之源以消阴翳；肾阴虚者常以六味地黄、麦味地黄、大补阴丸、左归之类育阴清相火，填补肾精，以图壮水之主以制阳光之功。此乃脏腑辨证中尤重先后天的意义所在。

骨病的发生可由于肝脾肾脏腑功能亏虚，气血生化不足，骨失所养，风寒湿等邪乘虚而入，瘀滞筋脉，气血不畅，瘀则不通，不通则痛，可见关节疼痛；瘀血不去则新血不生，日久筋骨失于濡养，可见筋挛肉痿，出现骨质增生变形、活动不利、功能受限等症状。骨病痰湿瘀互为交结，凝聚不散，病程缠绵，日久难愈，肾虚日久，累及于脾，产生纳呆、腹胀、便溏、消瘦、倦怠乏力等。另一方面，补肾药品药性"滋腻"，易导致脾胃不健，消化力薄弱，内生痰湿热，出现胸脘痞闷，或腹胀，食欲不振，大便稀薄或腹泻，或反酸，或多痰唾，口中涎腻不爽，舌上多津，舌苔厚腻等。

郭老推崇东垣学说，如《脾胃论·脾胃胜衰论》中提到："形体劳役则脾病……脾病则下流乘肾……则骨乏无力，是以骨痿。令人骨髓空虚，足不能履地。是阴气重叠太阴少阴，此阴盛阳虚之证。"经对 1989～2006 年各类医学期刊所载用于治疗骨痹的方剂及各验方进行统计分析发现，治疗骨痹用药涉及活血化瘀药、补益药、祛风除湿药、息风解痉药、理气药、解表药、清热药、温里药、祛痰药等 10 余类中药，临床尤以活血化瘀药、补益药、祛风除湿药临床运用最多。补益药中以当归、杜仲、续断、白芍、熟地黄、黄芪使用较多。

郭老认为气虚、湿邪流注与骨病的病因病机密切相关。临床治疗上，针对骨痹病机，重视肝脾肾脏腑调理，扶正祛邪，首重治脾，喜用黄芪、白术、茯苓、生甘草等健脾化湿、补脾益气，从促进脾的运化功能入手治疗骨病。脾胃为后天之本，气血生化之源，主肌肉四肢。脾气虚则气血生化乏源而亏虚，筋骨失其气血濡养而不荣，气血亏虚则血瘀，血瘀凝滞，脉络瘀阻，故发为"骨痹"而肢体、关节疼痛。如脾气充足则气血旺盛，气血旺盛则筋骨得以濡养；同时气血旺盛则气血运行有力，更进一步兼以行气活血使气血运行通畅，瘀滞得解。

"治骨先治脾"理论在腰椎间盘突出症中也常应用。郭老指出脊柱居于人体中央，恰与土位中央相应，以所居之位相当，故言脊应土也，此亦故脊之主者，亦为脾也。《素问·金匮真言论》云："中央为土，病在脾，俞在脊。"《素问·太阴阳明论》云："脾者土也，治中央。"《素问·五脏生成》云："肾之合骨也，其荣发也，其主脾也。"脊柱功能的正常与否在很大程度上是由脾决定的。郭老很赞赏广西中医学院刘力红教授"治中央"的观点，刘教授认为脊柱骨系的病变之所以与脾土关系密切，是因为脊柱的病变如常见的脊椎错位、椎间盘突出等虽然纷繁复杂，但都有一个共性特点，就是生理位置的偏离，如椎体生理位置的偏离即为脊柱错位综合征，椎间盘髓核生理位置的偏离则为椎间盘突出症。位在中央则不病，偏离中央则病，此为脊柱疾病的共同特征。而为什么会出现上述这个偏离呢？这显然与"治中央"的这个机制失调有关，椎间盘位置偏离都与脾、土相关，都与"治中央"的这个机制相关。《素问·痿论》云："阳明者，五脏六腑之海，主润宗筋，宗筋主束骨而利机关也。"阳明者，五脏六腑之海，何以主润宗筋呢？有关此点，《素问·厥论》作了补述："前阴者，宗筋之所聚，太阴阳明之所合也。"对此王冰释云："太阴者，脾脉。阳明者，胃脉。脾胃之脉，皆辅近宗筋，故云太阴阳明之所合。"宗筋的润养有赖太阴阳明。同理，宗筋的束骨功能亦有赖于脾胃。束骨就是对骨属系统的约束或束缚。发生错位和椎间盘突出就是失去约束或束缚。因此，椎间盘突出症及其他错位性的脊柱病变的共同病机都应非脾胃莫属。脾在藏象学说中占有重要的地位，其主要功能为主运化，主升清，统摄血液，主肌肉、四肢。脾主运化，胃主受纳，在人体功能正常情况下，饮食通过脾胃的作用化为水谷精微，生为气血津液，以养五脏四肢百骸，维持正常生命活动，故称"脾胃为生化之源，后天之本"。李东垣《脾胃论》认为脾胃为元气之源，精气升降之枢，提出内伤脾胃，百病由生的病机理论，并提出"人赖天阳之气以生，而此阳气须并于脾；人赖地阴之气以长，而此阴气须化于脾胃；人赖阴精之奉以寿，而此阴精必源于脾胃；人赖营气之充以养，而此营气必统于脾胃"。由此可见，人以脾胃为本，本固才能枝繁叶茂。

郭老认为脾胃不足是腰椎间盘突出症发生的重要内在因素，而风、寒、湿是本病发生的外在因素。因此，治疗腰椎间盘突出症注意从调理脾胃入手，"谨守病机，各司其属，有者求之，无者求之，盛者责之，虚者责之，必先五胜，疏其血气，令其条达，而致和平"。郭老将上述思路运用于椎间盘突出症，对部分不适宜手术或不愿意手术，或用常规非手术疗法效果不佳的患者，采用"补脾胃"的思路治疗，获得了较好的疗效。

第三节 脾胃为养，升降运化

对于腰腿痛，中医学早有记载，如《素问·刺腰痛》说："衡络之脉令人腰痛，不可以俯仰，仰则恐仆，得之举重伤腰。"又说："肉里之脉令人腰痛，不可以咳，咳则筋缩急。"以上所描述的这些症状为腰痛合并下肢痛，咳嗽时加重，与西医学所说有关腰椎间盘突出症的症状相似。《灵枢·经脉》说："项似拔，脊痛，腰似折，髀不可曲，腘如结，踹如裂，是为踝厥。"其中，"踝厥"是典型的腰腿痛症状，且疼痛剧烈，类似于腰椎间盘突出症。根据腰椎间盘突出的临床症状特点，可归于"腰腿痛""腰痛""痹证"

等范畴。《黄帝内经》中有相关病机的记载。

一、脾胃虚弱为本

《素问·金匮真言论》说："中央为土，病在脾，俞在脊。"张介宾注曰："舍得脊居体中，故应土也。"脾五行属土，脾病之后，邪气从俞穴入侵，客于脊椎而发病。俞穴为经气输注之处，同时也常是邪气入侵的门户。《素问·太阴阳明论》说："脾者土也，治中央……脾脏者，常著胃土之精也。"因此，腰椎间盘突出症可以从"补脾胃"治疗。

脾为后天之本。脾气不但将饮食物化为水谷精微，而且脾气的转输作用将其输送到其他四脏，分别化为精、气、血、津液，内养五脏六腑，外养四肢百骸、皮毛筋肉。即《素问·玉机真脏论》所谓："脾为孤脏，中央土以灌四傍。"《素问·厥论》所谓："脾主为胃行其津液者也。"脾气充实，运化功能健全，则正气充足，不易受到邪气的侵袭，即《金匮要略·脏腑经络先后病脉证第一》所谓："四季脾旺不受邪。"否则，脾气不健，气血亏虚，人体易病。所以，《脾胃论·脾胃盛衰论》说："百病皆由脾胃衰而生也。"

胃为水谷气血之海，胃气强则五脏俱盛，胃气弱则五脏俱衰，故《素问·玉机真脏论》说："五脏者，皆禀气于胃，胃者，五脏之本也。"胃气不足，脊上各种韧带松弛（宗筋），椎间盘失去约束，容易移位而突出。《素问·痿论》说："阳明者，五脏六腑之海，主润宗筋，宗筋主束骨而利机关也。""故阳明虚，则宗筋纵，带脉不引，故足痿不用也。"正是说明了腰椎间盘突出症与胃气的关系。脾胃虚弱，椎间盘得不到水谷的充分滋养，髓核脱水失去弹性，椎间隙狭窄，纤维环退变及松弛，脱水的髓核组织可使纤维环后部进一步破裂。另外，胃气的强弱还直接关系到本病的治疗与恢复。胃气强者，能胜药力，恢复快；反之，恢复慢。

二、风寒湿邪为标

腰椎间盘突出症亦属"痹证"。《素问·痹论》说："风寒湿三气杂至合而为痹也。"本证的典型表现是腰痛、腰腿痛。《灵枢·周痹》说："风寒湿气，客于外分肉之间，迫切而为沫，沫得寒则聚，聚则排分肉而分裂也，分裂则痛，痛则神归之，神归之则热，热则痛解，痛解则厥，厥则他痹发，发则如是。"

（一）脾胃与风邪

风伤肝。《素问·风论》说："风者，百病之长也。"《素问·骨空论》说："风者，百病之始也。"《素问·阴阳应象大论》说:"风气通于肝。"《素问·痿论》说:"肝主一身筋膜。"故风邪易入肝而伤筋。

《素问·阴阳应象大论》称"肝生筋"。《素问·五脏生成》说:"诸筋者,皆属于节。"筋,即筋膜,包括肌腱和韧带,附着于骨而聚于关节,是连接关节、肌肉,主司关节运动的组织。筋的功能依赖于肝血的濡养。肝血充足则筋力强健,运动灵活,能耐受疲劳,并能较快地解除疲劳,故称肝为"罢极之本"。如果肝血亏虚,筋脉得不到很好的濡养,则筋的运动能力就会减退。老年人动作迟缓,运动不灵活,动则容易疲劳,就是由于肝精肝血衰少,不能养筋之故。如《素问·上古天真论》说:"丈夫……七八肝气衰,筋不能动。"

肝血来源于脾胃所化生的水谷精微。脾胃健运,生血有源,统血有权,使肝有所藏。若脾失运化,气血生化乏源,气血不足,则肝之藏血亦少,肝血虚少,筋失滋荣,筋骨受损,椎间盘软骨和韧带缺乏津液濡养,失去弹性,脆性增加,引起纤维环破裂,导致椎间盘突出,压迫或刺激神经根而出现关节肌肉疼痛、屈伸不利等,进而发生痹证。《素问·经脉别论》:"食气入胃,散精于肝,淫气于筋。"肝血气旺盛,不受风邪,其筋不为所伤。脾主肌肉,诸筋行于肌肉之中，受到肌肉的庇护。肌肉不荣，筋失卫护，风邪乘虚而入，发为腰痛。故《素问·上古天真论》说："肝气衰，筋不能动。"

（二）脾胃与寒邪

寒伤肾。寒为阴邪，最易伤人阳气。人之气血津液之所以畅行不息，全赖一身阳和之气的温煦推动。一旦阴寒之邪侵犯，阳气受损，失其温煦，易使经脉气血运行不畅，甚至凝结阻滞不通，不通则痛。正如《素问·痹论》说："痛者，寒气多也，有寒故痛也。"《素问·举痛论》："寒气客于脉外则脉寒，脉寒则缩踡，缩踡则脉绌急，绌急则外引小络，故猝然而痛，得炅则痛立止；因重中于寒，则痛久矣。""寒气客于背俞之脉则脉泣，脉泣则血虚，血虚则痛，其俞注于心，故相引而痛，按之则热气至，热气至则痛止矣。"

寒气通于肾，寒邪伤人，势必影响肾阳。肾阳为一身阳气之本，肾阳一亏，脾阳不足。脾胃运化无力，水湿内停，《素问·水热穴论》说："肾者，胃之关也，关门不利，故聚水而从其类也。"寒湿裹结，客于脊柱，因而发病。

脾为后天之本，肾为先天之本。肾需要脾胃化生的水谷之精赖充养，《素问·上古天真论》说："肾受五脏六腑之精而藏之。"《灵枢·动输》说："胃为五脏六腑之海。"
所以说，肾精不足，除外先天禀赋，主要关乎脾胃，脾胃
健旺，化源充分，精自满。《素问·五脏生成》说："肾之
合骨也，其荣发也，其主脾也。"肾虚精亏，不能充实温养
经脉，则腰痛。《素问·脉要精微论》："腰者肾之府，转摇
不能，肾将惫矣。"

　　《灵枢·决气》说："谷入气满，淖泽于骨，则骨属不
利，色夭……胫酸耳数鸣。"《素问·生气通天论》说："是
故谨和五味，则骨正筋柔，气血以流，腠理以密，如是则
骨气以精，谨道如法，长有天命。"脾为气血生化之源，为
百骸之母，主升清而布散水谷精微，通过肾脏调节作用
于骨。

（三）脾胃与湿邪

　　湿伤脾。湿为阴邪，易伤阳气。脾为太阴属土，又主
运化水液，故喜燥恶湿。《素问·宣明五气论》说："脾恶
湿。"张介宾注："脾土，其应湿，湿胜则伤肌肉，故恶
湿。""脾喜燥"则源于《素问·脏气法时论》，曰："脾苦
湿，急食苦以燥之。"明代吴崑注曰："脾制水为事，喜燥
恶湿，湿则伤脾土，急食苦以燥之。"《素问·脏气法时论》
说："脾苦湿，急食苦以燥之，禁湿地濡衣。"张介宾认为

湿邪的产生都是由于脾胃虚弱所致，认为"湿之为病，有出于天气者，雨雾之属是也，多伤人脏气……有湿从内生者，以水不化气，阴不从阳而然也，悉由乎脾胃之亏败其为证也"（《景岳全书》）。

外感湿邪，常易困脾，致脾阳不振，运化无权，从而使水湿内生。《素问·至真要大论》说："诸湿肿满，皆属于脾。"清·叶桂《温热论》说："湿胜则阳微。"《素问·五运行大论》说："湿胜则地泥。"湿聚为痰，盘踞腰部，痹阻气机，致使经络阻闭，气血瘀滞，不通则痛，不通则肌肤失荣，筋骨不固，产生腰痛或腰腿痛。《证治要诀》说："久坐水湿处，或为雨露所著，湿流入肾经，以致腰痛。"

第三章
灵活运用，内治八法

中药疗法是骨伤科疾病的重要治疗方法之一。中药疗法分为内治法与外治法两类，内治法是在中医学理论的指导下，通过内服中药治疗与预防疾病的一种方法。它是在辨证与辨病相结合的基础上，贯彻内外兼治、整体与局部兼顾等原则的重要手段。过去由于受治疗病种的限制，多年来骨伤科疾病的治疗都以三期用药为主。随着学科的发展和治疗病种的增加，郭老经过长期的临床实践，不断扩展内治法的应用范围，对骨伤科疾病总结出一套完整的中药治疗体系，逐渐形成了以汗、托、下、和、温、清、消、补为主的独特的内治八法。临证时，结合患者伤病发展过程不同阶段的病理变化，采用先攻后补、攻补兼施或先补后攻等不同治疗方法，在消肿止痛、促进软组织修复与骨折愈合、恢复功能等方面取得了良好的疗效。

第一节 汗 法

汗法，是运用发散的药物，通过宣发肺气、调畅营卫、开泄腠理等作用，促进人体汗出，使邪气随汗而解的治法。风寒湿邪是骨痹发病的直接病因，而汗法则是针对这一病因，用辛温发散的药物开泄腠理，给邪以出路，使风寒湿邪随汗而解。郭老深悟仲景汗法真谛，临床应用汗法治疗骨痹得心应手。

一、理论依据

骨痹主要是风寒湿之邪侵袭人体。风为阳邪，其性开泄，易致腠理疏泄而开张，则寒湿阴邪乘机而入；寒性收引，凝滞；湿为阴邪易伤阳气，且湿性重浊，故风寒湿邪侵袭人体，致使经络痹阻，气血不通。其间以损伤卫阳为主，干扰和破坏营卫的运行，致使卫气不足或运行障碍，关节、肌肉、筋骨等组织失于卫气的温养，导致营血运行凝滞，肌肉、关节、筋骨等组织失其濡养，从而发生疼痛、麻木、重着、关节屈伸不利，甚至关节肿胀变形。

汗法具有重要的临床意义与实用价值，历代经典对于汗法研究颇多，仅《金匮要略》一书中运用汗法治疗的病、证就达 20 种以上，如痉病、湿病、历节病、血痹病、虚劳病、咳嗽上气病、痰饮病、水气病、黄疸、下利、妇人杂病等。其中在湿病和水气病中汗法的运用更是常见，其他多为杂病兼外感证中运用。仲景使用发汗法时多出现"发其汗""发汗则愈""脉浮者""当汗出""汗出乃愈"等字眼，或者虽不明提有关发汗字眼，但多可以在其方中找到麻、桂等辛温发汗之品。汗法作为解除肌表之邪的方法已为众人皆知，如《素问·阴阳应象大论》云："其在皮者，汗而发之。"但汗法亦可开腠理，通利三焦，促进精气流通，推荡邪气出于脏腑、经络、肌肤，如《儒门事亲》在"汗吐下三法该尽治病诠十三篇"中已指出："诸风寒之邪，结搏皮肤之间，藏于经络之内，留而不去，或发疼痛走注，麻痹不仁，及四肢肿痒拘挛，可汗而出之。"所以，在骨痹的治疗当中，风、寒、湿、热与气血相搏，痹阻于关节经络之间，虽然和病程、机体及病邪的偏重有所不同，但非辛以开腠理、疏风燥湿、散郁结不足以通痹止痛。明代李中梓在《医宗必读·痹》中亦提到："治行痹者，散风为主，御寒利湿仍不可废……治痛痹者，散寒为主，疏风燥湿仍不可缺……治着痹者，利湿为主，祛风解表亦不可缺。"故治痹之法，当首推汗法，但医者在具体运用时又需三因制宜，根据患者体质、疾病及所处环境特点，从药物选择、方剂配伍、剂量大小及将息等诸方面加以斟酌。仲景运用汗法不但辨证准确，立法精当，用药谨严，并强调汗法应掌握发汗尺度，不犯伤阳耗阴之弊。

二、分型与治法

根据骨科临床表现特点，汗法适用于分型与治法如下。

1. 因感受风寒而以疼痛为主的病证，其治疗主要是以发散风寒为主，用葛根汤加减。药用葛根 15g，桂枝 10g，白芍 10g，防风 10g，桑枝 20g，乌梢蛇 10g，丹参 10g，红花 10g，麻黄 6g，炙甘草 10g，片姜黄 10g。此方适用于腠理不密，风寒侵袭引起的项背强痛、上肢麻木、畏寒恶风，可用于颈椎病、肩周炎、肌炎、筋膜炎。方中麻黄、葛根、桂枝解肌发表；白芍、炙甘草舒筋缓急；佐以防风、乌梢蛇驱风镇痛，红花、桑枝等活血通络。湿胜者加木瓜、威灵仙，气虚加黄芪。

2. 因感受风湿以肿痛为主的病证，治以发散风湿，用独活寄生汤加减。药用独活 15g，桑寄生 15g，秦艽 10g，防风 10g，当归 10g，牛膝 10g，杜仲 10g，白芍 10g，鸡血藤 30g，茯苓 10g，防己 10g，泽泻 10g。此方适用于肝肾不足，风湿痹阻，筋骨失养引起的关节肿痛、屈伸不利、腰腿酸痛、肢体麻木，可用于风湿性关节炎，滑膜炎，滑膜、肌肉的肿痛及坐骨神经痛。方中独活、秦艽、防己发散风湿；杜仲、寄生补益肝肾；防风治一身之风，茯苓、泽泻利湿。偏项背肿痛加葛根，属风湿实证加麻黄。

3. 因感受寒湿之邪，郁久化热的病证，治以发散风热，常用白虎加桂枝汤加减。药用生石膏 30g，知母 10g，甘草 10g，桂枝 10g，杏仁 10g，生薏苡仁 12g，忍冬藤 15g，秦艽 10g，桑枝 10g。此方用于类风湿性关节炎急性发作期（身热、血沉快等），具有汗出畏风，舌红、苔腻，关节红、肿、灼、痛等风湿热证者。方中生石膏辛寒，辛能解肌，知母助石膏清热养阴；表有寒湿加桂枝解肌发表，温通经络；配杏仁、薏苡仁清热利湿，秦艽、桑枝祛风除湿通络，忍冬藤助清热利湿通络之功。

三、汗法应用经验

汗法是通过发汗解表、宣肺散邪的方法，使在表的六淫之邪随汗而解的一种治疗方法。关于发汗法的应用，多停留在"外感表证当汗""汗法可以解表"的层面。郭老经过多年的临床经验总结，对汗法提出创新性的个人见解，在以骨病内治为主的辨证理论指导下将发汗法应用到里证、虚实夹杂证、阳虚寒凝证，不拘泥于表证，丰富了汗法的理论研究，也扩展了汗法的应用范围，临床取得了比较满意的疗效。

发汗法不但可用于寒湿客于肌表者，或客于肌肉、经脉筋骨者，亦可用于寒邪袭里者。若正虚而寒袭者，可通过扶正发汗散寒治之；若阳虚阴盛而无客邪者，在扶阳基础上，亦可用其激发阳气以解寒凝。郭老认为汗法可广泛用于临床各科疾病，绝不仅仅是用于解表。郭老汗法用于风寒湿邪引起的骨痹，或虽痹证日久而正气不甚虚，尚能耐受发汗者。此类患者多有居处潮湿或淋雨涉水等病史，临床表现主要为肌肉、关节冷痛、重着，活动困难，痛位较为固定，病程相对较长。对于风湿痹病，发病多由体虚阳气不足，腠理空虚，卫外不固，感受风寒湿邪而得。临床常见风寒湿、湿热、寒热错杂等，或兼夹痰浊瘀血的不同，多以湿邪为病理基础，湿邪是导致骨痹的主要因素。郭老创新性提出汗法用于骨病寒凝证，治疗以发汗解表、调和营卫、除湿通络为大法，使筋脉气血通畅，寒凝证自当解除。寒邪入里，客于脏腑，损伤阳气，痹阻气血经脉，升降出入之气机闭塞，法当驱邪外出，所以应当汗而解之。即使为多年顽疾，沉寒痼冷伏于里者，也可汗解，不以时日为限。发汗时要兼顾正气及外邪。这里汗法所治的是客寒，而非阳虚阴胜的内生之寒。

对于祛风除湿，郭老推崇仲景之微汗法。《金匮要略·痉湿暍病脉证治第二》："风湿相搏，一身尽疼痛，法当汗出而解，值天阴雨不止，医云此可发汗，汗之病不愈者，何也？盖发其汗，汗大出者，但风气去，湿气在，是故不愈也。若治风湿者，发其汗，但微微似欲出汗者，风湿俱去也。"因风为阳邪，其性轻扬开泄，易于表散；湿为阴邪，其性濡滞，难以速去，若大发其汗，则风邪虽除，而湿邪仍留滞不去，久则化燥伤阴，耗伤卫阳。故正确的方法是"微微似欲出汗"。郭老指出汗法应根据风寒湿三邪夹杂的程度，分清主次，在治疗上有所侧重。寒湿内踞，温经除湿虽是正法，但风能胜湿，李东垣亦云："湿寒之胜，当助风以平之。"所以风药的应用相当重要。但祛风药耗气伤阴，若再主行温阳之法，则气阴损耗更甚。微汗法便是能祛风又尽量保存正气的方法。只有顺应湿邪的致病特点，用微汗法，采用适量辛温表散之品以温阳气，使卫阳之气充斥于肌腠表里之间，营卫通畅，腠理微开，湿邪缓缓随风而散，风湿之邪才能尽去。正如徐彬《金匮要略论注》所云："盖风性急可骤驱，湿性滞当渐解，汗大出，则骤风去而湿不去，故不愈。若发之微，则出之缓，缓则风湿俱去矣。"尤在泾亦在《金匮要略心典·痉湿暍病脉证治第二》中云："自有风易却而湿难除之势……故欲湿之去也，但使阳气内蒸而不骤泄，肌肉关节之间充满流行，而湿邪自无地自容矣。此发其汗，但微微似欲汗出之旨软。"郭老深得仲景微汗之真谛，在治疗痹证的发汗时，以遍身微微有汗为佳，不令汗出过多，否则易损伤人体的阳气和营阴。伤及卫阳，则卫外不固，易复感风寒湿之邪而加重病情。伤及营阴，则使肌肉、关节、筋骨失其濡养，而使症状加重，甚或出现全身阴伤的症状。

由于外痹是风寒湿三气侵袭人体的肌肉、关节、筋脉而成，其中湿性黏滞，故病情缠绵，且侵犯的部位为肌肉、关节，较皮肤为深、为重。一次发汗，虽病情得以减轻，但不可能完全将病邪驱除，故应多次发汗，直到症状消失。郭老指出，每次发汗对人体的津液都有不同程度的耗损，且发汗的药物大都辛燥而易伤胃，因此发汗要与补津护胃并行，在发汗的同时应及时补充阴津和养护胃气。一般以食用新鲜谷物的粥类为主。如体质较弱，或汗出过多，而伤津明显者，可暂停服药，先行补充津液，以备再行发汗之需。

在药物应用上，郭老一般选择辛温发散的药物，如川乌、桂枝、麻黄、防风、独活、羌活、秦艽等。可配伍一些和营通络的药物，如白芍、鸡血藤、威灵仙等。如正气不足可酌用相应的补益药，气血不足者加生黄芪、当归等；肝肾亏损者加熟地黄、枸杞、川牛膝、桑寄生等。

郭老指出，风寒湿邪是骨痹发病的直接病因，而汗法则是针对病因，用辛温发散的药物开泄腠理，给邪以出路，使风寒湿邪随汗而解，故在治疗中应取微汗，其效方佳。因湿邪夹杂其间，故不易一汗而病除，故应反复微汗，使外邪随汗而去，营卫自调，外痹自愈。但发汗为攻邪之法，易伤人之正气，故应注意适应证及发汗的方法。

郭老治疗骨病时既重视口服，亦重视熏洗疗疾，诊毕常嘱患者将药渣泡洗患处。《素问·逆调论》："荣气虚则不仁，卫气虚则不用，营卫俱虚则不仁且不用。"《景岳全书》："凡血亏之处，则必随所至，而各见其偏废之病。"《丹溪心法》载："肾虚受之，腿膝枯细，骨节烦疼。"《素问·阴阳应象大论》曰："其有邪者，渍形以为汗。"即是利用热汤沐浴发汗的先例。骨痹药物主要是由活血化瘀、舒筋通络、祛风散寒类药物组成，通过药物煮沸后产生的蒸汽来熏蒸肌体，发挥蒸汽对气血的蒸腾作用，使全身经络通畅，推血运行，药力经皮肤直达脏腑，可起到祛风除湿、活络止痛、健脾和胃、补肾壮骨等作用。郭老赞赏吴师机《理瀹骈文》所言："外治之理即内治之理，外治之药亦即内治之药。所异者，法耳。"

第二节 托 法

托法是传统中医外科疮疡疾病中最具有特色的内治方法。关于托法的含义，一般认为是用补益气血和透脓的药物扶助正气，托毒外出，以免毒邪内陷的治疗方法。适用于骨痈疽的发作期，正虚毒盛，不能托毒外出，脓将溃未溃或初溃泄脓不畅的虚证。托法是骨科急性热性病感染化脓期的主要治疗方法，郭老在临床中运用托法治疗化脓性关节炎、慢性骨髓炎等疾病收到良好疗效。

一、理论依据

历代医家对托法的论述很多，明代李梴《医学入门》谓："毒因外感发者，内无便溺阻隔，外有六经形证……宜托里微汗以表散之。"明代申斗垣《外科启玄》曰："痈疽之发外之内者，邪必攻内，自然之理，当用托里汤液。"明确提出因感受外邪引起的疮疡，应当内托，以免毒邪深入内攻脏腑。

《灵枢·痈疽》中说："寒邪客于经络之中，则血泣，血泣则不通，不通则卫气归之，不得复反，故痈肿。寒气化为热，热胜则腐肉，肉腐则为脓。脓不泻则烂筋，筋烂则伤骨，骨伤则髓消……热气淳盛，下陷肌肤，筋髓枯，内连五脏，血气竭，当其痈下，筋骨良肉皆无余，故命曰疽。"《诸病源候论·附骨痈肿候》曰："附骨疽者，由当风入骨解，风与热相搏，复遇冷湿，或秋夏露卧，为冷所折，风热伏结，壅遏附骨成疽。"可见外感风寒湿热之邪，乘虚侵入人体，凝滞筋骨，是造成本病的重要原因。王玺《医林集要·附骨疽》说："附骨疽，乃流注之败证也。"还有气血虚弱之人，外感伤寒或有痘疹等疾患，由于邪气较盛或失治、误治，使毒邪未能解除，湿热毒邪乘虚而走散入血，流结于骨骼而发病。开放性骨折，局部骨骼受伤，复又感受毒邪，瘀血化热，以致经络阻塞，凝滞筋骨为患。托法适用于痈疽中期，即成脓期，此时热毒已腐肉成脓，由于一时疮口不能溃破，或机体正气虚弱无力托毒外出，均会导致脓毒滞留。用补益气血和透脓的药物扶助正气，托毒外出，避免毒邪扩散和内陷。

《外科精义》曰："凡为疡医，不可一日无托里之药。""脓未成者使脓早成，脓已溃者使新肉早生，气血虚者托里补之，阴阳不和托里调之。"考之历代医家论述和临床治疗实践，托法更多地体现了中医学治疗痈疽"托毒外出，防止内攻"的治疗思想。虽然托法多用于痈疽的脓肿形成期，但绝不是仅仅适用于痈疽中期，痈疽的初起和溃后亦可运用。

二、分型与治法

托法在骨科常用，治疗方法多样，并常和内科的多种治法相结合。根据正气的盛衰，最基本的托法分为清托或补托。

1. 清托用于正气未衰，局部尚未溃破或已溃破，流脓不畅者。以仙方活命饮加减。药用金银花 15g，连翘 15g，防风 10g，白芷 10g，当归尾 10g，赤芍 10g，炒皂角刺 10g，陈皮 10g，生甘草 10g，乳香 3g，没药 3g。此方用于急性骨髓炎、化脓性关节炎毒热期、开放性骨折及蓄血感染之证。由于毒热炽盛，腐筋蚀骨，血瘀成脓引起的局部红肿跳痛，按之应指者用之疗效较好。

2. 补托对正气耗损，局部已溃，脓液稀者用之。常用托里透脓汤加减。药用党参 10g，生黄芪 10g，白术 12g，丹参 10g，当归 10g，炒皂角刺 10g，炒青皮 10g，升麻 10g，甘草 10g，鸡血藤 20g，苏木 10g。此方适用于慢性骨髓炎及化脓疾患的凝滞期，表现为面色萎黄、腰膝酸软、漏管经久不愈。

三、托法应用经验

（一）用于治疗化脓性关节炎

化脓性关节炎，属中医学"附骨流毒""骨疽""附骨疽""附骨疽""附骨痛"等。病为火毒引起，脾失健运，营卫不和，气血凝结，经络阻滞，火毒内结，侵浸关节者。

化脓性关节炎为化脓性细菌侵入关节滑膜，引起关节内感染。致病细菌多为金黄色葡萄球菌，其次为溶血性链球菌等血行性感染。也可因开放性损伤，如关节穿刺后继发感染或从周围组织感染蔓延而来，多见于儿童。

本病发病急骤，高热、寒战、口渴、全身不适，呈菌血症的表现。局部受累关节剧疼，并有红、肿、热等急性炎症反应。表浅关节可有波动感，关节多呈屈曲位，有时破溃。化验检查，白细胞总数明显增高。X线所示：早期：关节肿胀，关节间隙增宽。中期：关节间隙变窄，软骨下骨松质破坏。后期：软骨下增生硬化，关节间隙消失，发生纤维性或骨性强直。

中医学认为本病多由于正气内虚，毒邪侵袭，正不胜邪，邪毒深窜，气滞血瘀，腐筋蚀骨所致。热毒是本病最常见的致病因素，多因毒热之邪深窜入里，腐筋蚀骨，蕴育成脓，或因疮疡失治，由浅入里，痈疽附骨，骨朽而腐。

或者热毒解后，余毒未尽，久而不解，深蕴于内，流注入骨，或因跌仆闪挫，气滞血凝，壅塞络脉，积瘀成痈，蕴脓腐骨，遂成此疽。

郭老治疗化脓性关节炎按湿热期、毒热期和凝滞期三期，分期治疗。

1. 湿热期（相当于浆液性和纤维蛋白渗出期）

主证：关节肿胀疼痛，发热，寒战，口渴，便干，舌苔黄，质红，脉弦数。

辨证：湿热壅滞，血瘀阻络。

治法：清热利湿，活血通络。

方药：蒲公英 30g，连翘 30g，金银花 30g，赤芍 15g，黄芩 10g，黄连 10g，黄柏 10g，鸡血藤 30g，丹皮 10g，防己 10g，车前草 10g，生薏苡仁 10g。

加减：高热，加生石膏、知母、天花粉；痛重，加桃仁、红花、乳香；肿重，加猪苓、泽泻、六一散。

预后：此期如能控制感染，关节功能可保存或仅部分受损。

2. 毒热期（相当于关节脓性渗出期）

主证：高热，口渴，关节红肿、跳痛，有波动感，舌苔黄厚，质红，脉滑数。

辨证：毒热炽盛，血瘀溃脓。

治法：清热解毒，活血透脓。

方药：金银花 30g，连翘 30g，黄连 15g，白芷 10g，炒皂角刺 1g，蒲公英 30g，黄柏 15g，丹参 15g。

加减：高热，加生石膏、花粉、知母；便干，加酒大黄；肿胀，加透骨草、鬼箭羽、丝瓜络。

3. 凝滞期（相当于恢复期）

主证：局部隐痛，关节屈伸不利或挛缩畸形，肌肉萎缩，舌苔薄白，脉沉细。

辨证：气滞血凝，经络阻滞。

治法：行气活血，舒筋活络。

方药：当归尾 10g，赤芍 10g，桃仁 10g，川芎 3g，苏木 10g，鸡血藤 30g，金银藤 30g，酒大黄 3g，透骨草 30g。

加减：余毒未消，加黄连、连翘、蒲公英；血瘀，加三棱、莪术、鬼箭羽；气虚，加党参、黄芪。

4. 中药熏洗法

（1）无破溃：金银花 30g，羌活 10g，独活 10g，川乌 10g，草乌 10g，防风 10g，苍术 10g，薄荷 10g，苏木 10g，桑叶 10g，黄柏 15g，大黄 10g，生地黄 10g。

（2）有破溃：白芷 15g，连翘 30g，川芎 10g，藿香

10g，木香 10g，防风 15g，生甘草 10g。

将药煎成，淋洗患处，汤冷再热，脓随汤出，以尽为度。

5. 中药局部用法

早期：化毒散、芙蓉膏或芒硝湿敷。

中期：铁箍膏。

后期：紫色消肿膏、骨科腾洗药。

（二）用于治疗慢性骨髓炎

骨髓炎，属中医学"附骨流毒""骨疽""附骨疽""附骨痈"等范畴。多因气血不畅或肾虚血亏，骨冷为患，再感受寒湿之邪郁而化热，或毒热之邪深窜入里，腐筋蚀骨，蕴育成脓；或因疮疡失治，由浅入里，痈疽附骨，骨朽而腐。凝滞期相当于慢性骨髓炎，伤口经久不愈形成窦道，有脓性或脓血性分泌物，可有小块死骨从伤口流出。X线所示：中期干骺端变模糊，有轻度骨膜反应、骨膜增厚，有骨质破坏；后期可见有新生骨，或骨质增厚硬化，骨内有不规则的骨腔或大小不等的死骨。

本病多由于正气内虚，毒邪侵袭，正不胜邪，邪毒深窜，气滞血瘀，腐筋蚀骨所致。导致本病的病因众多，六淫、七情、五劳、六极等皆可致病，其主要病因病机有以下几方面。

热毒是本病最常见的致病因素，故本病可见于疔毒疮疖、麻疹等病后，余毒未尽，久而不解，深蕴于内，流注入骨；或因跌仆闪挫，气滞血凝，壅塞络脉，积瘀成痈，蕴脓腐骨，而成死骨，遂成此疽。

寒湿内袭。由于体虚之人，卫营不足，易外感风寒湿邪，客于经脉之中，阻于筋骨之间，阴血凝滞，营卫失调，筋骨失养发为本病；或是邪气入内，深袭于骨，郁久化热，热毒内盛，肉腐为脓，脓不泻则筋烂，筋烂则伤骨，日久成疾。久病不愈，阳气益耗，形寒肢冷，经脉痹阻，更易形成血虚寒凝之证，病由外寒向内寒转化。

正气亏虚为本病内因。陈实功曰："夫附骨疽者，乃阴寒入骨之病也，但人之气血生平壮实，虽遇寒冷，邪不入骨，凡易入者，皆由体虚之人。"体虚致本病者，主要在于肾虚。肾主骨，临床血源性骨髓炎之发生皆在机体及局部抵抗力降低的情况下发生。

慢性骨髓炎是急性骨髓炎的延续，是发生于骨组织的慢性感染，病变可涉及骨髓、骨质、骨膜及周围软组织，引起骨髓破坏，骨质坏死，皮肤破溃，形成一个或多个窦道、瘘管，反复排出脓汁或死骨，瘘口周围多有皮肤色素沉着及瘢痕形成。只有在局部引流不畅的情况下，才有全身症状表现，一般局限于局部，经久不愈。

慢性骨髓炎早在《黄帝内经》中已经有了"附骨流毒""附骨疽""骨疽"附骨痈"病名和病因记载，至隋代《诸病源候论》称之为"附骨疽"。此病在临床上较常见，其发病原因多因病后如疔疮、不明原因的高热等，余毒未清，兼之湿热内感，毒邪窜犯筋骨，以致气血壅滞，经络阻滞；或因跌仆损害，局部骨骼损伤，继之毒邪感染，以致血瘀络阻而成本病。故本病的病机一般认为系湿热、血瘀、脓腐侵袭营血，导致气滞血瘀，损筋败骨。

中医学认为骨髓炎是附着于骨的深部脓疡，故而急性骨髓炎相当于"附骨痈"，慢性骨髓炎相当于"附骨疽"。

郭老常从脾肾亏虚论治，内服并配合外用药物。

1. 中药内服

主证：面色萎黄，腰膝无力，疮疡久溃，朽骨不尽，纳差。舌质淡，苔薄白，脉象沉细。

辨证：脾肾阳虚，寒湿阻络。

治法：健脾补肾，温经散寒。

方药：鹿角胶 15g，生黄芪 15g，白芥子 15g，补骨脂 15g，当归 10g，云茯苓 10g，白术 15g，黄柏 10g，知母

10g, 赤芍 20g, 白芍 20g。

加减：气血虚，加党参、当归；创面黯紫，加桃仁、红花；创口发痒，加地肤子；脱死骨，加象牙面。

2. 中药熏洗法

当骨髓炎破溃形成窦道后往往引流不畅，脓水腥臭不堪，毒邪延肤，秒极生蛆，伤口周围血运不良，死骨不能脱出，用中药熏洗。可使创面及伤口内组织温度升高，促进其气血流畅，易使坏死组织脱落，小块死骨易于流出，且熏洗中药尚有解毒作用。注意熏洗后勿使疮口受风。

方药：金银花 30g，羌活 10g，独活 10g，川乌 10g，草乌 10g，防风 10g，苍术 10g，薄荷 10g，白芷 10g，大青盐 30g。

3. 中药局部用法

未溃：紫色消肿膏。

已溃：提毒散、京红粉。

收口期：甘乳膏、蛋黄油、珍珠散。

第三节 下 法

下法是运用具有泻下、攻逐、润下作用的药物，以通导大便、消除积滞、荡涤实热、攻逐水饮的治法。"下者，推陈致新"，通过下法消除各种致病因素、病理产物，调整机体的阴阳平衡，调动人体自身新陈代谢的功能，使机体得以恢复正常。郭老认为，在疾病的发生和发展过程中，主要是正气与邪气相互斗争的过程。邪气与正气斗争的主要病理变化，可归纳为虚与实两纲，即"邪气盛则实，精气夺则虚"。邪气实，当祛邪，下法是祛邪常用的方法之一，及早用下法祛邪，目的是减轻或消除致病因素对机体的侵害和干扰，以利于保存和恢复正气，即推陈以致新。郭老多年的临床实践证实下法不但具有清热解毒、活血止血等作用，更重要的是通过大便的排出，使体内内毒素、外毒素及炎症介导的各种免疫反应物质排出，并能提高机体免疫力，促进人体机能恢复。

一、理论依据

下者，攻也，攻其邪也，其源头在于《黄帝内经》，如"土郁夺之""因其重而减之""其下者引而竭之"。

仲景对邪传阳明，积滞化热，燥屎内结或宿食停滞胃肠，腑气不通，表现为腹满腹痛、大便秘结、呕吐烦躁的病症用下法。即外邪入里化热，与肠中糟粕相结而成，用三承气汤治疗燥、实、痞、满的阳明腑实证。调胃承气汤用于燥热在胃，小承气汤用于痞、满、实在小肠，大承气汤用于痞、满、燥、实、坚在大肠。《伤寒论》《金匮要略》发挥了《黄帝内经》理论，把下法理论与实践融为一体，针对各种应下之证，将理法方药有机贯通，具体而实用。由《伤寒论》确立的峻下、缓下、润下、导下之法及承气诸方疗效可靠，一直被历代医家重视和沿用，堪称下法的鼻祖。

金元时期，攻下派张子和认为，攻邪有汗、吐、下之别，主张"积聚陈于中，留结寒热于内"都可用下法，认为祛邪为治疗的第一要务，主张"先论攻邪，邪去而元气自复也"。《温病条辨》继承、完善了传统的攻下法，贯穿温病治疗过程中无不以救阴为关键，所谓"留一份津液，便有一分生机"。

郭老认为下法是攻逐体内病邪的方法，可祛菀陈莝，推陈致新。对于长期卧床的骨病患者，下法能通腑实，祛毒邪，增强胃肠道推进功能，改善胆道运动功能，促进机体新陈代谢，改善微循环。下法作为临床不可缺少的重要治法，许多疑难杂症如辨证准确，下法使用得当，可效如桴鼓，妙手回春。

二、分型与治法

郭老临证多根据患者体质强弱用攻下或润下法。

（一）攻下逐瘀

攻下法是攻逐里实、导邪下行的一种治疗方法。证属阳明腑实，年轻体壮者，以桃仁承气汤加减。药用桃仁 10g，红花 10g，大黄 10g，芒硝 15g，桂枝 10g，甘草 10g，乳香 10g，没药 10g。临床用于胸腰椎压缩骨折，因腹后壁血肿引起的胸痞腹满、便秘不通、腹痛拒按。该方为调胃承气汤加桃仁、桂枝，引入血脉以破瘀结。其中，大黄、芒硝攻下逐瘀，软坚消结，导瘀血由肠腑而出；配红花、乳香、没药，取其活血化瘀止痛之效。

（二）润下逐瘀

因跌仆损伤，血虚、津亏液少，年老体弱造成的大便秘涩或干燥不下，用润肠丸加减。药用桃仁 10g，麻仁 10g，郁李仁 10g，当归 10g，酒大黄 3g，红花 10g，刘寄奴 10g，瓜蒌 30g，鸡血藤 30g。方中补血润燥与破瘀泄下同用。气虚者，加黄芪、党参。

三、下法应用经验

胸腰椎骨折后，脊椎周围软组织、腹膜损伤，形成血肿，刺激周围神经纤维，使自主神经功能紊乱，交感神经产生兴奋，导致胃肠蠕动功能减弱，加之脊柱骨折卧床，活动量明显减少，除骨折部位疼痛外，早期 48 ～ 72 小时患者容易出现腹胀、便秘、持续性剧烈腹痛、恶心、呕吐等症状。《素问·缪刺论》："人有所堕坠，恶血留内，腹中满胀，不得前后，先饮利药。"不仅说明了胸腰椎骨折后腹胀便秘的病因，也指出了治疗的要点。"六腑以通为用"，郭老治疗胸腰椎骨折所致腹胀、便秘常采取下法。

中医学还认为，跌仆损伤必使血脉受伤，恶血留滞，壅塞于经道，瘀血不去则新血不生。《医宗金鉴·正骨心法要旨》云："有瘀血者，宜攻利之。"意指对损伤早期有瘀者，宜采用攻利法。又如《素问·缪刺论》云："人有所堕坠，恶血留内，腹中满胀，不得前后。"胸腰部椎骨骨折，伤及督脉、足太阳膀胱经，筋骨脉络损伤，瘀血形成，阻滞经脉则气机不通，升降失序，浊气内停，故大便燥结、便秘；血瘀滞脾，运化失健，阳气失宣，而见腹胀；瘀血日久生热，故烦躁不安、焦虑。早期辨证多属实证，病机以瘀滞为关键，若要通利二便，荡涤实邪，祛瘀生新，疏通经络，非下法不可。

对腰部外伤、腹中瘀血者应用下法，古代医家多有论述，如《外科正宗》曰："从高坠下，皮肉未破，必有瘀血，通利二便，人必醒。"又如《世医得效方》指出："伤后恶血在内，先用通二便药。"桃核承气汤原为《伤寒论》治邪在太阳不解，随经入腹化热，瘀热搏结下焦之蓄血证，由于外伤瘀血内停与之病机相似，故临床桃核承气汤应用于胸腰椎骨折颇多，治以破血下瘀，因势利导。方中重用桃仁破血逐瘀，大黄荡涤实热，两者合用增强破血下瘀之功；桂枝与大黄同为臣药，共同发挥攻逐瘀热之效，同时相互制约，桂枝防大黄直泻胃肠，大黄制约桂枝辛散走表；佐以芒硝软坚通便，当归补血润肠通便，芍药养血敛阴，延胡索疏肝通络止痛；甘草调和诸药。郭老认为本方攻下逐瘀药效峻猛，年老体弱者应当慎用。

对于年老体弱者，郭老主张以益气养血润肠汤攻补兼施，方中重用黄芪大补脾肺之气，以资气血生化之源，为君药；臣以当归甘辛而温，养血和营；桃仁、红花活血化瘀，牛膝引血下行，而大黄、芒硝泻下通便，延胡索止痛。热甚便秘者，加赤芍、丹皮清热凉血，枳实、槟榔行气通便；腰腹痛较重者，重用桃仁，加延胡索、川芎等活血行气、疏肝通络止痛；年老阴亏者，加生地黄、麦冬、肉苁蓉、甘草滋阴清热、润肠通便。诸药合用，可使瘀血消，腑气通。

郭老强调，应用于胸腰椎骨折早期的治疗，下法效果明显，可作为胸腰椎骨折早期治疗的基本之法。但因骨折中后期逐渐从实转虚，此时须注意辨证施治，切不可妄用下法，以免贻误病情。骨盆骨折长期卧床，容易发生腹胀、便秘，可酌用此法。

第四节 和 法

和法是指通过调和营卫、调和脏腑达到扶正祛邪、治疗疾病目的的方法。早在《黄帝内经》中就已经有了"和法"的雏形，"凡阴阳之要，阳密乃固，两者不和，若春无秋，若冬无夏，因而和之，是谓圣度"。清代程钟龄在《医学心悟·医门八法》中首次提出了"和法"概念，"论治病之方，则又以汗、和、下、消、吐、清、温、补八法尽之"。

一、理论依据

和法体现了一种阴阳平衡治法。《素问·生气通天论》指出"阴平阳秘，精神乃治，阴阳离决，精气乃绝"，体现了阴阳平衡对五脏六腑正常运转的重要性，即五脏六腑处于"和"的状态有利于维护健康。"脾胃是气机运动的枢纽，脾胃气机'活'，才能受纳腐熟水谷精微输布全身"才能达到"和"的状态。平和是指用药的特性，即非大攻大补、大寒大热之竣剂，而是巧用平缓之品以和诸方之争，正如《景岳全书》所言："务在调平元气，不失中和之为贵也。"

少阳居半表半里，若邪滞于此，则既不可发汗解表，又不可攻邪以下，此时正如程钟龄《医学心悟》所言："惟有和之一法也。"用少阳经发散之药祛除半表半里之邪，但"邪之所凑，其气必虚"，故需配以补益扶正之品安和正气，既可扶正祛邪又防邪气内陷，如此补泻相伍，则可解邪气于外、和正气于内，即为"和解"。如小柴胡汤中，柴胡、黄芩清少阳之热以祛邪，人参、大枣、甘草、生姜、半夏补中和胃以扶正，攻补兼施，邪去正安。

郭老认为骨痹多为慢性病，久病必虚，久病必瘀。脾胃作为气机升降的枢纽，受纳运化水谷精微散布全身。其状态宜"活"不宜"滞"。只有让脾胃先"活"，才能达到"和"的状态。因此在临床方剂中，在组方上常配伍当归、丹参等活血药和枳壳、木香、陈皮等行气药，以达到用"活"以"和"。

二、分型与治法

（一）和营止痛

和营止痛用于创伤中期气滞、瘀血尚未除尽，患处仍有肿胀、疼痛，用定痛和血汤加减。药用当归 10g，红花 10g，乳香 10g，没药 10g，白芍 10g，陈皮 10g，鸡血藤 30g，川断 30g，甘草 10g。其中当归、红花补血活血；白芍、甘草和营止痛；乳香、没药理气止痛；鸡血藤、川断续筋通络。

（二）疏肝理气

疏肝理气用于肋软骨炎、肋间神经痛、胸壁挫伤引起的胸和肋部疼痛。自拟活血理气汤加减。药用当归 12g，白芍 12g，柴胡 10g，香附 10g，郁金 10g，红花 10g，瓜蒌 30g，鬼箭羽 20g。方中当归、白芍养血柔肝；香附、郁金、柴胡疏肝解郁；瓜蒌宽胸理气；鬼箭羽活血散结。全方意在使其气血流畅，通则不痛。

（三）接骨续筋

接骨续筋用在骨折中期，手法整复后骨正筋顺，但患处仍微痛，断端有异常活动。用接骨丹加减促进骨折早期愈合。药用血竭末 5g，红花 10g，乳香 10g，没药 10g，当归 30g，骨碎补 30g，自然铜 30g，川断 15g。方中用自然铜、血竭面、没药、乳香、红花等活血化瘀止痛，与补肾壮骨之骨碎补、川续断同用，有续筋接骨之效。体虚骨弱者，加生黄芪、补骨脂、鹿角胶。

三、和法应用经验

郭老在治疗骨痹的过程中，强调中医学治病求本的原则，又遵循辨证施治的纲领，根据骨痹的具体特点，运用"和法"。组方之际注重调和阴阳，调理寒热，调和营卫，燮理气机，临床疗效良好。

郭老指出骨痹的治疗首先要注重调整阴阳，补其不足，泻其有余。采用"益火之源，以消阴翳"的方法，补肾强督。在补阳的同时，需要加用养阴药物，以做到阴中求阳，阳中求阴，调和阴阳，而达到阴平阳秘，精神乃治之目的。补肾又分为温肾阳、滋肾阴、平补肝肾三类。常用温肾阳药物有狗脊、制附子、仙茅、鹿角霜、川断。狗脊补肾益血，强督脉，利仰俯。《神农本草经》："主腰背强，关机缓急，周痹，寒湿膝痛。"《本草正义》："能温养肝肾，通调百脉，强腰膝，坚脊骨，利关节，而驱痹着，起痿废；又能固摄冲带，坚强督任……且温中而不燥，走而不泄，尤为有利无弊，颇有温和中正气象。"制附子温肾助阳，补益元阳，逐风寒湿，并可治脊强拘挛。元代王好古《阴证略例》称其"治督脉为病，脊强而厥"。淫羊藿除冷风劳气，温壮肾阳，《本草纲目》有云："淫羊藿，性温不寒，能益精气，真阳不足者宜之。"仙茅辛温，温肾阳，壮筋骨。鹿角霜为血肉有情之品，益肾生精，壮督强腰。川断甘温助阳，辛温散寒。常用滋肾阴药物有熟地黄、枸杞。熟地黄滋阴补血，为滋补肾阴的要药。枸杞甘平，滋肾、润肺、补肝、明目。《本草经疏》有云："枸杞子，润而滋补，兼能退热，而专于补肾、润肺、生津、益气，为肝肾真阴不足，劳乏内热补益之要药。"常用平补肝肾的药物有桑寄生、牛膝、杜仲。桑寄生补肝肾，强筋骨，兼以祛风化湿。牛膝益肾活血，引药入肾，治腰膝骨痛。杜仲可补肝肾，能直达下部，使骨健筋强。《本草汇言》有云："凡下焦之虚，非杜仲不补；下焦之湿，非杜仲不利……腰膝之痛，非杜仲不除。"杜仲与补益肝肾的川断相配合使用，增强了补肝肾、强筋骨的作用。郭老在治疗骨痹过程中常用如制附片、淫羊藿、桂枝温阳为主，配以生地黄、玄参益阴为辅；或注重以炒杜仲、川断、狗脊等养阳，配以有滋阴之功的桑寄生、枸杞，共奏滋补肝肾之功；或用菟丝子辛以润燥，甘能补虚，功能补肾阳，兼能益精养血。

郭老认为营卫失和在临床往往极易被医家所忽视，营卫失调和营卫气化功能不足又是导致骨痹发生、发展变化的重要因素之一。营气主要有营养和化生血液两方面生理功能。卫气的生理功能在于护卫肌表，防御外邪入侵；温养五脏六腑、肌肉、皮毛；调节、控制腠理的开合、汗液的排泄，以维持人体体温的相对恒定等。营卫运行协调，共同维持机体正常的腠理开合、正常的体温、正常的睡眠和清醒状态、正常的防御外邪能力。宋代医家严用和说："营卫和平，腠理致密，外邪客气，焉能为害。"如果营卫不和，腠理疏松，防御功能减退，若遇风寒湿邪侵袭，使脉络痹阻，荣卫失和，则会形成痹病。《素问·痹论》："逆其气则病。""不与风寒湿气合，故不为痹。"说明营卫失和是骨痹发生的内在因素之一。因此掌握调和营卫之法，有利于对骨痹的治疗。郭老常用调和营卫的药物组合，尤其喜用玉屏风散以调和营卫、益气固表。

气的升降出入是人体生命的根本活动。《素问·六微旨大论》："故非出入，则无以生长壮老已；非升降，则无以生长化收藏。是以升降出入，无器不有。"气机调畅，气的升降出入协调平衡则疾病不生。如果出现气机升降失司则可影响相应脏腑功能，导致气机不畅，气血不和，出现气滞血瘀等病理变化。机体水液代谢有赖于肺、脾、肾等脏腑的运化、输布、气化，气机升降出入失常，水湿运化失司，可导致痰、湿等病理产物的产生，从而导致疾病的发生、发展。郭老认为骨痹因久病及取效困难等因素，容易影响脏腑功能及引起患者情志不畅，影响气机的升降出入，导致气滞、血瘀、痰湿等病理因素的产生，且其疾病的发生多由下而上形成，治疗用药需注意燮理气机，恢复气机正常的升降出入，并结合本病的特点，适当地引药下行，有助于取得更好的疗效。在用药配伍之时，注重分清上下，适当宽中，勿忘降逆。治疗采用有升有降的药物，可以使全方活而不滞，增强疗效。郭老认为选药时就要考虑到药物本身的燮理气机之质，如选用牛膝、炒枳壳、葛根等药共用而使升降有序；常选用能走能补、补而不滞的药物，如狗脊、川断；益肾固精又可益脾胃之气则选补骨脂；能行血中之气滞者则选用既入血分又入气分、可升可降的药物，如延胡索、片姜黄等；降逆气则常用炒枳壳配片姜黄，炒枳壳以苦降行气，片姜黄可升可降，搭配使用以燮理气机。对有胸胁或胁肋疼痛的骨痹的患者，常采取宽中气的方法，常用对药为苏梗、藿梗。二者同用，可调理滞气、宽中气，兼以芳化痰湿。或用青皮、陈皮相配，以燮理气机；或用香附、片姜黄相配，以疏理胸胁气机，而达到止痹痛之效。

　　郭老认为骨痹是需要长期治疗的疾病，脾胃为后天之本、气血生化之源。《素问·痿论》提出"治痿者独取阳明"的原则，就是以此为理论依据而制定的，因此对于临床上肢体不能随意运动的痿证，运用调和脾胃、滋养后天的方药治疗，常有良好的疗效。脾主运化，可运化水谷和水液。脾在体合肌肉、主四肢，脾升胃降，脾胃调和则运化受纳功能正常，气血生化有源，肢体脏腑可得以濡养。如果脾胃损伤，则不能生化营卫气血，而少阳三焦阳气不足，其机体抗病能力降低，则容易受外邪侵袭。如果脾胃功能失和，则可产生"致脾不能为胃行其津液"，表现出"脾病而四肢不用"的病变。郭老秉承了历代医家对脾胃的认识，适当选用健脾和胃药物对骨痹的治疗有一定作用。加之脾胃为后天之本，培补后天，可以翼助先天，间接补益肾精。郭老采用直接调理脾胃的常用药物有茯苓、苍术、白术、砂仁、薏苡仁等。郭老还经常采用间接方法调理脾胃。

　　此外，郭老提出骨痹患者，疼痛之时多见疲乏无力等气血亏虚的症状；"不荣则痛"，气血不足，肌肤失充，筋骨失养，也可使关节疼痛无力。气是构成人体和维持人体生命活动的最基本物质，源于禀受父母的先天精气、水谷之精气和自然之清气。《难经·八难》："气者，人之本也。"气是活力很强的精微物质，对人体的生长发育，脏腑、经络等器官的生理活动，血、津液的生成运行等，均起推动作用；同时气有温煦作用，人的体温是靠气的温煦作用来恒定；脏腑、经络等组织器官的生理活动，血、津液的生成、运行、代谢，也要靠气的温煦作用来运行。气可护卫全身的肌表，防御外邪的入侵。同时气的气化作用，可使精、气、血、津液各自的新陈代谢及相互转化顺利进行。故气血是脏腑、经络等器官进行生理活动的物质基础，气血充足则身体强壮。骨痹患者出现气血亏虚的症状，在治疗中应注意益气养血。郭老常用的补益气血的药物有黄芪、甘草、茯苓、白术等；常用的调气和血、通络止痛药物有延胡索、牛膝、鸡血藤等。

第五节　温　法

温法，又称祛寒法，是用温热药治疗寒证的方法。温法所治之病证的病因病机为外感寒邪、过食生冷、素体阳虚或久病伤阳，以致脏腑机能障碍，气血津液运行失常，气血凝涩，发而为病。其病性若以八纲辨证，病性属寒、属实；若损及阳气，则病性属本虚标实。温法适用于脾胃虚寒、肾阳衰微、阳气欲脱、经脉寒邪凝滞等里寒证。郭老临证治疗骨痹伴腰腿酸软、四肢发凉者，常使用温热药振奋阳气，祛除沉寒积冷，温经通脉。

一、理论依据

温法是指使用温性或热性药物来振奋阳气、祛除寒邪，从而消除里寒证的一种治法。《素问·至真要大论》中"寒者热之""劳者温之""寒因热用"的论述奠定了温法的理论依据。《素问·生气通天论》曰："阳气者，若天与日，失其所，则折寿而不彰。"寒邪为病，最易伤人阳气。为使寒祛病除而阳气得复，施以温法乃其不二大法，以《素问·至真要大论》所提出的"寒者热之"为其理论依据。关于寒证的论述，如《素问·至真要大论》："诸病水液，澄澈清冷，皆属于寒。"《素问·调经论》曰："阴盛生内寒……厥气上逆，寒气积于胸中而不泻，不泻则温气去，寒独留，则血凝泣，凝则脉不通，其脉盛大以涩，故中寒。"《素问·痹论》云："痛者，寒气多也，寒故痛也。"《素问·举痛论》曰："寒则气收。"故将《黄帝内经》温法定义为：总体上是针对"寒证"所设，能兴奋人体整体或局部机能，提高机体功能水平的治法。

《伤寒论》中提出六经总的病机是感受寒邪，治疗中始终贯串着"扶阳气"的基本精神。因此温法及其变法的使用在《伤寒论》的治疗方法中占有很重要的地位。其中主要有辛温解表、温经散寒、温通心阳、温化水饮、温中散寒、回阳救逆、清上温下、寒热并用等，较为全面地阐述了寒证论治，并创立了许多著名的温里方剂，如"回阳救逆"的四逆汤。《金匮要略·中风历节病脉证并治第五》："病历节不可屈伸，疼痛，乌头汤主之。"论述了寒湿历节的证治。寒湿留于关节，经脉痹阻不通，气血运行不畅，故关节剧痛，不能屈伸，治以乌头汤温经散寒、除湿止痛。

金元时期李东垣提出"温能除大热"；明代张景岳认为"阳不足，便是寒"，创立了大量补益阳气的方药，如温补命门之火的右归丸。这些都极大地丰富了温法的内容。

二、分型与治法

（一）温阳通络

温阳通络用于腰椎间盘突出、颈腰椎骨质增生、椎管狭窄伴有肌肉萎缩、肢冷畏寒、间歇性跛行，以及慢性骨髓炎、骨结核经久不愈，脓汁稀薄者。阳和汤加减。药用熟地黄 15g，鹿角胶 15g，麻黄 6g，炮姜 10g，附子 10g，鸡血藤 30g，细辛 3g，当归 10g，白芍 10g，甘草 6g。其中，附子、炮姜温经散寒；鹿角胶、熟地黄滋补肝肾。痛重者，加制川乌、制草乌；脾阳虚甚者，加吴茱萸、白术。

（二）舒筋活络

舒筋活络用于老年性骨关节病、风湿性关节炎属风湿顽痹者。症见病程日久，腰膝冷痛，关节滞涩、屈伸不利，遇寒症状加重。自拟顽痹汤加减。药用桂枝 10g，秦艽 10g，羌活 10g，独活 10g，制草乌 10g，制川乌 10g，威灵仙 15g，海风藤 20g，络石藤 20g，鸡血藤 20g，白芍 15g，甘草 10g。方中桂枝温经通络，海风藤等藤药活血通络；秦艽、羌活、独活祛湿散风；制草乌、制川乌合白芍、甘草散寒止痛，缓筋脉拘挛。诸药合用，功能驱风湿、散寒邪、利关节止痛。如风甚者，加地龙、僵蚕；湿甚，加木瓜、防己；伴有气血不足，加生黄芪、当归补益之品。

（三）温补肾阳

温补肾阳用于腰肌劳损、腰椎骨关节病、腰椎间盘突出、慢性骨髓炎、截瘫证属肾气不足等症见腰腿酸软、小便不利或夜间尿频、阳痿早泄者。以肾气丸加减。药用乌附片 10g，桂枝 10g，熟地黄 10g，山茱萸 10g，山药 15g，肉苁蓉 15g，白芍 20g，仙茅 10g，淫羊藿 10g。方中乌附片、仙茅、淫羊藿温补肾阳；山药、白芍、山茱萸滋补肾阴。经络不通，重用附子、桂枝，加鸡血藤；大便溏泄，加莲肉。

三、温法应用经验

郭老温法多与补法合用，但凡寒证多虚，而温法主要针对寒证而设，故温法常与补法相兼为用，正如《景岳全书》所言："虚能受热，所以补必兼温。"郭老认为温药除其本性有散、行之作用外，也可在其他方法中起推动、促进作用，如补药中常加些温药，以壮补药之功。温药具有刺激兴奋作用，效果虽速，但不持久，因其只能兴奋原有的气血，而不能增加人体的气血；补药却能增强气血，能借温药的雄壮气势疏通经络，发挥更大的作用。《素问·生气通天论》中即有"形不足者，温之以气；精不足者，补之以味"。通过温补并用以增强疗效，尤其是骨痹症见腰膝冷痛、关节滞涩、屈伸不利、遇寒症状加重时应用较为多见。《素问·脏气法时论》曰："脾欲缓，急食甘以缓之，用苦泻之，甘补之。"吴崑注之："脾以温厚冲和为德，故欲缓，病则失其缓矣，宜食甘以缓之。"脾欲缓和，甘能缓中，故通过急食甘味以温补脾胃，达健运脾胃之效。

郭老常从温阳通络、舒筋活络、温补肾阳立法，应用温法治疗骨痹。温阳通络用于腰椎间盘突出、颈腰椎骨质增生、椎管狭窄伴有肌肉萎缩、肢冷畏寒、间歇性跛行，以及慢性骨髓炎、骨结核经久不愈、脓汁稀薄者。以阳和汤加减。痛重者，加制川乌、制草乌；脾阳虚甚者，加吴茱萸、白术。舒筋活络用于老年性骨关节病、风湿性关节炎属风湿顽痹症见腰膝冷痛、关节滞涩、屈伸不利、遇寒加重者。如风甚者，加僵蚕；湿甚，加木瓜、防己；伴有气血不足，加生黄芪、当归补益之品。温补肾阳用于腰肌劳损、腰椎骨关节病、腰椎间盘突出、慢性骨髓炎、截瘫证属肾气不足等症见腰腿酸软、小便不利或夜间尿频、阳痿早泄者。以肾气丸加减。经络不通，重用附子、桂枝，加鸡血藤；大便溏泄，加莲子肉。

第六节　清　法

清法，又称清热法，是《素问·至真要大论》"热者寒之""温者清之"精神的体现。郭老将此法多用于骨科急性感染性疾患，如急性骨髓炎、开放性骨折、软组织感染、骨结核伴有混合感染属毒热炽盛者，也可用于恶性骨肿瘤。

一、理论依据

清法是指应用寒凉性质的方药，通过泻火、解毒、凉血等作用，以解除邪热的治法。《医学心悟》云："清者，清其热也。脏腑有热，则清之。"清法在《伤寒杂病论》已有系统展现，并且创立很多清法与其他治法结合应用的方法。如清法与解表相结合，代表方如大青龙汤、越婢汤，适用于太阳表实阳郁烦躁者，典型配伍为麻黄和石膏，麻黄发汗解表，石膏发越阳郁，清热除烦。清法和攻下法相结合，代表方为大承气汤、小承气汤，可根据胃肠腑实的程度不同而酌情应用。清法与攻下法、和解法相结合，代表方如大柴胡汤、柴胡加芒硝汤等，适用于肝经郁热伴有胃肠结热者。清法与活血化瘀法相结合，代表方剂是桃核承气汤、抵当汤、下瘀血汤等，适用于下焦瘀血者。清法与和法相结合，代表方如调胃承气汤，适用于胃气不和而出现的心烦、发热、便秘等。清法与温脾法相结合，如半夏泻心汤、生姜泻心汤、甘草泻心汤、黄连汤、干姜黄芩黄连人参汤，适用于脾虚基础上寒热错杂所致的各种痞证。

刘完素大倡"热病只能作热治，不能从寒医"，提出了著名的"六气皆能化火"之说。他强调风、湿、燥、寒诸气在病理变化过程中，皆能化热生火，而火热也往往是产生风、湿、燥、寒的原因之一。还认为外感六淫之邪，火热为病最多，治疗当以寒凉发表攻里，主张用清凉之剂。明清温病学派的叶天士、吴鞠通创立三焦辨证和卫气营血

二、分型与治法

（一）清热解毒

清热解毒用于三焦热盛之错语不眠、口燥咽干、热毒走黄、舌红苔黄者。用黄连解毒汤加减。药用黄连 10g，黄芩 10g，栀子 10g，赤芍 10g，忍冬藤 30g，板蓝根 15g，紫草 15g，紫花地丁 10g。方中黄连解毒汤重在清热解毒，清泻三焦毒热；配以紫草、赤芍清热凉血；忍冬藤清经通络。肿痛较重者，加活血之红花、桃仁；有炎症包块，加黄药子、鬼箭羽消肿散结；热盛腐脓，去栀子、板蓝根，加蒲公英、天花粉、炒皂刺；恶性骨肿瘤，去栀子、紫草、地丁，加白花蛇舌草、半枝莲、山慈菇等。

（二）清营凉血

清营凉血用于高热不退之神昏谵语或伴有出血，舌绛起刺者。用犀角地黄汤加味。药用水牛角 10g，生地黄 10g，赤芍 10g，丹皮 10g，玄参 15g，紫草 15g，黄连 15g，生石膏 30g，栀子 10g，丹参 12g。全方注重清热之中兼养阴液，凉血之中兼散瘀滞，使营热清、血自宁而无留瘀之弊，临床对骨科急性感染性疾患之营热深重者，用之常获良效。若神昏惊厥者，可加石菖蒲、胆南星。

（三）清热利湿

清热利湿用于各种慢性滑膜炎、化脓性关节炎、骨髓炎湿热期。症见受累部位肿胀、热痛，关节屈伸不利，全身倦怠，舌红，苔略黄。以加味二妙丸加减。药用苍术 10g，黄柏 10g，牛膝 10g，当归尾 15g，防己 10g，连翘

10g，赤小豆 30g，泽泻 10g，鸡血藤 30g，水红花籽 15g。方中二妙丸清热燥湿，加牛膝既强筋骨，又导湿热下行；再配以清热解毒利湿之防己、泽泻、赤小豆、连翘，活血通络之鸡血藤、当归尾、水红花籽等，作用更强。如热盛，可加忍冬藤、黄芩；湿重，加车前子；血瘀，加红花；痛重，加川楝子。后期热象不明显去连翘、黄柏，加生黄芪、白术。

（四）养阴清热

养阴清热用于骨结核、慢性骨髓炎、创伤后期阴虚内热者。症见骨蒸潮热，颧红盗汗，消瘦，舌红少苔。用青蒿鳖甲汤加减。药用青蒿 12g，鳖甲 30g，地骨皮 12g，生地黄 15g，知母 10g，秦艽 10g，玄参 15g，当归 12g，银柴胡 10g，生甘草 10g。方中青蒿、鳖甲是治疗阴虚内热之主药，配合地骨皮、秦艽、银柴胡清热除蒸；当归、玄参滋养阴血，功效更著。如偏肾阴虚，可加女贞子、旱莲草；烦躁不安，加肉桂。

三、清法应用经验

（一）清法治疗急性骨髓炎

急性骨髓炎毒热期发病急骤，先有菌血症现象，如高热，体温可达 39～40℃，寒战，全身无力，脉率加速。局部表现早期炎症局限于骨内时，在骨端有肿胀疼痛及压痛。3～4天后骨膜下有脓肿形成，肿胀、疼痛加重，邻近关节可出现反应性积液。若骨膜下脓肿穿破骨膜进入软组织后，疼痛减轻，压痛及肿胀加重，皮肤发红，灼热可有波动感，脓肿穿破皮肤，肿胀、疼痛减轻。化验检查：急性期白细胞增高明显，血沉加快，脓培养阳性。X线所示：早期无骨质改变，可见周围软组织肿胀。

主证：肢体肿疼，高热，寒战，口渴，面赤，全身乏力，舌苔黄厚，质红，脉滑数。

辨证：热郁营血，毒热炽盛。

治法：清热解毒，凉血泻火。

方药：金银花30g，蒲公英30g，板蓝根30g，连翘10g，赤芍10g，丹参10g，紫草10g，透骨草15g，天花粉15g，生甘草10g。

加减：高热烦渴，加生石膏、败酱草；神昏，加紫雪丹、人工牛黄；痛重，加乳香、没药；气虚，加生黄芪；阴虚，加丹皮。

中药局部外用，脓未形成用化毒散、芙蓉膏；脓已形成用铁箍散。

（二）清法治疗强直性脊柱炎活动期

强直性脊柱炎发病部位主要是腰骶部和脊背部，两者皆属于肾。《素问·逆调论》曰："肾者水也，而生于骨，肾不生则髓不能满，故寒甚至骨也。""病名曰骨痹，是人当挛节也。"《素问·痹论》曰："肾痹者，善胀，尻以代踵，脊以代头。""骨痹不已，复感于邪，内舍于肾。"《素问·脉要精微论》指出："腰者肾之府，转摇不能，肾将惫矣。"肾为先天之本，为水火之脏，藏真阴而寓元阳，藏精主骨生髓。肾精充实，则骨髓生化有源，骨壮脊坚。肾精亏虚，则骨髓生化乏源，阳气不能温煦，阴精失于濡养，故腰背既冷且痛，发为骨痹。强直性脊柱炎患者先天禀赋不足，肾精亏虚，督脉失养，"至虚之处，必是留邪之所"，风寒湿邪由腠理而入，经输不利，营卫失和，气血阻滞脉络，经脉痹阻，不通则为病。《素问·痹论》曰："所谓痹者，各以其时，重感于风寒湿之气也。"风寒湿热之邪乘虚内袭，内外合邪，邪气内盛，正气为邪气所阻，不得宣行，因而留滞督脉，发为痹；痹病日久，气血凝滞，耗伐正气，则使肾督亏虚之症加重，影响筋骨的荣养淖泽而致脊柱伛偻，终成"尻以代踵，脊以代头"之象。

正气亏虚、邪气侵袭、痰瘀气滞三者关系密切。痹必有虚、痹必有邪、痹必有瘀，凡强直性脊柱炎患者，虚、邪、瘀三者共存，缺一不可，且相互影响，相互为患，互为因果，形成双向恶性循环，即正虚易感邪，邪不祛则正不安；正虚则鼓动气血无力易致瘀，瘀血不祛，新血不生则虚更甚；瘀血阻滞则易留邪，邪滞经脉则瘀血难祛。这使得强直性脊柱炎的临床表现错综复杂，变证丛生。

强直性脊柱炎活动期，证属湿热蕴结者，多表现为腰骶部疼痛剧烈，夜间痛甚，影响睡眠，晨僵，下肢关节肿痛，有灼热感，伴有发热，口干溲黄，舌红苔黄厚腻，脉滑数。此时湿热血瘀为矛盾的主要方面，故治以清热利湿、活血化瘀。常用四妙散加减。药用：苦参、苍术、黄柏、薏苡仁、土茯苓、金银花、连翘、防己、川牛膝、红花、制乳香、制没药等。方中苦参为君，大苦大寒，清利湿热；加土茯苓、金银花等清热解毒之品，治疗湿热痹热邪久蕴成毒者，能利湿去热，入络，搜剔湿热之蕴毒。若外周关节肿甚者，加泽泻、薏苡仁以加强利湿之功；关节痛甚者，加用青风藤、忍冬藤等藤类药以舒筋活络；湿盛生痰，伴有肢体屈伸不利、腰背僵硬者，则加用白芥子、全蝎等。此期虽以湿热痹阻为主，往往兼有气虚、血瘀、痰阻，因此治疗时要以清热利湿为主，同时根据兼证酌情配伍使用补气、活血、化痰之品，如黄芪、红花、白芥子等。

第七节 消 法

消法是指用消散药物消除凝滞在体内的各种有形之邪，进而祛除病邪的治疗策略。郭老常常引用任应秋先生所言："凡病邪之有所结、有所滞、有所停留、有所瘀郁，无论其为在脏、在腑、在气、在经络、在膜原，用种种方法使之消散于无形，皆为消法，或名为消导，亦即导引行散的意思。"骨科临床注重"以消为贵"的治疗思路。

一、理论依据

《黄帝内经》最早提出消法理论。《素问·阴阳应象大论》云："中满者，泻之于内……其实者，散而泻之。"《素问·至真要大论》中又有"坚者消之，客者除之……有余折之……邪气盛者辟夺之"的论述。这都是指祛除体内有形或有余之实邪，为消法的形成和发展打下了基础。

《伤寒论》以消法治疗水气病，消散水气如五苓散、猪苓汤和牡蛎泽泻散，或化气利水，或滋阴利水，或软坚散结，利尿逐水。《金匮要略》将消法的应用范围拓展得更为广泛，首次提出"瘀血"之名，论述了瘀血的脉证和治疗大法，并用活血化瘀法治疗各科疾病。

《丹溪心法》统称癥瘕积聚为"痞块"，执言"气不能作块……块为有形之物也，痰与食积、死血而成也"，强调"凡积病不可用下药，徒损真气，病亦不去，当用消积药使之融化，则根除矣"，明确提出应使用消积药物缓消积聚。

明·陈实功《外科正宗》根据痈疽疮疡过程中邪正消长趋势，制定了提纲挈领的消、托、补三大常法及使用原则。

清·程钟龄《医学心悟·医门八法》对消法做了归纳和总结，指出："消者，去其壅也。脏腑、筋络、肌肉之间，本无此物而忽有之，必为消散，乃得其平。"张山雷在《疡科纲要》中总结为"治痈之要，未成者必其消，治之于早，虽有大证而可以消于无形"。可见，消法为消、托、补三大常法的首要大法。

二、分型与治法

（一）消肿止痛

消肿止痛适用于创伤早期，如急性闪腰岔气有瘀血内停者，临床表现肿胀明显、肿痛并重的疾病。用血府逐瘀汤加减。桃仁 10g，红花 10g，白芍 10g，赤芍 10g，当归 10g，酒大黄 3g，甘草 10g，丹参 15g，香附 10g。全方用药以活血化瘀为主，辅以行气止痛，使其气血调达，肿消痛除。如血瘀偏头者，加石菖蒲；偏胸胁痛者，加柴胡；偏腹部痛者，加川楝子；有活动性出血，加三七、血竭；有瘀血肿块，加三棱、莪术或水蛭、虻虫化癖散结。

（二）软坚散结

软坚散结适用于纤维瘤、脂肪瘤、无名肿块、筋膜结节、骨化性肌炎、腱鞘炎、腱鞘囊肿、炎症晚期包块和瘢痕。触之有形，软硬不一，多无明显压痛。常用消痕丸加减。药用夏枯草15g，牡蛎15g，贝母15g，海藻12g，昆布12g，当归10g，赤芍10g，玄参10g。方中夏枯草清热散结；贝母解郁化痰散结；玄参滋阴散结；海藻、昆布、牡蛎软坚散结；当归、赤芍活血散结。

祛痰祛瘀均属于消法，易伤正气。而且痰瘀之所以能互结为患，多有本虚之因，故需根据病情适当配伍扶正之品。痰瘀互结证较之单纯的痰证或瘀证，更为顽固难化。故治当缓图，难求速效，临证时应善于守方。正如朱丹溪云："久得涩脉，痰饮胶固，脉道阻滞也，猝难得开，必费调理。"

二、消法应用经验

（一）消法治疗膝关节滑膜炎

膝关节滑膜炎是指膝关节损伤后引起的滑膜无菌性炎

症反应，以关节积血、积液为主要症状，属中医学"痹证"范畴。郭老认为，膝关节滑膜炎多由于外感风寒湿邪，或外伤、劳损等，致膝部脉络受损，血不循经，溢于脉外，以成瘀血，瘀血阻络，津液输布不利，聚而成湿，瘀血久而化热，炼液成痰，凝滞经脉，故为肿胀、僵硬。湿邪是贯穿该病的主因，湿性黏滞、重浊、缠绵，常碍气机，易与寒、热、痰、瘀互结，滞留于膝关节之内，致关节疼痛、肿胀、僵硬。治疗应以"祛湿"为大法，兼顾其他六邪。临证用药常在方中加用羌活、独活、威灵仙、防风、细辛等祛风类药物，以增强疗效。因"风为百病之长""风能燥湿"，湿邪是贯穿膝关节滑膜炎的主因，湿为阴邪，其性重浊、黏滞，易阻气机。

张仲景《伤寒论》中治水之法或以健脾，或以宣肺，或以燥湿，或以利水，或以温阳等，邪同而治异。《素问·水热穴论》载："肾者，胃之关也，关门不利，则聚水而从其类也。"此云肾为胃的关口，若肾失其职则可致聚水之病。若脾胃气机不畅，但中气仍足，则水湿之邪当从中焦脾胃而治，疏调气机，脾胃升降正常则邪自去。若中气已伤，湿邪不盛可用健脾运胃之品，健运阳气，将湿邪运化于内变而为正常的水液精微，通过肺气布散全身发挥濡润之功。若湿邪略盛，则可采用《素问·标本病传论》"间者并行"，即扶正祛邪并行之法。助中焦运化的同时配伍芳化、燥化、风化之品将湿邪消于内。若湿邪过盛则应在扶正的同时祛除水湿以助阳运，阳气通达则病邪自除。正如叶天士所云："通阳不在温，而在利小便。"郭老推崇明代医家李中梓《医宗必读》治着痹者利湿为主，祛风解寒亦不可缺，大抵参以补脾补气之剂，盖土强可以胜湿，而气足自无顽麻也。重用生黄芪30g是郭老经验，此剂量的生黄芪有明显的利尿行水效用，补中上之气，气旺则周流全身，气行则水行，水湿自去。

1. 湿热阻络证

湿为重浊黏滞之邪，阻滞气机，与热邪相合，则湿热交困。热因湿阻而难解，湿受热蒸而使阳气更伤。临床表现为关节红、肿、痛，心中烦热，口渴口苦，大便腻，小便赤热，舌苔黄腻，脉数或滑数。对湿热类，虎杖、黄柏、苍术、白花蛇舌草必用，其中黄柏、白花蛇舌草降血沉效果显著；血尿酸增高者，威灵仙有特效，该药既能活血，又能利水，且有清热作用，能防瘀久化热。

2. 痰饮流注证

痰饮是机体水液代谢障碍所形成的病理产物。痰因邪热煎熬而成，其质稠黏；饮因阴凝聚而成，聚水为饮，其质清稀。痰饮随气流行，流注关节，使关节经络阻滞，气血运行不畅。临床表现为关节肿胀麻木，屈伸不利，身重神疲，胸闷，纳呆，泛恶，苔白腻，脉沉缓。对于寒湿类，常用桂枝、附子；脾虚痰湿者，党参、白术、黄芪亦不可少。

（二）消法治疗腰椎间盘突出症

腰椎间盘突出症属中医学"伤筋"范畴，神经根周围软组织充血、水肿、粘连是腰椎间盘突出症的基本病理。

腰椎间盘突出症的发生与气血津液功能失常相关。中医学认为，气血津液是人体生命活动的物质基础，《素问·调经论》曰："人之所有者，血与气耳。"《灵枢·五癃津液别》曰："五谷之津液，和合而为膏者，内渗入于骨空，补益脑髓，而下流于阴股。"《章太炎医论》中说："萦绕于人之一身，使营养不匮者，血与津液而已。"可见，气血津液是构成人体生命活动的重要物质，人体五脏六腑、骨脉脑髓、四肢经络无不受气所鼓舞促进，无不受津、血所濡润滋养。中医学认为"肾藏精""脾气散精"，脾肾功能正常，则气血调和，津液相成，人体正常生理功能的发挥有物质保障，脏腑经络运行有序。倘肾不藏精，脾不能为胃行其津液，则气血阴阳失调。《素问·调经论》云："气血不和，百病乃变化而生。"《灵枢·百病始生》云："温气不行，凝血蕴裹而不散，津液涩渗，着而不去。"气病失运，致津血留滞为病，此与腰椎间盘突出症脊神经根周围软组织充血、水肿、粘连的病变十分吻合。《灵枢·五癃津液别》云："阴阳不和，则使液溢而下流于阴，髓液皆减而下……故腰背痛而胫酸。"此与腰椎间盘突出症髓核突出的描述极为相似，其腰腿痛的临床表现也相符；正气不足，风寒湿邪易乘虚而入，"合而为痹"，所谓"邪之所凑，其气必虚"，此与现代医学认为风寒湿邪等物理因素致腰椎间盘髓核突出的病因认识相一致。由此可见，腰椎间盘突出症的发生与气血津液功能失常相关。

因此，郭老指出气血津液病变及其病变产物是腰椎间盘突出症的病变物质和致病因子。清代医家张璐在《张氏医通》中说："凡治痹症，不明其理，以风门诸通套药施之者，医之过也。""明知受风寒，用温热发散药不愈；明知有湿热，用利湿降火药无功。至此便云病在皮脉，易于为功；病在筋骨，实难见效。"腰椎间盘突出症从致痹原因之风寒湿论治亦然。殊不知，《灵枢·周痹》云："风寒湿气，客于外分肉之间，迫切而为沫，沫得寒则聚，聚则排分肉而分裂也，分裂则痛。"说明风寒湿入侵人体"合而为痹"之后，致痹痛之因已经发生改变，正如清·王清任《医林改错》所言："如水遇风寒，凝结成冰，冰成风寒已散。"因此，郭老告诫要突破单独从风寒湿论治腰椎间盘突出症的成规。

腰椎间盘突出症的病变在于气血津液的虚实变化，国医大师任继学对气血津液的变化有着深刻的认识，他说："初则诸邪袭入经络，以致经络结滞，气血不行，血液稽留，则为聚、为毒、为热；邪随气道、血道、津液之道、精之道而伏，气血结滞，外则肌肉失养；内则关节失荣，筋膜失养，津液内蓄为痰、为饮，痰饮日久化毒、化热；久则毒邪深入，伤及肾之脏真。"腰椎间盘突出症的病变亦反映在气血津液的变化，这一点为历代医家的临床实践所证实。清代医家王清任倡导"痹症有瘀血说"，从化瘀入手，创制"身痛逐瘀汤"治疗腰腿痛，成为临床上常用之方。

气血津液实证病变，至"聚沫为饮成痰"，其痰饮或着于腰，有《金匮要略》名方肾着汤治之。虚证病变，如张锡纯《医学衷中参西录》曰："从来治腿疼臂疼者，多责之风寒湿痹，或血瘀、气滞、痰涎凝滞。不知人身之气化壮旺流行，而周身痹者、瘀者、滞者，不治自愈，即偶有不愈，治之亦易为功也。"其从补气入手，创制健运汤，治疗腰腿痛随手奏效。《景岳全书》曰："然则诸痹者，皆在阴分，亦总由真阴衰弱，精血亏损，故三气得以乘之，而为此诸证，经曰邪入于阴则痹，正谓此也，是以治痹之法，最宜峻补真阴，使血气流行。"其从补阴入手，用三气饮治之。由此可见，腰椎间盘突出症的病变在于气血津液的虚实变化。

痰湿、瘀血、痰瘀互结是腰椎间盘突出症的致病因素。痰瘀是津血所化。张景岳在《杂证谟》中说："痰涎本皆气，若化失其正则脏腑病，津液败而气血即成痰涎。"又说："凡经络之痰，盖即津血之所化也。"国医大师周仲瑛更是认为"气血津液运行障碍是痰瘀生成的基础，气病失运，津凝为痰，血滞为瘀，痰瘀乃生"。痰、瘀既可单独致病，又往往互结为患。瘀血、痰浊均为有形之邪，停滞在脏腑经络组织之中，阻滞气机会影响血之正常运行，阻碍津液之输布、排泄。故瘀可生痰，痰可生瘀，二者互为因果。正如朱丹溪所言："自气成积，自积成痰，痰夹瘀血，遂成窠囊。"郭老临床常使用活血化瘀、利水消肿的药物迅速消除脊神经根周围软组织的充血水肿病变，有效改善临床症状，解除疼痛。

第八节　补　法

补法是选用具有补益、滋养、强健等作用的药物，根据配伍原则组成方剂，来补充人体气血阴阳不足，恢复身体健康为目的的一种治病方法。骨科疾病多损耗气血，宜用补益药物益损补虚，扶助正气。郭老将此法广泛用于骨科临床。

一、理论依据

虚证是泛指异于人体正常生理状态的一切病理状态的总称。凡用补法，应是"虚者补之"，故虚证可补。正如《病机沙篆》曰："夫人之虚，非气即血，五脏六腑，莫能外焉。"《医学正传》亦云："虚者，正气虚也。"

《黄帝内经》对补法论述颇多，《素问·至真要大论》曰："补上治上制以缓，补下治下制以急。急则气味厚，缓则气味薄。""虚者补之。""损者益之。"《素问·阴阳应象大论》曰："形不足者，温之以气；精不足者，补之以味。"这些都扼要地指出了补法的使用原则和方法。《难经·十四难》进而指出"虚则补其母""泻南方，补北方"等内容，指出了五脏分补的原则与方法。《神农本草经》为补法提供了药物基础。其书收集 360 余种药品中，补益药有 70 味左右。如参、茸、芪、归、灵芝等均有收集。

汉·张仲景《伤寒论》《金匮要略》创制记载了较多的补益方剂，并且阐明临床应用指征，如温中健脾胃的理中丸、人参汤，补心益血脉的炙甘草汤，养阴的黄连阿胶汤，补肾的肾气丸，健脾的小建中汤等。使补法自成体系，有可以区别治疗其他疾病的方药。

李东垣重视脾胃，强调"土药万物之母"，认为脾胃受损则元气耗伤，内伤病丛生，提出了升阳益气的名方补中益气汤。朱丹溪倡"阳常有余，阴常不足"，提出了养阴则补虚的学说。

清代的叶天士从治温病角度，提出"留得一分津液，便有一分生机"的调养胃阴的见解。吴鞠通《医医病书·补虚先去实论》中也明确指出："虚损有应补者，先查有无实证，碍手与否。如有实证碍手，必当先除其实，不然，虚未能补，而实证滋长矣……如浇灌嘉禾，必先薅除稂莠；抚恤灾民，必先屏除盗贼。"强调如何把握好用补的时机。

二、分型与治法

（一）补益气血

补益气血用于骨科术后、老年性骨关节病、创伤中后期属气血两虚者。用当归补血汤加味。药用黄芪 30g，当归 15g，云茯苓 10g，白术 10g，熟地黄 10g，赤芍 10g，白芍 15g，陈皮 10g，甘草 10g。本方气血双补。如偏脾气虚，加山药、生薏苡仁、扁豆；偏血虚，加丹参、阿胶。

（二）补益肝肾

补益肝肾用于腰肌劳损、骨质疏松、脊髓型颈椎病、脊髓空洞症之腰酸腿软、肌痿、骨痿、头晕目花、畏寒肢冷，筋骨不续属肝肾不足者。用自拟经验方。药用熟地黄 15g，山萸肉 15g，生地黄 15g，白芍 15g，当归 12g，枸杞 12g，牛膝 10g，杜仲 10g，川断 10g，狗脊 15g。肝肾亏虚，筋脉失养，本方用熟地黄、山萸肉、枸杞重在补益肝肾；白芍、当归、生地黄滋阴养血；川断、狗脊、杜仲、牛膝等补肝肾、强腰膝，肝肾壮则筋骨自坚。如偏肾阴虚，加知母、黄精；骨折中后期，补肾壮阳加补骨脂。

三、补法应用经验

（一）补法治疗强直性关节炎缓解期

强直性脊柱炎缓解期属肾精亏虚者，症见腰骶部及背部疼痛、僵硬，甚则强直畸形，活动不利，畏寒喜温，伴腰膝酸软，腰部转侧，俯仰受限，遇寒加重，得热则减，舌淡苔薄白，脉沉细。此时肾精亏虚为矛盾的主要方面，故治以补肾填精、通络活血。郭老常用青娥丸合左归丸、右归丸加减。药用淫羊藿、补骨脂、狗脊、菟丝子、熟地黄、枸杞、杜仲、怀牛膝、当归、赤芍、制乳香、制没药、细辛等。方中鹿角胶、补骨脂、狗脊、菟丝子等味甘性温之品，温补肾阳，补命门，益精气，坚筋骨而祛风湿；熟地黄、枸杞、杜仲等味甘质润之品，滋补肝肾，壮腰膝，肾充则骨强，肝充则筋健。另外，尤喜在补肾药中酌加一味细辛，言其辛温走窜，既散少阴肾经在里之寒邪以通阳散结，又搜筋骨之间的风湿而蠲痹止痛。若夹有寒湿者，加羌活、桂枝；夹有湿热者，加用秦艽；若腰痛脊强、足膝酸软较重者，可加巴戟天、续断；阳虚寒盛者，可加制附子、肉桂；若痹症日久，气虚明显者，可加黄芪、党参等。

　　郭老认为，本期变证丛生，难以速效，临床需注意患者正气盛衰，不可一味化痰祛瘀。肾主骨，肾虚则精少髓空，骨失荣养，深度亏虚，阳损及阴，气血凝滞而骨痹难除。肝肾不足，阴虚火旺，久致痰瘀胶结则病难速愈。正虚邪恋，当以扶正为主，兼以祛邪。强直性脊柱炎在活动期或缓解期，总有瘀血作祟，活血化瘀法应贯穿治疗的始终。然瘀有实瘀、虚瘀、寒瘀、热瘀、湿瘀、痰瘀之别，治疗当结合症情之缓急、寒热之微甚、瘀痹之轻重、脏腑之虚实，有所针对。如实瘀者，当泻而通之；虚瘀者，当补而通之；寒瘀者，当温而通之；热瘀者，当清而通之；湿瘀者，当渗利而通之；痰瘀者，当化而通之。病轻日短，瘀尚未成，意在活血行血，使局部血流通利，不给外邪提供立足之地；重病日久，瘀血形成，意在活血化瘀，使瘀血去，结滞清，脉络通畅，痹痛可止。

郭老喜用活血化瘀药，如当归、赤芍、川芎、红花、丹参、三棱等。当归、赤芍散瘀止痛，补中有滞；血中之气药川芎能升能降，通达气血，活血止痛；红花辛温，善通利血脉、活血通脉、祛瘀止痛；丹参价廉，善入血分，能通血脉、化瘀滞、祛瘀生新，为治痹要药。若久病痰瘀胶着、经络闭塞不通，非草木之品所能宣达者，则必借虫蚁之类搜剔窜透，常随症加用全蝎、蜈蚣、乌蛇等品，方能浊去凝开，使气通血和，经行络畅，深伏之邪除，困滞之正复。

（二）补法治疗气虚型或气虚血瘀型腰椎间盘突出症

按照中医病证诊断疗效标准证候分类，腰椎间盘突出症分为血瘀型、寒湿型、湿热型、肝肾亏虚型4种类型。郭老结合中医学对腰椎间盘突出症的认识和相关临床资料的分析认为，早期有劳累、多产或兼患多种慢性疾病等的中老年腰椎间盘突出症患者中，多表现为气虚症状，此型不同于前述4型。根据其临床症状表现及上述证候分型，将此类患者归为气虚型或气虚血瘀型，其临床表现为腰腿酸软疼痛，腿膝乏力，俯仰转侧不利，静卧可缓解，少气懒言，声音低微，呼吸气短，或有头晕目眩，自汗，活动后诸症加重，舌质淡嫩，脉虚等。

气虚型或气虚血瘀型腰椎间盘突出症的病机为脾气虚致筋肉失却荣养，气虚不能升提，故宗筋无力固摄，不能维持器官正常位置，椎间盘髓核从其薄弱部位突出，压迫局部脉络，又使局部气血运行受阻所致。故治疗应峻补脾气，升提清阳，方剂可选升提法之代表方剂——补中益气汤为主方。《素问·脉要精微论》："腰者，肾之府，转摇不能，肾将惫矣。"故在补中益气汤的基础上，可加减应用补肝肾、强筋骨、行血脉之品，引诸药直达病所。因此，临床上尝试以升提法治疗腰椎间盘突出症，对改善症状能起到比较满意的效用。

郭老根据三痹汤拟定盘根消痛方治疗气虚型或气虚血瘀型腰椎间盘突出症。方中黄芪益气健脾、祛邪扶正，正气旺则邪气不可干；当归、赤芍补血活血，是谓治风先治血，血行风自灭；秦艽是驱风湿、升发阳气、疏通经络、止痹痛之要药；木瓜、牛膝补益肝肾、荣筋壮骨；少佐以香附调畅气机；全蝎散瘀血、逐恶血、消痈肿、通四肢、除拘挛、治痿痹，诸药合用，具有柔润息风、通络止痛之功，祛邪扶正，标本兼顾，使血气足而邪气除，肝肾强而痹痛愈。

郭老常言此型特殊之处在于复合证较多，复合证可包含多个证型，可见多个病理变化，对此确立治疗方案时不能面面俱到，以冀毕其功于一役。很多医家见此证多以大方论治，方大药杂，往往难以取效。应根据脏腑关系，先理出治疗层次，划分治疗阶段，明确各自症结，逐一解决问题。郭老常从脾胃入手，待后天得宜稳固后再逐次展开针对治疗。如此，看似舍近求远，但临床实践证实，此确为慢性杂病取效之捷径。复合证是临床的一种常态，其出现都有着复杂的背景，治疗对策应遵《素问·异法方宜论》之旨："杂合以治，各得其所宜。"

（三）补法治疗股骨头坏死

骨组织缺血性坏死也称无菌性骨坏死，是指骨组织血液供应障碍而最终导致的骨坏死。其发病和外伤、服用激素及酗酒等诸多因素中某一因素或几种因素互相作用有关。不少患者找不到明确的病因，故又称为特发性骨坏死。常见于股骨头、肱骨头、股骨髁、胫骨近端及足、踝、腕部骨组织，可为单处，也可为多处同时受损。其中股骨头最易遭到侵犯，常双侧受累。随着病情的发展，最后出现关节面塌陷，并继发髋关节骨性关节炎，导致局部疼痛、关节功能障碍及畸形，严重影响日常生活能力。

股骨头坏死的预后和发病原因、坏死的范围、严重程度及是否塌陷、治疗早晚、治疗是否恰当等多种因素有关。坏死面积少于25%，很少发生股骨头塌陷；而达到或大于50%，大多数易发生股骨头塌陷。此病虽无生命危险，但股骨头塌陷可导致残废。自行愈合的可能性与病灶大小及距离关节面的远近有关。病灶小或远离关节面的，常无临床症状，虽临床诊断困难，但多能自行愈合；如病灶邻近关节面或病变范围较大，即使不负重，自行愈合的可能性也极小。

股骨头缺血性坏死为骨伤科门诊高致残率的常见病、

难治病，属中医学"骨蚀""骨痿""髋骨痹"范畴。1994年由国家中医药管理局制定发布《中医病证诊断疗效标准》，将股骨头坏死中医证候分为：①气滞血瘀型：髋部疼痛，夜间痛剧，刺痛不移，关节屈伸不利。②风寒湿痹型：髋部疼痛，遇天气转变加剧，关节屈伸不利，伴麻木，喜热畏寒。③痰湿型：髋部沉重疼痛，痛处不移，关节漫肿，屈伸不利，肌肤麻木，形体肥胖。④气血虚弱型：髋部疼痛，喜按喜揉，筋脉拘急，关节不利，肌肉萎缩，伴心悸气短、乏力，面色不华。⑤肝肾不足型：髋痛隐隐，绵绵不绝，关节僵硬，伴心烦失眠、口渴咽干、面色潮红。2002年国家药品监督管理局组织编写的《中药新药临床研究指导原则》证候分为筋脉瘀滞型和肝肾亏虚型。普通高等教育"十五"国家级规划教材《中医伤科学》将该病分为肝肾亏损型、正虚邪侵型和气滞血瘀型。21世纪中西医临床医学专业系列教材《中西医结合骨伤科学》将该病分为气滞血瘀型、肝肾亏虚型和痰湿蕴结型。目前，本病尚无统一的中医证型分类标准。郭老认为股骨头塌陷严重变形，出现下肢行走功能障碍，绝对影响患者生活质量时，情况允许可行手术治疗，但并不是所有患者都会发展至股骨头变形塌陷。股骨头坏死贯穿始终的病机为血脉瘀阻，络脉不通，股骨头失其温煦濡养导致骨痿。治则为活血化瘀、通络补骨为主。根据临床兼证加减用药。

脾胃为后天之本，气血生化之源。脾气虚则气血生化乏源而亏虚，筋骨失其气血濡养而不荣，故发为"骨蚀""骨痿"而肢体痿废不用，骨骼坏死；气血亏虚则血瘀，血瘀凝滞，脉络瘀阻，故发为"骨痹"而肢体、关节疼痛。如脾气充足则气血旺盛，气血旺盛则筋骨得以濡养；同时气血旺盛则运行有力，更兼行气活血进一步使气血运行通畅，瘀滞得解。郭老临床应用补中益气汤治疗股骨头缺血性坏死。

东垣认为"黄芪与人参、甘草三味为除燥热肌热之圣药"，"益元气而补中焦"。张元素《医学启源》曰："柴胡，少阳引经药也……引胃气上升，以发表散热。"东垣首创用柴胡升阳举陷，创制了不少补气升阳的方剂。升麻首载于《神农本草经》，因其性上升而名。张元素言升麻"若补其脾胃，非此为引不能补"，东垣进一步阐发认为"升麻发散阳明风邪，升胃中清气，又引甘温之药上升，以补卫气之散而实其表。故元气不足者，用此于阴中升阳……"明代《本草纲目》强调："升麻引阳明清气上行……脾胃引经最为要药也。"升麻苦寒之性配益气甘温之品，防止脾气壅滞不畅，并且其性轻扬，临证治疗有助郁火外散，达"火郁发之"之意。

黄芪与升麻、柴胡配伍，寒热并用，补泻共施，升清阳而降阴火，顺应脏腑升降之势，升发阳气，而使脾气周流运转周身。故三药配伍应用，临床可应用于虚实夹杂、寒热互见、升降失常等复杂的病证中，并非局限于脾胃。东垣用药常中有变，仅三味药，三药用量由分至两，灵活多变，君臣有序，量随病变，因此基于升阳法而治疗多脏器、多系统的病变。李东垣也提出"治肝、心、肺、肾，有余不足，或补或泻，惟盖脾胃之药为切"。盖东垣积五十余年的临床经历，深刻领悟脾胃为后天之本，故胃气一虚，五脏受病，就会产生"阳气下陷，阴火上乘"的病理状态。"火与元气不两立，一胜则一负"是东垣立论的要点。关键在"益元气"，元气旺，自然阳气升而阴火降，即东垣提倡甘温除热法，补中益气汤则是甘温除热法实践产生的名方。然而甘温除热是针对气虚发热而设。从补中益气汤的组方原则看，不仅是以甘温之品除热，而是甘温合升阳、散发或合苦寒药所合成。方中升柴配参芪，培增益气升阳之功，且有甘寒泻火之意。因升麻、柴胡本身还具有升散清热之效，正如东垣所言"惟当以甘温之剂，补其中，升其阳，甘寒以泻其火则愈"。

补中益气汤具有补益中气、升阳举陷之功，应用范围较广。其病机主要是劳倦内伤，中焦脾胃之气虚弱，生化乏源，造成机体功能衰退，甚至脏气陷而不举，临床表现为面㿠白、短气、头晕目眩、语声低怯、疲怠乏力，或见寒热、自汗、少食、腹胀、便溏、久泄、久痢、小便频数、脱肛、崩漏、子宫脱垂、自感脐腹以下重坠等症。舌色淡或舌胖，边有齿印，脉象细弱或濡细。辨证要点包括两组证候群：①脾胃气虚：脾胃气虚则运化失健，化源不足，气血益趋衰少，可见头晕、面白、气短、声低、倦怠、纳少、食后胃脘胀满、便溏等。②中气下陷：气虚陷而不举，可见脘腹坠胀，或久泄、久痢、小便频数、脱肛、崩漏、子宫脱垂及内脏下垂等。

补中益气汤，一为补气药与升提药配伍，以补气为主，以升提为辅，补中寓升，即以甘温益气健脾药为主，加上少量风药升麻、柴胡以增强甘温药升阳举陷作用，兼能除湿。二为补益药中配伍少量行气药物，既可调气机升降，又可使全方补而不滞，即甘温补益药中加少量理气行血的陈皮和当归，使全方补不留滞，是本方配伍的一大特色。股骨头坏死塌陷也是中气下陷的表现之一，以黄芪、人参、白术、甘草补气药配伍少量升提药升麻、柴胡有助于降低骨内压、改善骨血液循环、增加股骨头内血流量、改善血氧含量的作用。

（四）补法治疗膝骨关节病

膝骨性关节炎是一种严重危害患者生活质量的慢性、退行性关节疾病。临床上以膝关节疼痛、僵硬和活动受限为主要表现。多见于中老年人，发病率较高，且发病率随年龄的增长而升高。现代医学研究认为，膝骨性关节炎是由诸多因素引起，其病因大致可概括为年龄增长、过度使用和损伤，与肥胖、性别、遗传、居住环境、创伤、炎性关节病、先天性或发育性骨关节病、代谢性或内分泌性疾病等多种因素密切相关。中医学认为膝骨性关节炎属于"痹证""骨痹"范畴，郭老认为膝骨性关节炎是因虚致病，风寒湿侵袭并非其发病的绝对因素，肝肾亏虚、气血亏损才是其根本病因病机。膝骨性关节炎好发于中老年人，且发病率非常高，就是因中年以后肝肾渐亏，精血亏损，不能濡养筋骨，因而筋痿骨疲，骨质增生，屈伸不利。《素问·上古天真论》说："丈夫……七八肝气衰，筋不能动。"《张氏医通》云："膝为筋之府，膝痛无有不因肝肾虚者，虚则风寒湿气袭之。"所以正气虚是其发病基础，在此基础上才易感受风寒湿外邪，正所谓"邪之所凑，其气必虚"，"正气内存，邪不可干"。所以郭老认为膝骨性关节炎本属虚，肝肾亏虚是其本，经脉不通是其标，而风寒湿侵袭是发病的诱发因素，并非疾病发生的根本原因。其治疗当从虚而治，以滋补肝肾为主，再根据外邪性质不同，应用相应的祛风、散寒、除湿、清热、化痰、活血等方法。

郭老认为本病虽以肝、肾不足为本，痰瘀互结为标，但痰瘀之标实是造成骨性关节炎疼痛、肿胀等症状的病理因素，是治疗的关键。痰饮、瘀血作为致病因子和病理产物，二者常共同致病，相互影响，相互转化。瘀血阻滞，津液失畅而为痰为湿；痰湿停滞，阻遏气机，经脉失畅，血停为瘀。从而形成痰瘀互生的恶性循环。痰瘀同病，仅祛其痰则瘀难化，专攻其瘀则痰难消，朱丹溪云："痰夹瘀血，遂成窠囊。"并极力倡导痰瘀同病者需痰瘀同治方能取效。

郭老在临床辨证施治过程中，以补虚法贯穿始终，补益肝肾、化痰祛瘀为其治疗大法，结合不同时期，感受外邪性质的不同，分别采取不同的辨治思路。

1. 肝肾亏虚，气血不足

症见膝关节隐隐作痛，反复发作，关节变形，腰膝酸软，活动不利，伴少气懒言，头晕，耳鸣，目眩，舌淡红，苔薄白，脉细或弱。治宜滋补肝肾，补益气血。药用淫羊藿 15g，肉苁蓉 12g，骨碎补 15g，熟地黄 12g，牛膝 10g，当归 10g，黄芪 30g，白芍 12g，枸杞 12g，甘草 6g。郭老认为此型常见于膝骨性关节炎后期，肝肾亏虚，气血不足，筋脉失养。方中淫羊藿温肾壮阳、强筋骨，温补而不滋腻；肉苁蓉补肾阳、益精血，两者共为君药，以补益肝肾，强筋壮骨。当归、熟地黄滋阴补血、益精添髓；牛膝、骨碎补补益肝肾，强壮筋骨；枸杞滋补肝肾，滋阴明目；生黄芪补气固表，五者共为臣药，以助补肝肾、强筋骨，并发挥益气血之功。白芍养血敛阴，柔肝止痛，平抑肝阳，常配甘草缓急止痛，治疗因血虚筋脉失养而致手足挛急作痛，即芍药甘草汤（《伤寒论》），因其性微寒，能制君药温燥，防止温补太过而伤阴，故为佐药。甘草补脾益气，缓急止痛，调和诸药为使药。偏肾阴虚，加龟板 15g；偏肾阳虚，加巴戟天 15g；偏气虚，加党参 15g；偏血虚，加阿胶 15g。

2. 肝肾亏虚，寒湿痹阻

症见膝部肿胀，沉重酸困，活动不便，疼痛缠绵，阴雨寒湿天气加重，舌质淡红，苔薄白腻，脉濡缓。治宜滋补肝肾，散寒除湿。药用淫羊藿 15g，金毛狗脊 20g，桑寄生 20g，独活 12g，牛膝 18g，当归 12g，熟地黄 10g，白芍 15g，乌梢蛇 30g，黑附片 10g，细辛 3g，茯苓 10g，泽泻 10g。郭老认为风寒湿侵袭是膝骨性关节炎发病的常见外部因素，风寒湿之邪入侵机体，痹阻经脉，经脉滞涩，血气运行不畅，不通则痛，故关节肿痛。方中桑寄生、独活除湿祛风，通络行痹，桑寄生还有补肝肾、强筋骨的作用；细辛、乌梢蛇发散阴经风寒，搜利筋骨风湿；淫羊藿、牛膝、狗脊补肝肾，兼祛风湿，强筋骨；当归、地黄、白芍养血和血，荣筋濡骨；黑附片温经散寒止痛；茯苓、泽泻利湿消肿。诸药合用，使风湿得祛、寒邪得除、气血得充、肝肾得补。风邪偏盛者，加防风 10g，威灵仙 12g；寒邪偏盛者，加制川乌 6g，肉桂 10g；湿邪偏盛者，加汉防己 10g，萆薢 12g，秦艽 6g。

3. 肝肾亏虚，痰瘀互结

症见膝关节肿胀刺痛，痛处不移，关节畸形，活动不利，面色晦暗，舌体胖，舌质紫暗，舌苔腻，脉濡细或涩。治宜滋补肝肾，化痰祛瘀。药用鸡血藤 10g，淫羊藿 10g，牛膝 12g，杜仲 12g，地龙 10g，羌活 10g，炒白术 10g，当归 10g，丹参 10g，薏苡仁 15g，白茯苓 12g，白芥子 10g，生甘草 10g。方中鸡血藤行血补血，舒筋活络；淫羊藿补肾壮阳，祛风除湿；牛膝能活血通经，补肝肾，强筋骨，并能引血下行，寓补于通；杜仲性味甘温，归肝肾经，能补肝肾，强筋骨，为治疗骨痹之上选；炒白术补气健脾；白芥子燥湿化痰，祛风止痉；地龙性寒清热，又有通利经络的功效；羌活祛风除湿；薏苡仁、白茯苓利水除湿化痰；当归、丹参活血通络；三七活血化瘀而消肿定痛，有止血而不留瘀、化瘀而不伤正的特点；甘草调和诸药。全方共奏利湿化痰、祛瘀通络止痛之功。肿胀较重，加泽泻 10g，防己 10g；疼痛较重，加全蝎 5g。

4. 肝肾亏虚，湿热流注

症见膝关节疼痛、肿胀，皮温较高，关节内有积液，活动不便，舌质红，苔黄腻，脉濡数。治宜滋补肝肾，清热利湿，消肿止痛。药用黄柏 12g，苍术 12g，金银花 15g，当归 10g，薏苡仁 12g，牛膝 10g，骨碎补 15g，续断 10g，金毛狗脊 10g，熟地黄 12g，甘草 10g。郭老认为此型常见于急性发作期，肝肾亏虚，感受湿热之邪或寒湿之邪日久化热，湿热流注关节，痹阻经脉。急则治其标，在滋补肝肾的基础上，重用清热利湿之品以治其标。方中黄柏、苍术清热除湿，以利下焦湿热；金银花清热解毒；薏苡仁除湿消肿；当归、熟地黄滋阴补血；牛膝、骨碎补、续断、狗脊滋补肝肾，强筋健骨；甘草调和诸药。肿胀较甚者，加威灵仙 10g；大便干结，加生大黄 10g；小便短赤，加萹蓄 10g。

（五）补法治疗骨质疏松症

骨质疏松症属于中医学"骨痿""骨枯""骨痹""腰痛"等，因此，补肾就成为治疗骨质疏松症的关键。肾虚髓空为发病之本，周身疼痛为之标。郭老认为高年下亏治在肝肾，反复强调骨质疏松症的发病之本为肾虚髓空。本病多见于中老年人，肾为先天之本，主骨生髓，肾中精气由盛而衰，天癸由至而竭不仅决定了机体生长、发育、衰老，也影响着筋骨萌发、强健、懈堕的过程，《素问·平人气象论》云："肾藏骨髓之气也。"肾精充足则髓充而骨坚韧；肾精不足，骨髓空虚，骨失其养而脆弱无力，不耐久立和劳作。表明骨的生长和重建与肾密切相关，肾虚是骨质疏松症的主要病机。《医学精义》提出："肾藏精，精生髓，髓生骨，故骨者肾之所合也，髓者，肾精之所生，精足则髓足，髓在骨内，髓足则骨强。"说明肾、骨、髓之间存在密切的生理联系，而《素问·痿论》又指出："肾气热则腰脊不举……水不胜火，骨枯而髓虚，足不任身。""骨者，髓之府，不能久立，行动振掉，骨将惫矣。"进一步阐述了肾、骨、髓之间的病理联系，说明肾精不足、骨髓失养可致骨骼脆弱无力而发为本病。这就揭示了骨质疏松症是由老年肾衰不能生髓充骨和肝气衰，筋脉失荣而致。肾主骨，骨生髓，髓居骨中，滋养骨络，肾精充足，则骨髓生化有源，骨骼得髓之滋养则坚韧有力；若肾虚骨空，则生化无源，骨骼失于濡养则退变，阻滞气血，不通则痛。因此，肾虚骨空是病之本，骨关节疼痛、功能障碍是病之标。

　　郭老临床实践中发现，骨科用药不乏攻逐破气之品，长期饮用，损伤脾胃，日久脾胃功能下降，气血生化之源不足，内不能调和于五脏六腑，外不能洒陈于营卫经脉，《脾胃论》曰："大抵脾胃虚弱、阳气不能生长……则骨乏无力，是为骨蚀，令人骨髓空虚，足不能履地。"李中梓认为："（脾胃）犹兵家之饷道也，饷道一绝，万众立散；胃气败百药难施用，一有此身，必资谷气，谷入于胃，洒呈于五脏而血生，而人资之以为生者也。故曰：后天之本在脾。"故骨科用药多易损伤脾胃，而脾胃损伤，气血运化失常，又会诱发或加重骨质疏松。临床上患者常因骨科药味难以入口，或者服药后胃部不适而难以坚持服药，而有些患者又因为服药胃纳不佳，消化吸收不良以致营养不足，从而使药物疗效大打折扣。张璐《名医方论》云："盖人之一身，以胃气为本，胃气旺则五脏皆荫，胃气伤则百病丛生……无论寒热补泻，先培中土，使药气四达，则周身之机运流通，水谷之精微敷布，何患其嚼之不效哉。"郭老认为百病皆生于气血，气血充足，五脏得养，病情才能好转，而且，内服药物必须通过脾胃吸收并输布之后才能发挥其疗效，所以保持脾胃健运是治疗的前提，时时顾护胃气是伤科内治法的一大原则，即胃气已伤调之，未伤则护之。

岳美中对肾与脾胃的关系作了精辟的阐述："人之始生，先成于精，精气旺而后有脾胃，即所谓先天生后天。人之衰老，肾精先枯，累及诸脏，此时全赖脾胃运化、吸收精微，使五脏滋荣，元气得继，才能却病延年，即所谓后天养先天。"

脾胃功能减弱会影响钙、蛋白质、维生素 D、微量元素等其他营养物质的摄入，从而影响骨骼的质量而发生骨质疏松症。脾为后天之本，肾为先天之本。肾精依赖脾精的滋养才能不断得以补充。若脾不运化，脾精不足，则肾精乏源，导致肾精亏损，骨骼失养，终致骨骼脆弱无力，而发生骨质疏松症。若脾胃虚弱，不仅影响胃肠对钙、磷等微量元素和蛋白质等各种营养物质的吸收，而且还影响对药物的吸收利用。因此，应用健脾益胃法不仅能进一步增强胃肠对营养物质的利用度，同时有利于药物的吸收，更好地发挥药物的功效，从而提高临床疗效。郭老治疗骨质疏松症的主要特点是治骨先治脾，从脾论治。

郭老认为骨质疏松症的病机特点可概括为多虚、多瘀、多因、多果、多系统、多脏器的全身性骨骼疾病。①多虚是指肾虚、脾虚、气血等物质不足，无力濡养肉、筋、骨，骨枯髓减，经脉失荣，而致腰脊等骨骼酸痛乏力，甚则畸形、骨折。②多瘀乃因虚致瘀，血瘀则气血周行不畅，营养物质不能濡养脏腑，引起脾肾俱虚而加重症状。③多因是指骨质疏松症的发生与多种因素有关，病因复杂。④多果指骨质疏松症的发展和转归不一，骨质疏松性骨折后的并发症较多，甚至可危及生命。

第四章
法于仲景，善用经方

第一节　紧抓主证，循位依经

经方是"医方之祖"，由于其方剂与辨证紧密结合，既有鲜明的理论性，又有中医临床的实践特色，郭老认为骨病从辨证和辨病着手，经方应用得当，疗效确切。

一、抓主证

骨伤科疾病所涉病因多与外伤有关，其病机多为血瘀和血虚两个方面，而经方多为外感或杂病立方，两者的病因病机多不相同，故从理论上分析似较难相互结合，但是在骨伤科疾病治疗中确有经方的应用，且疗效颇佳。临床主要根据主证选方。此时用方，但求主证相合，而不必脉证病机完全相符。对于虚寒型腰腿痛患者，因临床表现除有腰腿痛等症状外，主要有畏寒肢冷，且受凉后症状加重，得温疼痛可减，故认为其在感受风、寒、湿邪之时，尤以寒邪为甚，寒邪凝滞，其循经相传，故引发疼痛。据《伤寒论》曰："手足厥寒，脉细欲绝者，当归四逆汤主之。"取当归四逆汤养血通脉、温经散寒之功效，临床应用多有良效。因此，骨伤科疾病虽与经方脉证病机不尽相合，但若有主证相同，而病机大体相合或不相违背，无寒热虚实之径庭均可据之使用，多有奇功。

每一种病证都有它特异性的主证，可以是一个症状，也可能由若干个症状组成。抓主证方法即依据疾病的主要脉症而确定诊断，并处以方药的辨证施治方法。抓主证有两个特点：①抓主证一般不需作直接的病机辨析，病机辨析潜在于主证辨析；②主证多与首选方剂联系在一起，抓主证具有"方证对应"的特点。

二、循部位

《伤寒杂病论》方多据脏腑经络所设，与胸胁、头颈、项背、四肢等体表部位骨伤病位存在着一定的相关性。比如用葛根汤治疗项背强几几，葛根汤本为太阳兼证所设方，《伤寒论》曰："太阳病，项背强，无汗恶风，葛根汤主之。""太阳病，项背强，反汗出恶风者，桂枝加葛根汤主之。"临床上有些病如落枕、颈椎病，虽项背强，但无太阳表证，只要其部位确定不移，凡无热象者，均可用葛根汤加减，效果极佳。又如四肢末梢神经炎，若见四肢不温，得温症减，多为气血亏虚，阳气不达四末，筋脉失于温养所致。虽无当归四逆汤之手足厥寒，但病位在手足且有寒象，可以应用当归四逆汤加减。

三、依经脉

六经辨证是《伤寒论》的辨证纲领，临床上许多骨伤科疾病多循经发病。因而，着眼于病变所在经络循行部位，选用经方治疗，若能辨证准确，依法化裁，一般可收效明显。例如根据太阳经"起于目内眦……循肩膊内，挟脊，抵腰中，入循膂络肾；其支者，从腰中下挟脊贯臀，入腘中"而采用黄芪桂枝五物汤加减治疗肾虚型腰腿痛患者，主要是据其外感风寒，湿阻经络，内伤肾阳，而用黄芪益气温阳、桂枝汤调和营卫、疏散表邪，再加活血化瘀、祛风除湿之品，临床多有显效。同时，循经脉用方还适用于多个病证，但在同一条经脉的不同部位出现症状，不论部位之高下均可依脏腑之方，权衡而用。如足厥阴肝经，绕阴器，过少腹，循胸胁，凡上述部位之疼痛、硬结等，皆可用疏肝理气法，以四逆散为主，随证加减。故临床中应用四逆散加活血化瘀药物治疗胸胁外伤后长期胸胁缠绵疼痛的患者，多有良效。

郭老临证运用经方每以辨证为准则，既不应拘于原方的主治，又不应拘于经方不宜加减之说。或单投，或合用，或师其法而随症加减，或与时方合用，皆能切中病机而获良效，痹证迁延难愈，难在短时间内完全治愈，守法守方相当重要，切不可主方、大法变动不休。故治疗时应以某方为主，大法基本不变，辅药随证加减，治疗上以寒、热、阴、阳辨证论治为要义，兼纳祛瘀、化痰、通络、扶正诸法，以体现变中不变、不变中有变的规律。

第二节　遵循经方，从阳论治

一、从阳论治理论依据

仲景之书以"伤寒"命名意在示人阳气至关重要而容易受伤，必须时刻注意保护阳气，故仲景所用方药中姜、附、桂的使用频率极高。《伤寒论》113 方，其中有 34 方用附子，43 方用桂枝，24 方用干姜，温扶宣通阳气之方药占大半即是体现了仲景注重阳气的思想。阳虚则寒，寒性主痛，补阳散寒可止痛。《伤寒论》："伤寒，医下之，续得下利清谷不止，身疼痛者，急当救里；后身疼痛，清便自调者，急当救表。救里宜四逆汤，救表宜桂枝汤。"该条身疼痛为太阳病误下亡阳，虚寒凝滞，经脉不通所致。四逆汤用附子、干姜补阳散寒而止痛。《伤寒论》："风湿相搏，骨节疼烦，掣痛不得屈伸，近之则痛剧，汗出短气，小便不利，恶风不欲去衣，或身微肿者，甘草附子汤主之。"该条为风寒湿互搏结于骨节，经脉不利所致。故甘草附子汤用附子、桂枝补阳散寒，祛湿止痛。《金匮要略·痓湿暍病脉证第二》："伤寒八九日，风湿相搏，身体疼痛，不能自转侧，不呕不渴，脉浮虚而涩者，桂枝附子汤主之。风湿相搏，骨节烦疼，掣痛不得屈伸，近之则痛剧，汗出短气，小便不利，恶风不欲去衣，或身微肿者，甘草附子汤主之。"以上两条之疼痛均为阳气虚衰，风湿相搏，经脉痹阻所致。故桂枝附子汤和甘草附子汤均用附子温阳止痛。《金匮要略·中风历节病脉证并治第五》："诸肢节疼痛，身体魁羸，脚肿如脱，头眩短气，温温欲吐，桂枝芍药知母汤主之。""病历节不可屈伸，疼痛，乌头汤主之。"以上两条关节疼痛均为寒湿侵及关节之历节病。桂枝芍药知母汤用附子、乌头汤温阳止痛。大黄附子汤用附子、细辛温阳散寒止痛。"腹痛，脉紧而弦，弦则卫气不行，即恶寒，紧则不欲食，邪正相搏，即为寒疝。绕脐痛，若发则白汗出，手足厥冷，其脉沉紧者，大乌头煎主之。""寒疝腹中痛，逆冷，手足不仁，若身疼痛，灸刺诸药不能治，抵当乌头桂枝汤主之。"以上两条之寒疝疼痛，均为里寒凝滞所致，故大乌头煎和抵当乌头桂枝汤皆用乌头温阳散寒止痛。

二、从阳论治用药特点

阳气充足，机体的功能活动才正常。"邪之所凑，其气必虚"，体质虚弱，肾阳不足，阳气未到之处，便是阴寒凝滞之所，阴寒闭阻经脉，不通则痛，故阳气不足者更易发生寒湿痹证。寒主收引，寒主疼痛，其寒盛者，临床表现为关节剧痛、畏寒喜温等寒凝之象。然"寒邪不独伤人"，常与其他邪气相合而成风寒、寒湿之邪，因此治疗上当以温法为主，兼以散风除湿止痛之品。乌头、附子，大辛大热，气性雄烈，逐寒止痛之力最强。现代药理研究也证明，乌头碱有很强的镇痛消炎作用。桂枝附子汤、白术附子汤、甘草附子汤治疗风寒湿相搏，痹阻经脉，骨节疼痛，疗效确切。辛附之品为驱散阴寒的首选药物，取其辛温大热，走而不守，性烈力雄，有补火回阳、通经散结之功，善治一切沉寒痼冷之证。

风寒湿相兼为痹，症情偏寒者，郭老常用附子为主药，配合麻黄、白芥子、制川乌、细辛。风湿热痹，亦有用辛附之品，配黄柏、知母、忍冬藤、防己，此取寒温并用之意。因素有内热之人，感受风寒湿邪气，或外邪入里化热，又复感于风寒湿等可致寒热错杂痹证。临床症见关节肿胀变形，或关节局部扪之灼热，但自觉怕冷，遇寒加重；或关节扪之不热，但自觉发热；或关节冷痛喜温，但口干口苦，尿黄便秘，内热明显，症状表现多样，稍因外感寒湿或劳累即易复发。舌苔白或黄白相兼，舌质红，脉象弦数或弦缓。证属表里同病，寒热并存，故在治疗上就不能像一般寒痹或热痹那样单纯使用温热药或寒凉药，而是要寒温并用，表里同治，拟散外寒、清内热之法。一方面是因为本有湿邪存在，湿为阴邪，湿盛则阳微；另一方面，因湿热蕴结，阳气被遏，故借辛附大辛大热通阳。附子是"益火之源，以消阴翳"之首药，以温经散寒止痛见长，但附子为大辛大热有毒之品，用之不当，则有伤阴动血之弊，甚则中毒，临床运用时需要谨慎。

第三节　痹从湿治，细辨寒热

郭老认为骨痹必夹湿邪，认为其病因病机离不开湿邪阻滞，临床表现离不开湿象，辨证分型离不开湿型，治疗原则离不开祛湿化湿，遣方用药离不开治湿之品。湿贯穿于骨痹始终，对认识骨痹具有重要意义，揭示了骨痹为什么病程缠顽，久治难愈。骨痹的临床常见证候是寒湿阻络和湿热阻络，而湿热阻络证往往见寒热错杂，症状矛盾出现，既有热象，又有寒象，临床上难以辨别。实则许多寒象是由湿引起，辨证的机要在于是热重于湿，还是湿重于热，治疗时依热与湿孰轻孰重，决定清热与祛湿的治则。

郭老常言：仲景禀承《黄帝内经》"风寒湿致痹"理论总结出外因重湿邪，内因重视肝脾肾的理论，并针对性提出了"发汗，利小便"等基本治法。《金匮要略》中提到"盛人脉涩小，历节痛，不可屈伸，此皆饮酒汗出当风所致"。"趺阳脉浮而滑，滑则谷气实，浮则汗自出"。由此可见，"外湿困脾"或"脾虚生湿"都体现了湿邪致痹理论。另外，由于肝脾肾亏虚，生化无源，气血亏虚，犹如无根之木，则外不能御邪，内则易生湿化浊，痹阻关节脏腑。所以，肝脾肾亏损亦是痹证发生发展的重要因素。如《金匮要略心典》也明确提出"历节病，非水湿内侵，则肝肾虽虚，未必便成厉节"。郭老在骨痹的治疗中，不仅重视肝肾的作用，更重视脾胃在骨痹中的重要作用，治疗骨痹以健脾化湿为基本法则，从而提高了骨痹的诊疗水平。清热利湿、化瘀通络为治疗湿热痹阻，尤其是骨痹急性活动期的一般方法；而健脾利湿则是通用的基本法则，每方中必及健脾。与郭老提出"治骨先治脾"有机结合，辨证思维易于掌握，组方用药主次分明，指导临床疗效颇佳。

一、痹从湿治的理论依据

骨痹病因病机虽由多种因素引起，但湿起到主要作用。郭老将骨痹病列入《金匮要略》之湿病中，湿有内外之分，但脾虚才是湿邪致病的内在根据。外感湿邪多因气运太甚，或非其时而有其气致天暑下迫，氤氲蒸腾，劳作之人居处潮湿，汗出当风，或受雾露雨淋、冒雨涉水而得之。内生之湿多由脾胃先伤，运化不力，水饮内停，则生内湿。同气相求，脾虚一方面易生内湿，同时又易遭受外湿侵袭。更进一步，湿邪阻遏阳气，日久则常变生湿热。今人多恣食生冷，肥甘厚腻，暴饮无度，饥饱不调，损伤脾阳在先，又为外感湿邪所伤，更有因避暑而久居空调室内的人造寒湿环境，外感与内伤交织，初始不知，日久为患。外感者风、寒、湿、热、燥可有偏重，然而一旦与内生之湿结合，就成为缠顽难愈的骨痹。

湿为阴邪，其性黏滞、重着、隐袭、秽浊、潮湿、趋下。湿邪在痹病的发生、发展、转归中是一个重要因素。大凡骨痹者，多为肢体肌肉疼痛重着，关节肿胀，肢体浮肿，周身困重，纳呆乏味，病势缠绵等。湿留关节则关节肿胀疼痛，晨起僵硬。湿留肌表则肌体浮肿，四肢沉重。

湿留脾胃则纳谷不香，呕恶腹胀，舌苔腻。湿邪久羁，化生痰浊，阻滞经络则关节肿大变形。湿为阴邪，故阴天、雨季、夜间、潮湿寒冷等阴盛之时，资助阴邪，更伤阳气，病情加重。就发病地域而言，南方多于北方；就季节而言，雨季多发；就性别而言，女性高于男性。湿性黏滞胶固病邪，内蕴之湿，多可从化，非附于寒热不能肆于里，感于寒则为寒湿，兼有热则为湿热，夹之风则为风湿。湿性黏滞故痹病缠顽难愈。湿性趋下，伤于湿者，下先受之，故久坐湿地，涉水行走，水中作业，易感湿邪而为风湿，常见下肢恶寒怕冷明显、上身汗出等症。

二、痹从湿治的临床经验

郭老指出：骨痹在临床最多见的证型是寒湿阻络证和湿热阻络证，临证应细辨寒热，尤其是急性发作期，以邪实为主湿热阻络证候最为多见。而辨湿热阻络证又当依据热与湿孰轻孰重，有湿重于热和热重于湿的区别。临床对寒湿痹阻证和湿热痹阻证中的湿重于热证的辨证是有一定难度的。很多患者前来就诊，关节红肿热痛者很好辨证，一般多为湿热痹阻证中热重于湿证。而有的患者症状寒热错杂矛盾，颇难辨证。例如关节肌肉红肿热痛，皮色如常或反复发作关节局部色素沉着，患者自感全身或局部怕冷畏寒，得温则舒；关节肿痛，医者触之不热，但患者自感局部发热；或关节肿胀，局部不热反而怕冷，全身恶热，口干便结，多汗恶风；或下肢恶寒明显，肢重乏力，但上半身畏热，多汗，口干且黏。舌象可见舌红苔白腻，或舌红苔黄，或舌淡苔白腻，或舌淡苔白厚上浮黄腻。若将此辨为寒湿痹阻证，用温热辛燥剂治疗，则往往导致病情加重。区分寒湿痹阻证与湿热痹阻证中的湿重于热证，应从关节局部是凉是热、关节疼痛是否能得温缓解、局部和全身是恶寒怕冷还是畏热发热、大便稀溏还是干结、舌质是淡是红、舌苔是白腻还是黄腻、脉象沉迟还是滑数来区分。寒湿痹阻者俱无热象，而湿热痹阻则有分化的区别。湿重于热者，因湿邪易遏伤阳气，使寒湿更甚，故本证易向阳虚证候转化，虽出现寒象但仍然属于湿热证。热重于湿者，因热重易耗伤阴液，易向阴虚热盛证候转化，甚则伤及肝肾之阴。湿热并重者，则易耗液伤气，常常向气血阴阳两虚之候转化。因此在临证中，应根据病理机制及临床表现详细辨识，并依据症状改变，参照有关证候的治疗方法灵活达变，随证治之。湿热痹阻证之热重于湿证辨证要点为关节肌肉局部红肿、疼痛、热感、肢体重着，烦闷不安，发热或恶热，无恶寒；关节局部触之灼热，舌红苔黄腻，脉象弦、滑、数。寒湿痹阻证辨证要点是肢体关节冷痛剧烈、肿胀变形、重着、痛处固定，局部畏寒，遇寒疼痛加重，得温缓解，舌淡苔白腻，脉象弦、沉、缓。

健脾化湿必须贯穿始终，骨痹属于本虚标实，以虚为本，虚实夹杂。本虚往往有脾胃虚、肝肾虚、气血虚、阴阳虚之别，以往各医家多以重视肝肾不足为主。郭老认为，骨痹以脾胃虚为多，重视脾胃虚弱在骨痹诊治中的重要作用，提出治骨痹应首重脾胃。因脾主肌肉，阳明主润宗筋，宗筋主束骨利关节，脾气虚则四肢不用。痹多有关于湿，湿之本在脾，土旺则能胜湿，祛湿必先实脾。通过补益脾气，使脾运得健，水湿自去。健脾化湿是治湿的基本大法。依寒热不同，有温补、清补之异。寒湿痹阻证当以温补化湿，选药宜既能健脾，又能利湿，以黄芪桂枝五物汤为基础化裁，选药如炙黄芪、附子、苍术、白术、炒薏苡仁、党参、茯苓、熟地黄等。湿热痹阻证当清补以化湿，以防己黄芪汤加生薏苡仁、茯苓、猪苓等为主方，选药宜既能健脾，又能利湿，清热而不甚寒凉之生薏苡仁、猪苓、白扁豆、白术、山药、沙参、生黄芪、泽泻之类；兼有阴虚热偏盛者当养阴清热，选药如生地黄、生石膏、知母、玄参、生薏苡仁、土茯苓等；兼阳虚寒湿偏盛者当温阳化湿，选药如附子、肉桂、川乌、桂枝、狗脊、淫羊藿、仙茅之类；兼血虚风燥者当养血祛风，选药如白芍、当归、川芎、防风、荆芥穗、羌活等；兼水湿偏盛者当淡渗利湿，选药如茯苓皮、猪苓、泽泻、车前子、大腹皮等。其中黄芪、苍术、白术、生薏苡仁是历代医家治疗之常用药，用量宜大。郭老经验为黄芪 30 ～ 60g，苍术 10 ～ 15g，生白术 30g，生薏苡仁 30 ～ 45g。黄芪健脾行气，可利湿化浊、行血散瘀，痹病但见气虚证即可用之。生薏苡仁健脾化湿，法自张仲景麻杏苡甘汤，无论寒热均可用，用量 30 ～ 45g。生白术健脾利湿，但用量为 30g 方可见效。此外，热盛多养阴以清热，宜重用生地黄，治疗湿热证降炎症活动性指标如 C- 反应蛋白（CRP）、红细胞沉降率（ESR）效果好，急性期偏热者 20 ～ 30g，偏寒偏虚者 30 ～ 45g。

　　郭老指出：痹始于湿，病机于湿，变生于湿，治难在湿。湿与它邪裹结，胶着难解，决定了骨痹病程缓慢缠顽，证情变化较小，因此在治疗骨痹中只要辨证准确，药证合拍，须守法守方，依症之变，稍做加减。

第四节　通调水道，因势利导

　　骨病导致积液是临床常见症状，郭老从经方入手，以水液病论治，从瘀、毒、虚入手通调水道，疗效显著。

郭老常言：仲景治水之法不外扶正与祛邪，可总结为治水十法：温通心阳、化气行水，如茯苓桂枝甘草大枣汤；温运脾阳、淡渗利水，如茯苓桂枝白术甘草汤；温胃化饮、通阳行水，如茯苓甘草汤；温肺化饮、解表散寒，如小青龙汤；和解少阳、温化水饮，如柴胡桂枝干姜汤；温肾散寒、以利水气，如真武汤；化气行水、表里同治，如五苓散；养阴润燥、清热利水，如猪苓汤；泻下逐水，如十枣汤；清解利水，如麻黄连翘赤小豆汤。

一、理论阐述

《伤寒论》对于水气病论述较多，如"伤寒表不解，心下有水气"，"水结在胸胁"，"胁下有水气"等，以及下利、汗出、心悸、咳嗽、小便症状等。《金匮要略》对水液病较《伤寒论》更为集中，主要体现在"痰饮咳嗽病脉证并治""消渴小便不利淋病脉证并治""水气病脉证并治"3篇，其余诸篇也均有涉及。例如，"病痰饮者，当以温药和之"，"诸有水者，腰以下肿，当利小便，腰以上肿，当发汗"。并且拟定了发汗、利小便、攻下为治水的三大原则。血不利则为水及血分、水分的划分，为后世水液病的治疗提出了原则性的指导思想。《金匮要略》在疾病的分类上，将水液病基本分为饮病和水气病两大类。饮病是水液的代谢出现异常之后产生的一些停聚性的疾病，《伤寒明理论》："饮水过多，水饮不为宣布，留心下，甚者则悸。《金匮要略》曰：食少饮多，水停心下，甚者则悸。饮之为悸，甚于他邪，虽有余邪，必先治悸。何者？以水停心下，若水气散，则无所不之。浸于肺则为喘为咳，传于胃则为哕为噎，溢于皮肤，则为肿，渍于肠间，则为利下，不可缓之也。经曰：厥而心下悸，宜先治水，与茯苓甘草汤，后治其厥。不尔水渍于胃，必作利也。厥为邪之深者，犹先治水，况其邪气浅者乎。医者可不深究之。"而水气病则是水液代谢后产生的正常的津液在邪气的影响下而出现的疾病，如风水是受风之后出现的津液停聚而导致的水肿，此水肿不同于溢饮，虽然表现一致，但机理不同。

究其源头，水液病的实质就是水液的异常停聚，因此治疗就是促使水液排出体外，即祛邪利水法，总结起来，无非是汗、吐、下三法。汗法是促使水液向体表运行，吐法是促使水液由胃走口而出，下法则是使水液从肠中走，包括大便和小便两种途径，甘遂半夏汤、十枣汤、大青龙汤、小青龙汤、木防己汤、泽泻汤、防己黄芪汤等，无不是从祛邪利水立法。这也是仲景治水的大法。

二、病因病机

骨病导致积液多因日常起居劳作不慎，跌仆外伤倒地，气血瘀阻经脉，关节不畅，日久瘀血，湿痰壅塞，导致关节囊积水、肿大；或素体阳旺，偏食肥甘辛辣厚味之品，致使脏腑经络内有蓄热，复感风寒湿邪，郁而化热；或脾湿内蕴，复感湿热，湿热相搏，湿毒过盛，流注经络关节，致使关节疼痛，发热水肿；或因瘀毒治疗不当；或因过食苦寒损伤脾胃，损伤正气，正气日益亏虚，无力驱邪外出，正虚邪实，致使体虚形乏、迁延日久不能痊愈，便成虚证。

三、治疗方法

（一）宣肺散水法

因外邪袭表，肺失通调，治节不利，决渎失司，以致水溢肌肤。一身悉肿，治当发散水湿，宣肺清热。在《金匮要略·水气病脉证并治第十四》中分别进行了详尽的论述。如风水夹热，症见风水恶风，一身悉肿，脉浮不渴，续自汗出，无大热，以越婢汤发越阳气，散水清热。方中以麻黄配生姜宣散水湿；配石膏清肺胃郁热而除渴；配甘草、大枣以补益中气；若水湿过盛，再加白术健脾除湿，表里同治，以增强消退水肿的作用。如风水兼有表虚，症见脉浮身重、汗出恶风者，以防己黄芪汤主之。汗出恶风是卫气虚不能固表，身重为水湿所引起，故用防己黄芪汤补卫固表，利水除湿。此外，由于疮毒内归肺脾，湿毒浸淫所致的水肿，可用《伤寒论》麻黄连翘赤小豆汤解表宣肺，利水消肿。此法临床上多用于骨性关节炎兼有急性肾炎、肾病综合征者。

（二）通阳化气利水法

当水湿之邪过盛，郁遏阳气，阳气不宣，气不化水而水气内滞，阻滞经络，正如《金匮要略·水气病脉证并治第十四》云："皮水为病，四肢肿，水气在皮肤中，四肢聂聂动者，防己茯苓汤主之。"以防己、黄芪走表祛湿，从外而解；桂枝、茯苓通阳化水，使邪从小便而解；桂枝与黄芪相协，通阳行痹，鼓舞阳气；甘草协黄芪以健脾，脾旺则能制水。此外，还可用五苓散，在《伤寒论》用于治疗蓄水证，其成因多由于在病变过程中治疗失宜，调护失当，以致气化失司，水道失调，水蓄膀胱，津不上承所致。症见脉浮或数、小便不利、烦渴，甚则渴欲饮水，水入则吐的水逆现象。虽口渴但苔必不燥，舌必不红。治用五苓散通阳化气，健脾利水。此法临床可用于寒湿型腰椎间盘突出症所致的神经根水肿。

（三）温阳利水法

痰饮、水气同源异流，痰饮是水停局部。水肿是水溢全身，两者可转化，当痰饮病发展到某一阶段时，也可并发水肿，如《金匮要略·痰饮咳嗽病脉证并治第十二》的溢饮证。仲景"病痰饮者，当以温药和之"的治疗原则，对水气病的阳虚证同样具有指导意义。根据病变脏腑的不同，分别创立了不同的方剂。如脾阳虚，水饮内停，症见心下逆满，气上冲胸，起则头眩，脉沉紧，用苓桂术甘汤以温脾阳、化水饮。而对于肾阳衰微，阴寒内盛，水气不化，《伤寒论》指出："小便不利，四肢沉重疼痛，自下利者，此为有水气。其人或咳，或小便利，或下利，或呕者，真武汤主之。"方中用附子辛热以壮肾阳，使水有所主；白术燥湿健脾，使水有所制；生姜宣散，佐附子助阳，是于主水中有散水之意；茯苓淡渗，佐白术健脾，是于制水中有利水之用；芍药既可敛阴和营，又可制附子刚燥之性。若胃阳虚而水停者，以茯苓甘草汤温胃化饮、通阳利水。若心阳虚而水气不利者，症见脐下悸，欲作奔豚，以茯苓桂枝甘草大枣汤温通心阳、化气利水。方中重用茯苓利水宁心，以治水邪上逆，须先煎而力始胜，利水的功能更为有效。临床多用于阳虚型关节积液，骨髓水肿。

（四）活血利水法

久病水湿，湿热内结，气滞不行，血行不畅而成瘀血，与水湿之邪互结，停聚体内，泛滥肌肤，症见腰痛、髋痛、膝关节肿胀、舌黯红或有瘀斑瘀点、脉弦细或沉涩。正如《金匮要略·水气病脉证并治第十四》所云："血不利则为水。"在其治疗水气病的诸多方药中，蕴含活血促利水、利水益于活血的思想。如真武汤中的芍药，《神农本草经》认为其能"除血痹，破坚积，止痛利小便"，《别录》称之"通顺血脉，去水气"。临床上常选用当归芍药散、桂枝茯苓丸等用于跌仆损伤所致肿胀兼有瘀血征象者。

骨病疾患所致水肿，治疗上一定从全身整体考虑，要因势利导，分段治疗。水液停聚在不同的地方要采取不同的治疗手段。停于心下，可利小便；停于肠间，则可使用利小便或者大便的方法；聚于肺中，可温散寒饮；郁于皮肤肌腠，就可以使用发汗的方法。同时，水湿为寒邪，要注意温阳，或者尽量少伤阳气。

第五节　除顽消邪，剃痰化瘀

痰是机体脏腑气血失和、津液运化失常，以致水湿停聚而形成的病理产物，又是致病因素。痰有随气运行而流动不居的特点,《杂病源流犀烛》曰:"故其为害,上至巅顶,下至涌泉,随气升降,周身内外皆到,五脏六腑俱有。"故有"百病皆有痰作祟"之说。在由痰所致的诸多骨病变中,以顽痹最重,病状最复杂,且病程长而缠绵难愈。郭老治疗顽痹常从痰论治,顽痹的临床特点是:病位沉痼着骨,关节肿大僵硬,缠绵难愈,病邪乘虚。郭老重视肾虚、寒湿等其他因素的同时,把痰瘀互结作为重要病机来指导顽痹的治疗,往往能收到更为满意的效果。郭老认为单纯的风、寒、湿邪、正气虚损和血瘀并不能准确地解释顽痹骨质病变,顽痹病变所表现的关节肿胀、结节、畸形、骨质破坏更与中医学传统意义上的"痰""瘀"的特点相吻合。壅聚凝涩是痰瘀产生的必然结果,寒凝津为痰,湿停聚为痰,热炼津为痰,痰滞血脉,瘀血内生,痰瘀互结,即成顽痹。初期,机体或因风寒湿邪侵袭,或因正气亏虚,或因瘀血互结而成痹,临床上多表现为关节疼痛、麻木。久之,留邪与气血,相搏于骨骱,津液不得随经运行,故而凝聚成痰,痰浊凝聚、蕴积,日久则化毒,毒邪浸淫则更易助痰。"痰""瘀"作为病理过程和病理产物而同时存在于骨骱,痰聚蕴毒,毒存助痰,痰积毒淫,坏血肿肉,腐骨蚀筋而使关节肿胀、畸形,甚至破坏。"痰""瘀"贯穿骨质病变发生、发展和转归的整个过程，二者并存，相生互助。"痰"之性重浊黏腻，致病则病势缠绵，治宜散、宜蠲、宜破、宜攻，非温、燥、清、化、祛所能建功，必应用散结消肿、冲荡蠲涤、破积攻坚之剂方能奏效。郭老治疗顽痹紧紧抓住痰瘀互结病机，剃痰化瘀，疗效显著。采用就痰邪所在部位之不同，将仲景治痰方剂按上、中、下三焦分类，介绍郭老治疗经验。

一、上焦之痰

（一）瓜蒂散

《伤寒论》云："病如桂枝证，头不痛，项不强，寸脉微浮，胸中痞硬，气上冲咽喉，不得息者，此为胸有寒也，当吐之，宜瓜蒂散。"从条文来看，瓜蒂散病机可概括为"邪结在胸中"，即为有形实邪停聚胸中，而一般治疗手段难以祛除病邪，治当因势利导，采用吐法吐出病邪。作为吐剂祖方，瓜蒂散可治疗痰湿、宿食、毒物等有形实邪停聚上焦的病证，为涌吐上焦之痰的代表方剂。

（二）半夏厚朴汤

《金匮要略》记载："妇人咽中如有炙脔，半夏厚朴汤主之。"至《医宗金鉴》才将所描述病证定为梅核气，此病多由情志不畅，气郁生痰，痰气交阻，上逆于咽喉而成。

半夏厚朴汤解郁化痰，顺气降逆，因此，可治痰凝气滞之证。郭老指出顽痹患者病程长，痛苦大，受情志因素影响较大，故运用此方时，需对患者做好释疑及思想疏导工作，并嘱患者多做功能活动锻炼或劳动，以转移和分散其对病的注意力与疑虑，如此可收事半功倍之效。

（三）皂荚丸

皂荚丸在《金匮要略》中治疗"咳逆上气，时时吐浊，但坐不得眠"。条文中"吐浊"既有吐痰之意，又有吐出之痰黏稠秽浊之意。皂荚丸证为浊痰壅肺，阻碍气道，肺失肃降，以致"但坐不得眠"，因病势急重，故采用皂荚丸宣壅导滞，利窍涤痰。皂荚丸的适应证是咳嗽喘息，胸部憋闷，痰多黏稠如胶，咳唾不爽，但坐不得卧，大便难，苔腻，脉滑。

（四）桔梗汤

桔梗汤由桔梗、生甘草组成，因具有清热利咽之效，在《伤寒论》中治疗少阴病咽痛。《金匮要略》记载桔梗汤，曰："治咳而胸满，振寒，脉数，咽干不渴，时出浊唾腥臭，久久吐脓如米粥者，为肺痈。"从条文来看，桔梗汤治疗的是溃脓期肺痈，此期热盛肉腐成脓，桔梗可宣肺祛痰排脓，生甘草清热解毒、润肺祛痰，故可治疗此证。从药物组成，再结合所致病证病机来看，桔梗汤可治疗痰热瘀阻于肺之病证。

（五）半夏散及汤

半夏散及汤在《伤寒论》中原治疗少阴病咽痛证。本方由半夏、桂枝、炙甘草 3 味药物组成，半夏燥湿化痰，桂枝通阳散结，甘草调和药性，针对寒痰凝聚于咽部之病机，郭老临床多用姜半夏作为治疗痰证的主药。

（六）三物白散

三物白散由巴豆、桔梗、贝母 3 药组成。此方在《伤寒论》中治疗寒实结胸，寒指病性言，实指痰、水、湿等有形实邪，服用此方之后可出现"病在膈上必吐，在膈下必利"，可见此方有很强的祛邪外出之力。此方在《金匮要略》附方治疗肺痈，临床表现虽与桔梗汤同，但用药却大相径庭。从药物组成来看，此方具有温寒逐水、涤痰破结之功效，郭老治疗骨关节结核常用此方。

（七）十枣汤

十枣汤中芫花、甘遂、大戟药效相似，都具有强烈的攻逐水饮作用，仲景使用十枣汤主要用于攻逐停聚于胸胁部位的水饮。郭老认为十枣汤既可攻逐有形之痰，但更擅攻除无形之痰。临床攻逐痰饮常用十枣汤去芫花加白芥子而成，发挥白芥子攻痰作用，治疗寒痰之邪痹阻关节疗效显著。

二、中焦之痰

（一）小半夏汤及加减方

小半夏汤、小半夏加茯苓汤出自《金匮要略》，仲景取半夏、生姜降逆止呕之功，在原书中多用来治疗各种原因导致的呕吐病证。半夏有燥湿化痰之功，生姜温胃利水，茯苓祛湿健脾，故两方亦可治疗脾胃不和所致痰湿之证。郭老常言，顽痹患者长期服药伤胃，要注意调补脾胃。顽痹症见纳食不佳，面色萎黄，体瘦，舌质淡，苔白滑腻，常用小半夏汤及加减方。

（二）大半夏汤

大半夏汤原治疗胃反呕吐，由中焦虚寒，胃气不降所致。人参、白蜜益气养阴，半夏降逆化痰，故亦可治疗气阴两虚之痰证。

（三）半夏干姜散、干姜人参半夏丸、半夏干姜散

半夏干姜散、干姜人参半夏丸、半夏干姜散在《金匮要略》中原治胃寒水饮上逆所致的"干呕，吐逆，吐涎沫"，干姜温中散寒止痛，半夏燥湿化痰，此方可治中焦虚寒之痰。

（四）附子粳米汤

附子粳米汤在《金匮要略》中治疗"腹中寒气，雷鸣切痛，胸胁逆满，呕吐"，此证为寒饮停于胃肠，饮邪上逆所致。方中半夏降逆止呕，附子散寒止痛，大枣、甘草、粳米健脾益气，针对中虚寒饮上逆而设。半夏又有祛痰作用，与附子相伍，可治疗中虚寒痰之证。

（五）赤丸

赤丸在《金匮要略》曰："寒气厥逆，赤丸主之。"此方由茯苓、乌头、半夏、细辛等组成，有较强的温阳散寒、降逆止痛作用，常用来治疗寒饮腹痛之证。乌头、细辛有温阳散寒之力，茯苓、半夏有化痰之功，郭老用此方温阳化痰之效，治疗寒痰所致顽痹。

（六）瓜蒌薤白半夏汤、枳实薤白桂枝汤

瓜蒌薤白半夏汤、枳实薤白桂枝汤2方在《金匮要略》中原治胸痹。瓜蒌清热化痰散结，半夏燥湿化痰，薤白、桂枝通阳散结理气，郭老用此二方治疗痰湿病证，对痰浊痹阻型关节炎疗效确切。

（七）小陷胸汤

小陷胸汤出自《伤寒论》，由黄连、半夏、瓜蒌3药组成，具有清热化痰、散结利膈之效，原治小结胸病，其表

現为正在心下，按之则痛，脉浮滑。小结胸病为痰热互结胃脘部所致，故此方可治疗痰热停聚中焦。《医学入门》记载此方加甘草、生姜，"治一切痰火及百般怪病，善调脾胃"，此论颇合郭老"治骨先治脾"的经验。

三、下焦之痰

甘遂半夏汤在《金匮要略》中治疗留饮欲去之候，病证为："病者脉伏，其人欲自利，利反快，虽利，心下续坚满，此为留饮欲去故也。"留饮指饮邪停留，日久不去，病情深痼而言，此际留饮有从肠道排出之趋势，所谓"其下者，引而竭之"，治当因势利导，采用甘遂、半夏合用，攻逐痰水从大便而出；芍药、甘草、蜂蜜缓急止痛。此方是仲景攻逐痰饮的代表方剂，郭老常用于顽痹所致关节积液。

第六节　审慎守变，圆机活法

郭老临证运用经方每以辨证为准则，燮理阴阳，贯穿辨证施治。既不应拘于原方的主治，又不应拘于经方不宜加减之说。或单投，或合用，或师其法而随症加减，或与时方合用，皆能切中病机而获良效。郭老常言痹证迁延难愈，病有夹杂，动静失匀，虚实寒热错杂，制其动则静愈凝，补其虚则实更壅。难在短时间内完全治愈，守法守方相当重要，切不可主方、大法变动不休。临床需审慎守变，圆机活法，缓缓图治，以静守待其功。故治疗时应以某方为主，大法基本不变，辅药随证加减，治疗上以寒、热、阴、阳辨证论治为要义，兼纳祛瘀、化痰、通络、扶正诸法，以体现变中不变、不变中有变的规律。

一、善用乌附除寒痹

（一）理论阐述

《金匮要略》云："伤寒八九日，风湿相搏，身体疼烦，不能自转侧，不呕不渴，脉浮虚而涩者，桂枝附子汤主之；若大便坚，小便自利者，去桂加白术汤主之。""风湿相搏，骨节疼烦掣痛，不得屈伸，近之则痛剧，汗出短气，小便不利，恶风不欲去衣，或身微肿者，甘草附子汤主之。""寒盛则痛"，其寒盛者，临床表现为关节剧痛、畏寒喜温等寒凝之象者，乌头、附子，大辛大热，气性雄烈，逐寒止痛之力最强。现代药理研究也证明，乌头碱有很强的镇痛消炎作用。郭老临证，习用桂枝附子汤、白术附子汤、甘草附子汤等化裁，主治风寒湿相搏，痹阻经脉，骨节疼痛，疗效确切。制川乌、黑附片为郭老祛散阴寒的首选药物，取其辛温大热，走而不守，性烈力雄，有补火回阳、通经散结之功，善治一切沉寒痼冷之证。

（二）案例分析

李某，女，35 岁，2011 年 12 月 5 日以"腰痛伴右下肢放射痛反复发作 5 年，加重 1 周"就诊，自诉双下肢发凉，盛夏也需穿长裤防寒，查体腰椎右侧弯，L4/5 棘间压痛，直腿抬高（＋），CT 显示：L3/4、L4/5、L5/S1 椎间盘突出，舌红，苔白，边有齿痕，脉沉细。考虑腰椎间盘突出症，宗仲景白术附子汤方意，祛风除湿。处方：制川乌 10g，怀牛膝 10g，细辛 3g，生黄芪 30g，天麻 10g，当归 15g，茯苓 10g，熟地黄 5g，桃仁 10g，红花 10g，生杜仲 10g，秦艽 10g，防风 10g，鸡血藤 15g，全蝎 5g，生白术 10g。服药 7 剂，麻木疼痛缓解，右股部仍有疼痛，去天麻、熟地黄，加用威灵仙 10g，木瓜 10g，10 剂而愈。

痹证病机特点以寒邪为主要致病因素，寒主收引，主疼痛，痹证以疼痛为主要临床特点，与寒邪关系密不可分。然"寒邪不独伤人"，常与其他邪气相合而成风寒、寒湿之邪，因此治疗上当以温法为主，兼以散风除湿止痛之品。郭老指出，附子是"益火之源，以消阴翳"之首药，以温经散寒止痛见长，但附子为大辛大热有毒之品，用之不当，则有伤阴动血之弊，甚则中毒，临床运用时需要谨慎。

二、石膏、知母清热痹

（一）理论阐述

仲师以白虎桂枝汤治温疟，未明言治历节，然遵其垂训，异病同治，郭老移用之治热痹。痹证而有关节疼痛、红肿、灼热或伴发热者，郭老认为此系风湿热邪痹着经脉，或寒湿化热，或素体阳旺，自以清热通络蠲痹为法，可用白虎汤、白虎加桂枝汤等。石膏辛甘大寒，清热力强，热痹者常用之以蠲痹止痛，盖取其镇静消炎之功。对于关节灼热疼痛、红肿、口渴、舌红者，用之颇宜。同时，常配用功擅祛风除湿、舒筋活血、通络止痛的忍冬藤、夏枯草、鬼箭羽等诸药。

（二）案例分析

周某，男，60岁，2013年1月28日以"双膝疼痛肿胀3周"为主诉就诊，自诉长距离步行后出现双膝肿胀，初未予重视，采用热敷、按摩、外用舒筋活血的药膏后症状不减。查体：跛行步态，双膝红肿，浮髌试验阳性，肤温略高，舌红绛，脉浮数。考虑滑膜炎，宗仲景桂枝芍药知母汤方意，处方：生石膏30g，知母10g，生黄芪30g，夏枯草10g，当归15g，丹参10g，赤芍10g，车前子10g，忍冬藤10g，怀牛膝15g，土茯苓30g，泽泻5g，全蝎5g。

患者服药5剂后，双膝红肿减轻，跛行步态改善，复诊时去土茯苓、知母，加鬼箭羽、茯苓，10剂而愈。

关节红肿热痛，发热，怕风寒，遇冷则关节肿痛明显加剧，此为热痹，可选用白虎加桂枝汤或桂枝芍药知母汤。此类疾病单纯者少，复杂者多，往往呈现热邪夹湿或寒热错杂等证候。郭老对于痹症日久，邪盛正虚，邪郁化热用桂枝芍药知母汤治疗。运用了众多祛风除湿、温经散寒之品，常佐以知母、赤芍清热养阴，既可兼顾痹久化热伤阴，又可制约温性药物的燥烈之性，体现了寒温并用之特性。

三、重用黄芪补虚痹

（一）理论阐述

痹证的发病机制与脾虚外湿易侵、血虚外风易感、阳虚外寒易入、阴虚外热易犯、正虚外邪易干有关。因此，虚、邪、瘀是骨痹的病理基础。"邪之所凑，其气必虚"，郭老认为，不论哪一种类型的痹证，大都有关节肢体肿胀，因此都离不开湿邪。湿留肌肤，可见肌肤肿胀疼痛；湿留关节，则肿痛不已；若痰湿瘀久，还可致关节肿胀变形。此时必须注意扶正，以固本祛邪，郭老临床治疗虚痹用黄芪桂枝五物汤益气通阳和血，加入川断、桑寄生、当归、木瓜、鸡血藤之类补肾通络，方中黄芪用量颇大，气足自能生血、行血、通痹。阳虚者，在此基础上加淫羊藿、补骨脂、附片等；至于阴虚者，又当加入熟地黄、龟板、鳖甲养阴和血之品。

（二）案例分析

郭某，男，59岁，2012年8月7日以"腰痛伴双下肢放射痛4月余"为主诉首诊，自诉下腰部疼痛，活动受限，晨起明显，间歇性跛行，不能久行（约两百米）、久立，双下肢麻木疼痛，畏寒。查体：腰椎生理曲度变浅，活动受限，L4/5棘间压痛明显，左侧直腿抬高及加强实验阳性，左侧足背伸抗阻减弱。舌质黯红，苔白，脉沉滑，考虑腰椎间盘突出症。宗仲景黄芪桂枝五物汤之意，补气行血，益气通阳。处方：生黄芪30g，党参10g，白芥子10g，当归15g，炒白术10g，炙麻黄10g，制附子6g，茯苓10g，三棱10g，莪术10g，炒杜仲15g，天麻10g，桑寄生15g，川断15g，秦艽10g，防风10g，怀牛膝10g，细辛3g，全蝎5g，延胡索10g，鸡血藤15g，生甘草10g。患者诉服药7剂后症状明显好转，腰痛症状减轻，双腿沉重感减轻，仍有双下肢麻木症状，晨起可散步买菜，行走距离明显加长。上方去三棱、莪术改为桃仁、红花以防破血伤正，去秦艽、防风，改为木瓜、威灵仙以舒经通络治疗，14剂而愈。

风寒湿热之邪，乃痹证之外因，正气亏虚，方为关键。痹证常由素体不足，或久病，或产后正虚等，外邪始得以乘袭，痹着经络关节，且外邪痹着不去，久必耗伤正气，出现肝肾不足、气血虚衰之象，痹证患者而见形体四肢无力、头昏心悸、腰酸足软、面色少华、脉沉细弱等症，称为虚痹，此时必须注意扶正。郭老用药治疗时每每遣方必重用黄芪以固气，为避免补血生瘀，辅以活血又能补血的当归，以达到补血不生瘀、祛瘀不伤正的目的。

四、用虫蝎剔顽痹

（一）理论阐述

痹证晚期或重者，常见关节肿胀畸形，疼痛剧烈，此时因"久痛入络"，一般的祛风散寒除湿之品往往无效，非虫蚁之类不足以搜剔经络中风湿痰瘀之邪，叶天士虫类搜剔通络之法正以此而设。郭老指出，究其本源，实出自鳖甲煎丸、大黄䗪虫丸等法。大黄䗪虫丸，《金匮要略》用之以治干血虚劳，郭老活用以治顽痹。郭老认为虫类药擅长走窜，是祛风通络的精品，尤喜用血肉有情之全蝎，对于病久顽固不愈、有固定疼痛部位或包块、肢体麻木，一般活血化瘀或缓解症状的药物无效或效果不明显等久病入络的病患，必用全蝎搜剔络中之痰瘀，辅以制川乌、细辛、炙麻黄等温经散寒、通痹止痛。

（二）案例分析

宋某，男，46 岁，2012 年 8 月 30 日以"头痛，头晕，颈肩背疼痛 6 年"为主诉，曾在多家医院治疗，效不佳。疼痛严重时，需用头顶墙面方可缓解。查体：颈椎生理曲度变直，颈椎两侧压痛，风池、风府穴压痛明显，向颞侧放射，舌质红，苔黄腻，脉弦，考虑颈椎病所致顽固性头痛。宗仲景大黄䗪虫丸方意，处方：酒大黄 5g，全蝎 5g，生黄芪 30g，当归 15g，生白术 15g，茯苓 10g，丹参 15g，赤芍 10g，葛根 15g，天麻 10g，枸杞 15g，山茱萸 10g，秦艽 10g，防风 10g，菊花 10g，白芷 10g，川芎 10g，细辛 3g，延胡索 10g，生甘草 10g。7 剂顽固性头痛缓解，再服 14 剂，症状消失。

关节疼痛日久，久病及络，血行不畅，着而成瘀，症见关节肿胀疼痛。痹证的论治上，"每取虫蚁迅速飞走诸类。俾飞者升，走者降，血无凝著，气可宣通"，多用全蝎、地龙、蜂房等搜剔动药与当归、桃仁、川芎等活血化瘀药配伍应用。但虫类药大多有毒，有破气耗血伤阴之弊，不宜久服，应注意与扶正药物配伍使用。

第五章
用药经验，独具特色

郭老临诊用药，胸有定见，提纲挈领，执简驭繁，组方严谨，味味有据。其处方讲究配伍，或相须相使以增效，或相反相逆建奇功。其治方多在 16 味左右，药量适中，依病情而定。如患体素虚，过补壅中，药量宜轻，常用 5 ～ 10g，缓缓进取，渐收功效。郭老主张择药尽量少用气味难闻、难以入口之品，并告诫要全面掌握药性，分清寒热温凉，对症下药。

第一节　相辅相成，搭配对药

郭老治疗骨痹遣方用药常喜用对药，两味并用，分型施方，取其相须相使，或制其偏性，或相反相用。每一药对既可单独使用，也可与其他药物相配伍。常用对药举例：

一、补虚类药对

1. 黄芪、当归　黄芪补脾肺之气，以益生血之源；当归养心肝之血，以补血和营以达阳生阴长，气旺血生之效，《景岳全书·本草正》曰："当归，其味甘而重，故专能补血；其气轻而辛，故又能行血，补中有动，行中有补，诚血中气药，亦血中之圣药。"二者相伍，益气生血之功大增，用于劳倦内伤之肌热面赤、烦渴，气虚血亏之发热，疮疡等。方如《内外伤辨惑论》之当归补血汤，方中重用黄芪，既补已虚之气，又防阳气外越，配当归养血和营，黄芪借当归，使阳升阴长，则以补气生血为主，所谓："有形之血不能自生，生于无形之气。"如《济生方》之归脾汤，《医林改错》之补阳还五汤。

2. 茯苓、白术　茯苓味甘，性淡而平，利水渗湿，健脾安神，甘则补，淡则渗，扶正祛邪均可，补而不峻，利而不猛，为健脾渗湿之要药。《本草衍义》指出："此物行水之功多，益心脾不可阙也。"白术味甘、苦，性温，补气健脾，燥湿利水，止汗，安胎。白术有生、炒之别，生白术长于健脾，炒白术长于燥湿。《本草汇言》指出："白术，乃扶植脾胃、散湿除痹、消食除痞之要药。脾虚不健，术能补之；胃虚不纳，术能助之。"茯苓以利水渗湿为主，白术以健脾燥湿为要。二者伍用，使水有出路，脾可健运。

3. 苍术、白术　苍术辛、苦，性温，外能祛风湿，内亦可燥湿健脾。《神农本草经》云："主风寒湿痹，死肌痉疸。"其性辛散温燥，用于治疗寒湿偏盛者最为适宜。白术甘、苦，性温，味甘以补脾气，具有振奋脾胃功能，脾得健运则水湿去而不留，被誉为"脾脏补气健脾第一要药"。痹病患者长期服用抗风湿药、止痛药易损伤脾胃，常伴脾虚证候。苍术健脾平胃，燥湿化浊，升阳散郁，祛风湿。白术甘温性缓，健脾力强，补多于散，善于补脾益气，止汗；苍术苦温辛烈，燥湿力胜，散多于补，偏于平胃燥湿。二药伍用，一散一补，一胃一脾，则中焦得健，脾胃纳运如常，水湿得以运化，不能聚合为患，中焦得健，脾胃纳运如常，湿邪可除。郭老临证处方时一般苍术、白术用炒品，一则可去其燥，二则能增强健脾之功。骨痹患者长期用药，在病理上常既有脾胃受伤虚损之一面，又有湿浊内阻壅盛的一面。临床多见纳差，食后腹胀，脘闷呕恶，四肢乏力，舌苔厚腻。此时，治本须补脾，治标当燥湿，而白术偏补，苍术偏燥，两者相伍可达补脾益气以泄湿浊之有余，燥湿运脾以补脾气之不足，临床可依其脾虚与湿盛之偏重而适量运用。

二、活血类药对

1. 桃仁、红花 桃仁苦甘而平，入心、肝、大肠经，《景岳全书》云其："善治瘀血血闭，血结血燥，通血隔，破血癥。"红花味辛而温，也入心、肝经，《本草汇言》称其为："破血、行血、和血、调血之药。"二者皆有活血化瘀之功，且擅入心、肝二经，每每相须配对而活血通脉祛瘀，入心则可散血中之滞，入肝则可理血中之壅，故能疗一切血脉瘀滞之证，是活血通脉化瘀的常用药对。郭老将桃仁、红花作为瘀阻血脉之常用药对，桃仁配伍红花，能活血化瘀，但桃仁苦泄下行，破瘀力强，擅治下焦蓄积之瘀血；红花味辛行散，可治全身散在之瘀血。二药配伍，活血化瘀有协同作用。临床使用时，红花辛散温通而偏于活血，桃仁苦泄而长于祛瘀，然二者均有耗血伤血之弊，故用于瘀血较重者，二药用量宜大，若是调血和血则用量宜小，以防过于走散而动血耗血。

2. 当归、川芎 二药合用出自《普济本事方》，即佛手散，又名芎归散，言其活血定痛效佳，类"佛手"之神奇。二药合用，气血兼顾，行气活血、养血补血、散瘀止痛之力增强，颈椎病致头顶疼痛，证属气血瘀滞者选其为通治之方。当归偏养血和血，川芎偏行气散血。当归甘补辛散，苦泄温通，质润而腻，养血之中有活血之力。川芎辛温而燥，善于走行，有活血行气之功。《药品化义》云："气香上行，能升清阳之气，居上部功多，因其味辛温，能横行利窍，使血流气行，为血中气药……以其性温行血海，能通周身血脉，宿血停滞……"当归味甘能补血，气辛性温又能行血，《景岳全书·本草正》："当归……补中有动，行中有补，诚血中之气药，亦血中之圣药也。"川芎辛散温通，既能活血，又能行气，亦为血中气药，可上行头目，中开郁结，旁通络脉，祛风行气，活血定痛，主治血瘀气滞之痛证及风湿痹痛。当归能补能行，川芎功专行血祛风理气，合用定痛效佳。

三、补肾类药对

1. 仙茅、淫羊藿　仙茅辛热性猛，为温补肾阳竣剂，具有补肾助阳、益精血、强筋骨和行血消肿的作用；淫羊藿辛甘而温，具有补肾助阳、祛风湿、强筋骨之功效。淫羊藿和仙茅配伍，相须为用，相得益彰，补肾壮阳，强筋健骨，祛风除湿功力增强。郭老临证治疗肾阳亏虚、命门火衰之四肢不温、腰膝冷痛，或寒湿痹痛常将二者合用，共奏温肾壮阳、祛风散寒除湿之功效。郭老在治疗股骨头缺血坏死时，前期主张以活血化瘀为主，补肾为辅；后期则以补肾为主，活血化瘀为辅。故患者复诊时，常加入仙茅、淫羊藿温经补肾之药，以此加强补肾之功。

2. 牛膝、杜仲 牛膝苦、酸、平，能补肝肾、强筋骨、活血祛瘀。《本草经疏》："走而能补，性善下行。"杜仲甘、温，能补益肝肾、强筋骨，用于肝肾不足、腰膝酸软。腰为肾之外府，骨痹日久必有肾亏，多有腰膝酸软无力之表现，杜仲、牛膝之对药功专补益肝肾、强健腰膝，并直达病所。骨痹患者多虚多瘀，病久入络，筋脉不利，而二药伍用，补散兼施，补而不滞，活不伤正，可谓一举两得。

3. 女贞子、墨旱莲 二药皆甘凉，归肝、肾经，功擅滋补肝肾之阴，合用为二至丸，常相须为用。女贞子冬至之日采，墨旱莲夏至之日收，二者伍用，交通季节，顺应阴阳，均入肝肾，水木相生，合用则滋补肝肾阴液之力大增。用于肝肾阴虚而致的头晕眼花、口苦咽干、失眠多梦、腰膝酸软、下肢痿弱、早年发白、遗精早泄、舌红少津、脉沉细。

4. 龙骨、牡蛎 二药均为质重沉降之品，具有敛阴潜阳、镇惊安神、收敛固涩之功。然龙骨甘、涩、平，主入心、肝经，镇惊安神为其所长；牡蛎咸、微寒，主入肝、肾经，有益阴退虚热之功。二药配对，相须为用，镇潜固涩，养阴摄阳，阴精得敛可固，阳得潜而不浮越，从而痰火不上泛，虚火不上冲，虚阳不上扰，阴阳调和，阴平阳秘。适用于骨性关节炎、骨质疏松症伴心神不安、烦躁易怒、失眠健忘、头晕目眩、耳鸣、肌肉松弛、腰酸背痛等。

四、祛风湿类药对

1. 秦艽、威灵仙　秦艽辛、苦，微寒，具有祛风湿、疏经活络、清湿热之功，素有"风药中之润剂"之称，能通行四肢。《本草分经》谓："凡风湿痹证，筋脉拘挛，无论新久，偏寒偏热均用，为三痹必用之药。"秦艽广泛用于各型痹病。威灵仙辛、苦，微温，能入十二经脉，长于治疗风邪偏盛之行痹。正如《本草汇言》曰："大抵此剂宣行五脏，通利经络，其性好走，亦可横行直往。"

2. 羌活、独活　羌活辛、苦，温，归膀胱经。《本草品汇精要》云："主遍身百节疼痛，肌表八风贼邪，除新旧风湿。"尤善治疗风湿在表之痹证，以除头项肩背之痛见长，适用于上半身风湿寒痹、肩背肢节疼痛者。独活辛、苦，微温，具有祛风湿、止痛之功。《名医别录》记载："疗诸贼风，百节痛风无久新者。"其性善下行，主入肝、肾经，尤为治疗下肢痹痛之妙品。正如《本草正》云："专理下焦风湿，两足痛痹湿痒拘挛。"《脾胃论》首创经典名方羌活胜湿汤，以羌活、独活共为君药，羌活善祛上部风湿，独活善祛下部风湿，两药相合，能散一身上下之风湿，通痹止痛。《本草从新》言："羌活理游风，发表胜湿……气雄而散，味薄上升，入足太阳膀胱经以理游风。""独活善理伏风，去湿……气缓善搜，入足少阴气分，以理伏风。"二药为对，可共除伏游二风，对痹病日久、关节呈游走性疼痛的患者疗效甚好。郭老在治疗筋伤时，注重顾护脾胃、温肾健骨，而羌活性升，可增强健脾药物之效；独活性降，入肾经，能辅以温肾助阳。

3.苍术、知母　苍术辛、苦，温，入脾胃经，可健脾燥湿，杨士瀛称其"敛脾精不禁，治小便溺浊不止"。知母甘寒质润，归肺、胃、肾经，可泻肺、胃、肾之火，滋肺、胃、肾之阴，润肾功效甚佳。《神农本草经》云其："主消渴热中，除邪气，肢体浮肿，下水，补不足，益气。"苍术辛燥，与甘润之知母相伍，既以其寒制约苍术辛温，又滋阴而润苍术之燥，祛邪不伤正，相制为用，展其才制其偏而展主药之长。此对药一阴一阳，一脾一肾，对于顽痹而湿浊阻于脾胃，或病久、过服温燥之品易伤及阴液，两药相制相协，健脾燥湿，滋阴润燥，为治疗骨痹常用的药对。

4.苍术、黄柏　苍术味辛主散，性温而燥，化湿运脾，通治内外湿邪。黄柏苦寒，气味俱厚，性沉而降，以清下焦湿热为长。苍术得黄柏，二苦相合，燥湿之力大增；黄柏得苍术，以温制寒，清热而不致损阳。二药配伍，相使相制，清热燥湿之功尤为显著。常用于下焦湿热之足膝红肿热痛、足痿无力、小便短赤、舌苔黄腻等，专治因湿热致筋骨疼痛者。

5.桑枝、木瓜 桑枝辛、微苦，平，归肝经。《本草撮要》载："桑枝，功专去风湿拘挛。"临床取其祛风湿、舒筋活络之功，用于治疗痹病之关节拘挛、肢体麻木等症。《素问·六节藏象论》曰："肝者……其充在筋。"郭老认为，痹病常因肝肾亏虚，湿热邪气侵及筋脉致气血瘀滞，关节不利。桑枝专入肝经，调肝利湿，擅治痹病日久之筋脉挛急、关节不利等症。木瓜辛、酸，温，归肝、脾、胃经，能入肝养筋，是治疗筋脉拘挛、关节不利之要药。桑枝、木瓜相须为用，益筋和血，筋急者能缓，筋缓者能利，共奏舒筋活络、止痛之效。

五、调气类药对

1.柴胡、白芍 柴胡味苦，性微寒，入肝、胆经，功能疏肝开郁、和解退热、升举阳气。

《本草经解》指出："柴胡，其主心腹肠胃中结气者，心腹肠胃，五脏六腑也，脏腑共十二经，凡十一脏皆取决于胆，柴胡轻清，升达胆气，胆气条达，则十一脏从之宣化，故心腹肠胃中凡有结气，皆能散之也。"白芍味苦酸，性凉，入肝经，功专柔肝和血、缓急止痛、清解虚热。柴胡轻清辛散，能引清阳之气从左上升，以疏调少阳之气，而理肝脾、调中宫、消痞满；白芍酸寒收敛，能敛津液而护营血，收阳气而泄邪热，养血以柔肝，缓急而止痛，泻肝之邪热，以补脾阴。两药伍用，相互依赖，相互促进，互制其短而展其长，故以白芍之酸敛制柴胡之辛散，用柴胡之辛散又佐白芍之酸敛，以引药直达少阳之经，清胆疏肝，和解表里，升阳敛阴，解郁止痛。

2. 柴胡、升麻 柴胡味苦，性微寒，入肝、胆二经。柴胡气味俱薄，轻清升散，解表退热，解肌透邪。《医学启源》曰："柴胡，少阳引经药也，引胃气上升，以发表散热。"东垣首创用柴胡升阳举陷，创制了不少补气升阳的方剂。升麻首载于《神农本草经》，因其性上升而名。张元素言升麻"若补其脾胃，非此为引不能补"。东垣进一步阐发认为"升麻发散阳明风邪，升胃中清气，又引甘温之药上升，以补卫气之散而实其表。故元气不足者，用此于阴中升阳……"明代《本草纲目》强调指出："升麻引阳明清气上行……脾胃引经最为要药也。"升麻苦寒之性配益气甘温之品，防止脾气壅滞不畅，并且其性轻扬，临证治疗有助郁火外散，达"火郁发之"之意。郭老临证每用于骨小梁塌陷之股骨头坏死，用量均为 6g，起到升提阳气的作用。

3. 郁金、香附　郁金辛苦寒，归心、肝、胆经，具有行气解郁、凉血破瘀之功；香附辛微苦甘平，入肝、三焦经，具有理气解郁、调经止痛之效，李时珍谓其"乃气病之总司，妇科之主师"，郭老在治疗胸胁胀满疼痛或骨痹迁延日久时常用这一药对，他认为病位多与肝胆疾病有关，在病因多肝气郁结，致肝络被阻。故以郁金配伍香附，因二药皆辛苦，皆入肝经，均有行气解郁的作用，相须为用，共同达到治疗目的。

六、散寒类药对

1. 川乌、全蝎　川乌辛散温通，善于祛风邪、除寒湿、通经络、利关节、止疼痛，为临床治疗风寒湿痹要药。《长沙药解》云："乌头温燥下行，其性疏利迅速，开通关腠，驱逐寒湿之力甚捷，凡历节、脚气、寒疝、冷积、心腹疼痛之类，并有良功。"全蝎辛咸，能祛风通络止痛。张寿颐云："蝎乃毒虫，味辛，其能治风者，盖亦以善于走窜之故，则风淫可祛，而湿痹可利。"川乌、全蝎同用，药力倍增，有较强的温经散寒、祛风除湿、通络止痛作用，对于顽固性风寒湿痹病情较重者用之颇宜。

2. 附子、细辛 附子与细辛合用，是临床常用的散寒止痛药对。《本草正义》云："附子，本是辛温大热，其性善走，故为通行十二经纯阳之要药，外则达皮毛而除表寒，里则达下元而温痼冷，彻内彻外，凡三焦经络，诸脏诸腑，果有真寒，无不皆治。"又云："细辛，芳香最烈，故善开结气，宣泄瘀滞，而能上达巅顶，通利耳目，旁达百骸，无微不至，内之宣络脉而疏通百节，外之行孔窍而直透肌肤。"细辛可治寒滞脉络的肢冷疼痛。二者合用，同气相求，性则善走通行，功则散寒止痛，表里内外之寒皆尽愈，有相辅为用之意。临床用于风寒湿痹之关节拘挛、头痛身痛、骨节疼痛。

七、宁心安神类药对

1. 夜交藤、合欢皮 夜交藤味甘性平，归心、肝经，善养心安神。《本草正义》："治夜少安寐。"合欢皮味甘性平，归心、肝经，善解郁安神。《神农本草经》："主安五脏，和心志，令人欢乐无忧。"郭老认为骨痹患者受疼痛困扰，心神不宁造成不寐，实者为邪扰心神，虚者心神失养，虚者常责之心肝之血不足。夜交藤与合欢皮同归心肝二经，前者长于养心安神，偏于静心；后者长于解郁安神，偏于疏肝。二者配合，木火同治，养血宁心与疏肝安神结合，可收标本兼治之功效。

2. 酸枣仁、五味子　酸枣仁酸、甘，平，归心、肝经，善养心安神，敛汗。《名医别录》云："治烦心不得眠，虚汗，烦渴，补中益肝气，坚筋骨，助阴气。"五味子酸，温，归肺、心、肾经，善宁心安神，敛汗止泻。两药味酸，酸甘化阴，尤其适用于心阴血不足所致心神失养之失眠。在临床上，郭老还将两药运用于妇女围绝经期失眠患者。

3. 龙齿、珍珠母　龙齿甘、涩，凉，归心、肝经，镇惊安神。珍珠母咸，寒，平肝潜阳，清肝明目。《本草纲目》言其"安魂魄"。《中国医学大辞典》言："兼入心肝两经，与石决明但入肝经者不同，故涉神志病者，非此不可。"肝郁化火、肝阳上亢及心火亢盛致神狂魂躁而不寐，非重镇之品难抑其亢奋之魂魄，故郭老常将二药用于肝郁气滞，郁而化火，冲扰心神，心神不能镇慑者。同时龙齿、珍珠母钙质丰富，郭老亦用于重度骨质疏松患者，两药搭配，相得益彰。

八、清热类药对

1. 夏枯草、连翘　夏枯草苦、辛，寒，归肝、胆经，具有清肝明目、散结解毒之效。《神农本草经》："主寒热瘰疬。鼠瘘头疮，破癥，散瘿结气，脚肿湿痹。"《本草正义》："消释坚凝，疏通摩滞。"连翘味苦，性微寒，归肺、心、胆经，具有清热解毒、消肿散结之效。《神农本草经》："主寒热，鼠瘘，瘰疬，痈肿恶疮，瘿瘤，结热。"郭老认为，外感热邪，郁而化热，

郁热又能与气血痰湿搏结，因而造成肢体红肿。夏枯草清肝炎、散郁结；连翘也有清热散结之效。二药配伍，相须为用，郭老常用于急性关节滑膜炎肿胀期。

2. 石膏、知母 石膏与知母均入肺、胃经且有清热泻火之功，善清肺经和胃经气分实热。石膏辛、甘，大寒，善清热泻火，又能除烦止渴、收敛生肌；知母甘苦寒而质润，既能清热泻火，又能滋阴润燥、生津止渴。二药配伍，相须为用，能明显增强清热泻火的功效。

郭老治疗急性神经根炎在常用石膏配知母，能解热泻火除烦，使神经根水肿症状得以解除。

3. 黄芩、蒲公英 黄芩苦、寒。归肺、胆、脾、胃、大肠、小肠经，具清热燥湿、泻火解毒、止血、安胎之功效。《神农本草经》曰："主诸热黄疸，肠澼利气，逐水，下血闭，恶疮疽蚀火疡。"蒲公英苦、甘，寒，归肝、胃

经，具清热解毒、消肿散结、利湿通淋之功效。《本草备要》曰："专治痈肿、疔毒，亦为通淋妙品。"《本草衍义补遗》曰："化热毒，消恶肿结核，解食毒，散滞气。"黄芩苦寒，长于燥湿清热，清中上焦湿热更佳。蒲公英清热解毒、疏肝通滞。郭老治疗感染性骨病多选二药。

第二节 气为血帅，重用黄芪

黄芪，又称北芪或北蓍，亦作黄耆或黄蓍，常用中药之一，为豆科植物蒙古黄芪或膜荚黄芪的根，主产于中国的内蒙古、山西、黑龙江等地，春秋两季采挖，除去须根及根头，晒，切片，生用或蜜炙用。其药性甘而微温，归脾、肺经，具有健脾补中、升阳举陷、益卫固表、利水消肿、托毒排脓生肌等功效。

黄芪的药用历史迄今已有两千多年，始见于马王堆汉墓出土的帛书《五十二病方》，《神农本草经》将其列为上品，为补药之长。历代对黄芪的功效与主治有许多论述，《本草正义》云黄芪："补益中土，温养脾胃，凡中气不振，脾土虚弱，清气下陷者最宜。其皮味浓质厚，力量皆在皮中，故能直达人之肤表肌肉，固护卫阳，充实表分，是其专长，所以表虚诸病，最为神剂。"《本草便读》张秉成云：

"（黄芪）之补，善达表益卫，温分肉，肥腠理。使阳气和利，充满流行，自然生津生血，故为外科家圣药，以营卫气血太和，自无瘀滞耳。"宋代《珍珠囊》中谓："黄芪甘温纯阳，其用有五：补诸虚不足，一也；益元气，二也；壮脾胃，三也；去肌热，四也；排脓止痛，活血生血，内托阴疽，为疮家圣药，五也。"李东垣："黄芪既补三焦，实卫气，与桂同功，特比桂甘平，不辛热为异耳。但桂则通血脉，能破血而实卫气，芪则益气也。又黄芪与人参、甘草三味，为除燥热、肌热之圣药。脾胃一虚，肺气先绝，必用黄芪温分肉、益皮毛、实腠理，不令汗出，以益元气而补三焦。"

郭老认为骨病之始，必有脏本先摇，风寒湿邪方能乘虚而入。正气不足，实为邪气侵入机体、留而不去提供了适宜环境和条件。病久不去，邪气益盛，正气益虚。肝藏血，主疏泄，肝被邪气困扰，失其疏泄濡养之职，则血运失畅，凝涩不活，肤色青紫，肌肤紧硬，四肢关节屈伸不利。脾主肌肉，为百骸之母，气机升降出入之枢纽。脾失健运之能，则食少便溏，周身失其灌溉之源，形体羸瘦，肌肤硬而无弹性。肾为性命之根，久则穷必及肾，腰困腿软诸症在所必至。病虽现错综纷繁，外症为急，然实应以培补正气，固护肝、脾、肾本元为要务，而三脏之中，尤以脾气后天为先。郭老补养脾胃喜用黄芪，认为黄芪益元气、鼓舞肾阳、温煦三焦、调整血脉，而有激发各脏腑的活动、解毒、软坚散结、化瘀祛痰、泌别清浊之功用，补而不热，补而不腻，乃是血中气药。临床中应用黄芪，几乎每方必用。

郭老注重辨证论治与专方专药相结合，认同清代徐灵胎之"一病必有一方，一方必有一主药"观点。郭老认为骨痹发生与气血不足密切相关，喜重用生黄芪为君药，少则30克，多则120克，生黄芪力专补气，周行全身起痿废，使气旺血行，周身血脉贯通，激发推动气机，它可以精血以济营津，使精血转化为气，能充营实卫而固表。重用生黄芪补气升阳，大补脾胃之元气，令气旺血行，瘀去络通，再辅以其他补脾益气、行气活血药物，通过补益后天之本达到健脾益气、行气活血目的。

一、黄芪对药机理

1. 补气升阳　是指补益人体的脾胃之气，升发输布后天水谷之精微。本法最主要的代表方为补中益气汤。该方源于李东垣的《脾胃论》，临床主要用于治疗因脾胃气虚，清阳下陷所造成的脏器下垂、久泻等。补中益气汤重用黄芪补气升阳，人参、白术、炙甘草助黄芪益中气，加强益气健脾作用。配伍升麻、柴胡助益气之品升提下陷之中气。《内外伤辨惑论》："胃中清气在下，必加升麻、柴胡以引之，引黄芪、人参、甘草甘温之气味上升……二药苦平，味之薄者，阴中之阳，引清气上升也。"郭老指出，股骨头坏死、骨小梁塌陷就是气虚不足所致，临证以补中益气汤加减，黄芪配伍升麻、柴胡合而用之，益气升阳效果尤佳。

2. 补气生血　是指无形之气能生有形之血。《内外伤辨惑论》提出："血不自生，须得生阳气之药，血自旺矣。""阳旺则能生阴血。"补气生血的代表方是当归补血汤，临床主治劳倦内伤、元气不足导致阴血亦亏的气弱血虚及阳浮外越等。当归补血汤中黄芪五倍于当归，大补脾肺之气，以资气血生化之源，同时配少量当归养血和营，使阳生阴长，气旺血生。两药合用，一气一血，一阳一阴，共起补气生血之效。郭老重视气血辨证，治疗骨病以当归补血汤为基础方化裁，每方必用黄芪、当归，临床疗效显著。

3. 补气活血　是指补益人体之元气，使其推动血液的运行。《医林改错》提出："元气既虚，必不能达于血管，血管无气，必停留而瘀。"从而制定了补气活血的治疗原则及方剂，如补阳还五汤。临床上运用该方治疗正气亏虚，脉络瘀阻，筋脉肌肉失养的半身不遂、口眼㖞斜等症。补阳还五汤中重用生黄芪，大补元气，使气旺则血行，瘀消而不伤正。配以赤芍、川芎、桃仁、红花、当归尾、地龙活血祛瘀，通经活络。本方以大量补气药与少量活血药相配，使元气大振，鼓动血行，活血而又不伤正，共奏补气活血通络之功。

4. 益气固表　是指补益人体之肺气，肺气宣发卫气于肌表，固守营阴且抵抗外邪。该法的代表方玉屏风散出自于朱丹溪的《丹溪心法》。临床主治因卫气虚弱不能固表而致的表虚自汗或表虚易感冒等。玉屏风散重用黄芪，《本草求真》言其可"入肺补气，入表实卫，从而脾气旺则土能生金，肺气足则表固卫实"。防风祛风散寒为辅药，白术培土生金、强固卫气为佐药。三药合用，共奏疏风散邪、强固卫气之效。郭老指出，随着年龄的增长而出现颈腰背、四肢等骨节酸痛无力、活动受限，或肿胀、变形等退行性骨关节病多伴有气虚症状，应用黄芪、白术、防风互为角药，效果极佳。

5. 益气生津　是指补益人体脾肾之气，气旺则清阳升，从而利于津液的输布。此法代表方玉液汤出自于张锡纯的

《医学衷中参西录》。临床运用该方治疗元气不升，真阴不足，脾肾两虚所致的消渴。玉液汤中重用黄芪、山药益气生津，补脾固肾；知母、天花粉滋阴清热，生津养液，润燥止渴；鸡内金以助脾胃强健，水谷精微得化；五味子酸收之性，能封肾关，不使水饮急下趋也；佐以葛根助黄芪升发脾胃清阳，输布津液而止渴。郭老临床治疗骨病燥邪偏盛者常配伍黄精，滋阴效果尤佳。

6. 补气温中　是指补益人体脾胃之阳气，使中焦得以温养。该法的代表方黄芪建中汤载于张仲景《金匮要略·血痹虚劳病脉证治第六》篇中，原文为："虚劳里急诸不足，黄芪建中汤主之。"现代临床常用其治疗脾胃虚寒、中气不足之脾胃虚证及心气不足之心悸、虚烦等心脾两虚之证。黄芪建中汤即小建中汤加黄芪甘温益气，强壮脾胃；甘草、大枣、饴糖和中气以缓急，脾纳食增而气血充盈；生姜、桂枝辛甘化阳；芍药、甘草酸甘化阴，共奏温中补气、和里缓急之效。

7. 益气利水　是指补益人体脾肺之气，从而健脾肺而达到运化水湿的功效。防己黄芪汤是益气利水的代表方，出自《金匮要略》。临床上常用于治疗正虚表气不固，外受风邪，以致水湿泛溢肌肤而致肌体浮肿、小便不利等症。

方用黄芪既可益气固表以扶正，又可利水消肿以祛邪；防己大辛、苦，寒，通行十二经，祛风行水，除湿止痛。二药配伍，一补气，一利水，一祛邪，一扶正，邪正兼顾，使祛风不伤表，固表不留邪，且又能行水气；白术燥湿，既能助黄芪补气固表，又助防己祛湿利水；甘草益气健脾；生姜、大枣调和营卫。

8. 益气托毒　是指补益人体正气，正气足以驱邪外出，而使邪毒随脓外泄。透脓散出自明代医家陈实功的《外科正宗》，为托毒溃脓之代表方剂。临床主治正气虚不能托毒外透之痈疽肿痛和脓成不溃证。方中重用生黄芪益气托毒，鼓动血行，故前人称之为"疮家圣药"。当归和血补血，除积血内塞；川芎活血补血，养新血而破积宿血，畅血中之元气。二者与黄芪配伍，即补益气血，扶正以托毒，又通畅血脉。穿山甲（以他药代）气腥而窜，无微不至，贯彻经络而搜风，并能治癥积聚与周身麻痹；皂角刺搜风化痰引药上行，与穿山甲助黄芪消散穿透，直达病所，软坚溃脓，以达消散脉络中之积，祛除陈腐之气之功。

二、黄芪对药应用举例

1. 黄芪、当归　黄芪补脾肺之气，以益生血之源；当归养心肝之血，以补血和营以达阳生阴长，气旺血生之效。

《景岳全书·本草正》曰："当归，其味甘而重，故专能补血；其气轻而辛，故又能行血，补中有动，行中有补，诚血中气药，亦血中之圣药。"二者相伍，益气生血之功大增，用于劳倦内伤之肌热面赤、烦渴，血虚之发热、疮疡、脉虚大无力等。方如《内外伤辨惑论》之当归补血汤，方中重用黄芪，既补已虚之气，又防阳气外越，配当归养血和营，黄芪借于当归时，使阳升阴长，则以补气生血为主，所谓："有形之血不能自生，生于无形之气。"如《济生方》之归脾汤，《医林改错》之补阳还五汤。

2. 黄芪、升麻 二药均能升益中气。黄芪味轻气浮，秉性升发，补气，又善升举阳气；升麻气性主升，外散表热，清解阳明热毒，善提升脾胃清阳之气，清气下者能升，阳者下陷者能举。二药相配能升阳举陷，黄芪量应倍于升麻，治疗气虚下陷的崩漏、脱肛、子宫脱垂等症，方如《医学衷中参西录》之升陷汤。

3. 黄芪、防风 黄芪味甘，性微温，归肺、脾、肝、肾经，能益气固表止汗。《本草纲目》云："黄芪能泻邪火，益元气，实皮毛。"防风可祛风解表，遍行周身，祛风于肌腠之间，性微温不燥，是风药中之润剂。黄芪与防风相配，能益卫固表，对于骨痹所伴见的表虚自汗、反复感冒等，用此对药疗效颇佳。黄芪补中焦以资生化之源，脾健气旺，肌表充实，邪不易侵，汗不易泄；防风性浮升散，走表祛风并御风邪，善行全身，长于祛风解表，助黄芪益气固表而不敛邪，祛风散邪而不伤正。二者相配，防风能载黄芪补气达于周身，黄芪得防风之疏散而不固邪，防风得黄芪之固表而不散泄，散中寓补，补中兼疏。李东垣谓："防风能制黄芪，黄芪得防风其功愈大，乃相畏而相使者也。"《医方发挥》则谓："防风配黄芪，一散表，一固表，两药合用，黄芪得防风则固表而不留邪，防风得黄芪则祛邪而不伤正。"黄芪配防风，于补中有疏，散中寓补，以补固为主。二药合用，共奏益气固表、祛邪止汗之功，主治虚人四肢疼痛、表虚自汗，方如《丹溪心法》之玉屏风散。

4. 黄芪、防己　黄芪甘温，味轻气浮，补气健脾，脾运则水湿利；防己辛散，苦寒清泻，祛风渗湿，善走下行，清泄下焦膀胱湿热。二药相配则祛风且益气固表，行水消肿，并达扶正祛邪、相得益彰之力。治疗气虚水肿之面色苍白、乏力气短、小便不利、脉浮身肿等症，方如《金匮要略》之防己黄芪汤和防己茯苓汤。

5. 黄芪、附子　黄芪益气固表；附子温经扶阳，通十二经，凡三焦诸脏诸腑果有寒者均可治。二者相配有温中助阳、固表止汗之功效。主治内伤阳虚之汗出不止、肢体倦怠等症，该药对可见于《赤水玄珠》之芪附汤。

6. 黄芪、白术 黄芪补益中土，温养脾胃；白术甘温益脾胃清阳，苦燥化脾胃湿寒，为健脾益气、培补后天要药。二药相配补气健脾功效更显著，治疗气虚脾弱之倦怠乏力、气短懒言、食少便溏等症，方如《济生方》之归脾汤。

7. 黄芪、黄精 黄芪味甘，性微温，入脾、肺经，能补脾肺、升清阳，是升阳补气之圣药。黄精味甘，性平，入肺、脾、肾经，具有补气健脾、滋肾养阴、润肺之功。二药均可健脾益气，唯黄芪偏于补脾阳，黄精偏于补脾阴。二药伍用，一阳一阴，阴阳相合，相互促进，相互转化，共收健脾胃、补精气之功。黄芪甘温虽大补脾气，然中焦以平为安，必当阴阳平和，寒温适中；黄精甘平，可以制约黄芪过于甘温之性，能为脾胃所喜。黄芪、黄精相配则阴阳兼顾，脾阴、脾阳双补，补益可防气火过亢，补润结合，补而不滞，滋而不腻，适宜于脾胃虚弱、精血不足之体倦、乏力、面色㿠白、口干、食少、消化不良及便溏等症。干燥综合征配伍黄精，滋阴效果尤佳。

8. 黄芪、党参 黄芪甘温补气，既能升补脾气，又能固表止汗。党参甘平补气，主要是健脾补气。一偏补卫气，一偏补中气。黄芪益气行水，党参又能生津。两药相伍，补气作用加强，不仅能补脾，又能益气固表，可治气虚诸证。骨痹病势缠绵，多有肺脾气虚之证。参芪配对，肺脾得补，中土健旺，气血生化有源，既可培旺正气，又可使水患得制。

9. 黄芪、知母　黄芪能补气，兼能升气，而且不但能补气，用之得当，又能滋阴。黄芪能大补肺气以益肾水之上源，使气旺自能生水，而知母又能大滋肺中津液，俾阴阳不至偏胜，而生水之功益增。知母亦能益气，不甚寒，亦不甚苦，以之与黄芪等分并用，即分毫不觉凉热，郭老用黄芪补气之方，恐有热不受者，恒辅以知母。

第三节　活血祛瘀，三阶选药

活血化瘀法是中医学用来治疗"血瘀""气郁""气滞"等引起"血行失常"的一个重要治法，应用范围亦较为广泛，而且是中医学在辨证论治中"异病同治"的特点之一。

一、血瘀的含义

关于血瘀的含义，一般认为是血在脉络中的循行状态受到病理因素的影响，导致"血凝而不流""血瘀滞不行"

等引起"血行失常",亦即指静脉血液循环发生障碍,导致局部或全身的病理改变。

"血瘀"并非单纯指"血"而言,而是与"气"密切相关的,实质上包含了"气"与"血"两个方面的因素。气和血都是构成人体和维持人体生命活动的基本物质。"气为血之帅,血为气之母"。气属阳而偏动,必须附着于有形之血才能行于脉中而不散失。血属阴而偏静,血液充足则气得以载,气才能正常运行,发挥其生理功能。二者不可分离,无论在生理上,还是在病理上,二者都是互相依存、互相资生、互相影响的。因此,气之与血,两相维护,气不维血则血外溢而妄行,血不维气则气凝滞而不流。人体在正常生理情况下,气血调和而无病;反之则气血失调,而诸病丛生。

二、血瘀的辨证与治则

血瘀的病因比较复杂,可因内因、外因或机械因素干扰人体的气血而形成。因此,在临床应用活血化瘀法过程中,要因人、因时、因病变部位之不同,进行详细诊察、综合和分析,选择有效方药而灵活应用,同时要根据不同情况配合外治法或其他方法,这样临床疗效才能更为显著。以骨折三期用药为例,并没有绝对的时间界限,如一般骨折的治疗，按三期辨证内服中药，但骨折后若肿胀不严重者，往往可以直接应用接骨续筋之法，佐以活血化瘀之药。开放性损伤，如失血过多者，开始即需用补气摄血法急固其气，防止虚脱，止血以后，仍需补而行之，而不是一味按三期辨证用药，临证时需灵活变通，审慎辨证，正确施治。另外，按损伤部位辨证用药，也是郭老辨证用药的常用之法，如头部损伤瘀血阻窍者，选用通窍活血汤等；胸部区域者，选用血府逐瘀汤等；四肢损伤，选用桃红四物汤等；两胁、上腹损伤，选用膈下逐瘀汤等。

1. 益气活血法　适用于气虚而血液运行障碍之证，如心脉瘀阻（冠心病、心绞痛）、中风、中风后遗症（脑血栓形成、脑出血）。常用益气活血之补阳还五汤、通窍活血汤加减。药如黄芪、党参、赤芍、川芎、当归、红花、桃仁、地龙、丹参、降香、檀香、延胡索、路路通、鸡血藤、制乳香、制没药、石菖蒲等。

2. 理气活血法　适用于气滞而血瘀之证，如抑郁、神经官能症、癔病等。常用逍遥散、血府逐瘀汤加减。药如柴胡、香附、郁金、川芎、当归、赤芍、红花、桃仁、生地黄、石菖蒲、酸枣仁、生龙骨、生牡蛎、珍珠母、制乳香、制没药、夜交藤等。

3. 活血祛风，清热解毒法 适用于风邪化热，风热内蕴血分，迫营血外溢的发斑（结节性红斑、过敏性紫癜、丹毒）、发疹（荨麻疹）等。常用四妙勇安汤、清营汤、消风散加减。药如当归、丹参、玄参、赤芍、丹皮、生地黄、金银花、连翘、红花、桃仁、三棱、莪术、荆芥、防风、蝉蜕、蛇蜕等。

4. 活血，祛风寒湿，通络法 适用于风寒湿三气合而为痹，如风湿性关节炎、类风湿关节炎等。常用乌头汤、独活寄生汤、止痉散加减。药如制乌头、制附块、桂枝、桑寄生、赤芍、白芍、当归、红花、鸡血藤、牛膝、杜仲、全蝎、蜈蚣、乌梢蛇、土鳖虫、川芎、制乳香、制没药、防风、秦艽、羌活、独活、麻黄等。

5. 活血止血法 适用于血热妄行的各种出血证，如鼻衄、齿衄、咯血、吐血、尿血、便血，以及跌仆损伤引起的内出血或外伤出血等。常用犀角地黄汤、活血止痛散、小蓟饮子、十灰散加减。药如生地黄、赤芍、丹皮、白茅根、大蓟、小蓟、仙鹤草、当归尾、栀子、白及、田七粉、地榆炭、侧柏炭、血余炭、红花、桃仁、荷叶、槐花、制乳香、制没药、血竭、云南白药等。

6. 活血消肿，散结解毒法 适用于毒热壅滞引起的疮疡，如疔肿、溃疡、脱疽、肠痈等。常用活命饮、散肿溃坚汤、大黄牡丹皮汤、四妙勇安汤加减。药如当归尾、王不留行、花粉、金银花、连翘、败酱草、蒲公英、紫花地丁、黄芪、红花、桃仁等。

7. 活血软坚解毒法　适用于气血毒邪郁结，经久不愈而形成癥瘕积聚，如良性或恶性癌瘤。常用大黄䗪虫丸、抵当汤、下瘀血汤加减。药如川芎、当归尾、赤芍、红花、桃仁、三棱、莪术、水蛭、虻虫、蜈蚣、全蝎、斑蝥、黄药子、大黄、黄芪、女贞子、枸杞、延胡索、制乳香、制没药、白花蛇舌草、草河车、昆布、海藻、枳实、山慈菇等。

8. 活血调经法　适用于气血郁滞或肝肾不足而引起的月经不调、崩漏、闭经等。常用胶艾四物汤、桃红四物汤、逍遥散、失笑散加减。药如当归、川芎、生地黄、熟地黄、白芍、阿胶、桃仁、红花、艾叶炭、益母草、泽兰叶、香附、郁金、柴胡、延胡索、蒲黄、五灵脂、水蛭、虻虫、女贞子、墨旱莲、巴戟天、菟丝子等。

三、用药特点

1. 活血化瘀，审证求因　郭老治疗骨痹常以桃仁、红花、当归等活血化瘀药配伍秦艽、独活等祛风通络药，共奏散风通络、活血通经的功效，是活血通络法；以活血药与党参、苍术、香附同用，是活血化瘀法。他还十分强调人身之气化作用，重视气分药的选用，在运用活血化瘀药物时，或配伍黄芪、党参补气药，益气活血；或配以香附、柴胡理气药，使气行血行；或配秦艽、威灵仙、苍术、桑寄生辛散辛通之品，以通络祛邪；或配以川续断、桑寄生补肝肾之品，壮骨养筋活络。郭老不仅注重补气、理气、活血化瘀药物的应用，还十分注重养血药物的应用。郭老深悟王清任辨证论治之精髓，针对腰椎间盘突出症，常提王清任"治病之要诀，在明白气血"的论点，积极倡导气血辨证，重点在气虚、气滞、血瘀方面，故治疗上着重于益气活血通经。

2. 活血化瘀，分级使用　郭老活血药物使用分为三阶用药，丹参、赤芍为第一阶，桃仁、红花为第二阶，三棱、莪术为第三阶。治疗骨痹必用活血药为当归，他认为当归甘辛温，既能补血又能活血，故有和血之功，为治血病要药。初诊时，患者疼痛及麻木症状比较严重，瘀血痹阻日久，经络不通，唯有峻猛药投之，方能彰显其效，郭老首选破血力强的三棱、莪术。复诊时，患者疼痛及麻木症状明显好转，故去掉方中破血效力强的三棱、莪术，改用丹参、赤芍外散风寒，内行气血，有活血通经止痛、祛风疗痹之效，对上肢疼痛尤为专长；桃仁苦甘平，红花辛温，为通瘀活血之要药，"多用破瘀血，少用养血"，两药相须为用，常用于骨痹瘀血偏寒者。郭老指出三棱、莪术、全蝎等破血逐瘀药大多药性峻猛，且大多有毒，易耗血、动血、耗气、伤阴，伤人正气。使用逐瘀的药物，也应在和营行血的基础上逐瘀、驱邪而不伤正，标本兼治。

3. 气虚血瘀，益气化瘀 郭老认为骨痹患者多有正气不足，气血亏虚，人体元气虚衰，无力推动血液运行，血停而为瘀。王清任指出："元气既虚，必不能达于血管，血管无气，必停留而成瘀。"气虚血瘀，经络不通，故郭老用黄芪补气，以黄芪、当归为药对，以治风理血；合桃仁、红花益气养血活血，祛瘀止痛，取"痛则不通，通则不痛"之意，以达治风先治血、血行风自灭的功效。用黄芪补元气，针对"因虚致瘀"的主要矛盾，使元气足则血行畅，瘀滞行而经络通。

4. 气滞血瘀，行气化瘀 人体感受外邪或闪挫、劳伤后，均会引起气血的运行障碍。王清任曰："气无形不能结块，结块者，必有形之血也，血受寒则凝结成块，血受热则煎熬成块。"邪气与血结而为瘀，痹阻不去，日久气滞血瘀，引起诸症。延胡索善行气滞，疏气之力颇著，无攻破下泄重损真气之虞，能辨肝脾两家郁结，尤为专长；柴胡主治胸胁苦满，透邪泄热；香附通行十二经，气药中之最驯良而不嫌其燥者。郭老组方十分注意气机的调理，根据气滞程度的轻重，在活血化瘀药中加入调理气机药，用归肝经的柴胡、香附二味行气药，以引经活血，把辨病位与引经紧密结合起来，达到"气行则血行"之效果。

第四节　善用虫类，剔络搜风

骨痹病因病机复杂，病程迁延日久，久病入络，清代叶天士明确指出："初为气结在经，久则血伤入络。""百日久恙，血络必伤。""风湿客于经络，且数十年之久，岂区区汤散可效。""邪留经络，须以搜剔动药。""藉虫蚁血中搜剔以攻通邪结。"张琪亦云："凡痹证关节受损，僵直变形者，远非一般祛风湿之剂所能奏效，必须用虫类药透骨搜风，通经络止痛。"郭老在治疗久痹、顽痹时常用全蝎、蜈蚣、乌蛇等虫类药，总结如下。

一、虫类药治疗痹病渊源

以虫类药治疗痹病渊源已久，《金匮要略》开虫类药治疗杂病之先河，是现存最早运用虫类药治疗杂病的专著，应用分别散见于"疟病脉证并治""血痹虚劳病脉证并治""消渴小便不利淋病脉证并治""跌蹶手指臂肿转筋阴狐疝蛕虫病脉证治""妇人产后病脉证治""妇人杂病脉证并治"篇中。唐代孙思邈《备急千金要方》、王焘《外台秘要》，宋代许叔微《本事方》均有论述，至清代叶天士则有更大发展，可谓集虫类治痹病之大成。如清代叶天士云："风寒湿三气合而为痹，经年累月，外邪留著，气血俱伤，化为败瘀凝痰，混处经络，须用虫类搜剔，以动药使血无凝着，气可宣通。"故而他取"虫蚁迅速飞走之灵"的特性，借其"俾飞者生升，走者降，血无凝着，气可宣通，搜剔络隧之瘀类"的特点治疗痹证。

二、常用虫类药物种类

虫类药富含蛋白质、脂肪、挥发油及多种微量元素。此类药物大多药性峻猛，具有走窜经络而搜风剔络、散结通阳而祛湿化痰、止痉破血而解痉定痛功效。吴鞠通指出"以食血之虫，飞者走络中气分，走者走络中血分，可谓无微不入，无坚不破"。其气血之质、跃动攻冲之性，能钻透搜剔，破瘀散结，在治疗某些疑难杂症方面明显优于植物药。概而言之，虽然虫类药物的总体功效相似，但临床运用中还是要根据具体药物的作用而选择。郭老治疗痹病常用虫类药物，列举如下。

1. 全蝎 又名全虫，为钳蝎科昆虫东亚钳蝎的干燥体。辛，平，有毒，归肝经。能息风止痉，攻毒散结，通络止痛。本品善于通络止痛，对风寒湿痹久治不愈，筋脉拘挛，甚则关节变形之顽痹，作用颇佳。

2. 僵蚕 又名天虫，为蚕蛾科昆虫家蚕的幼虫在未吐丝前，因感染白僵菌而发病致死的僵化干燥虫体。咸、辛，平，归肝、肺、胃经。能息风止痉，祛风止痛，化痰散结。用于惊痫抽搐、风中经络、口眼㖞斜。

3. 水蛭 又名蚂蟥，为环节动物水蛭科的蚂蟥和水蛭及柳叶蚂蟥等的干燥全体。咸，苦寒，平，有小毒，归肝经。能破血通经，逐瘀消癥。用于癥瘕积聚、血瘀经闭及跌仆损伤等。

4. 蜈蚣 为蜈蚣科昆虫少棘巨蜈蚣的干燥体。辛，温，有毒，归肝经。能息风止痉，攻毒散结，通络止痛。用于风湿顽痹，有良好的通络止痛功效，与全蝎相似，亦可用于痉挛抽搐、疮疡肿毒、瘰疬、结核、顽固性偏正头痛。

5. 乌梢蛇 为游蛇科动物乌梢蛇除去内脏的干燥全体。甘，平，归肝经。能祛风通络，定惊止痉。用于风湿痹痛，本品性走窜，能搜风邪，透关节，通经络，或用于破伤风、急惊风、慢惊风、痉挛抽搐等。

三、用药特点

郭老治疗骨痹，尤其是痹证日久者，虫类药必须要用。临床运用虫类药治疗痹证时，既重视病因，又注意辨证论治，更要根据虫类药各自的主治及功效特点，酌选虫类药，常收到效若桴鼓的疗效。

1. 重视病因，酌加虫药 郭老认为骨痹证多由正气不足，感受风、寒、湿、热之邪所致，常呈慢性进行性过程，病程长，中后期因痰浊瘀血阻闭脉络，停滞于骨骺而致关节肿大、变形，疼痛加剧，皮下结节，肢体僵硬，麻木不仁，其证多顽固难已。病因病机复杂，病程日久，一般常用的草药力量不易达到病所，而虫类药之走窜搜剔则有耕田耙地之功，疏流开渠之效，只要在辨证施治的基础上加入一二味或数味虫类药，就能提高疗效。郭老特别强调，临床运用中药治疗骨痹要根据虫类药独具个性的主治作用而选择。全蝎或蜈蚣善于止痛，临床常用于关节疼痛剧烈者；僵蚕长于祛风化痰，可用于痰浊阻于关节者；乌梢蛇性温通络，走窜之力强，用于寒湿痹阻经络而致周身肢体麻木疼痛者。

2. 辨治优先，精选虫药 郭老认为，骨痹的辨证要紧紧抓住各型的典型特征，确定代表方，适当选择虫类药。单味药力不足时，可采用两三味药配合使用。合理配伍，发挥协同效应，效果更好。临床运用中，常用全蝎配蜈蚣，郭老认为全蝎乃治风要药，蜈蚣搜风通络止痛之功胜于全蝎，二者相须配伍，祛风通络以止痛，解毒散结以消肿，相得益彰，外达经络，内走筋骨，为治疗痹病的经典药对。郭老也用全蝎配僵蚕，全蝎善于通络止痛，僵蚕长于祛风化痰，二者合用，有祛风、化痰、通络止痛之功。

3. 紧扣主治，合理配伍 虫类药物虽为血肉有情之品，但补益之力稍弱，主要以祛邪为主。故临床运用虫类药物时要注重患者的体质，尤其是体弱多病、月经量多、血虚肾亏、小儿及肝肾功能衰退者慎用，勿犯虚虚之戒。另外，由于虫类药富含异体蛋白，过敏体质和孕妇切忌使用；大凡虫类药均属破气耗血伤阴之品，过用易伤正，宜中病即止；再者，大多数虫类药物均具有毒性，故需严格控制虫类药的使用剂量，注意炮制方法和服用方法，以免中毒；虫类药的临床应用，除应注意各药的特性以发挥其特长外，还要善于与其他药物适当配合，才能提高临床疗效。痹病寒湿盛者，用乌梢蛇祛风渗湿，并配以川乌、苍术、细辛；夹痰者，用僵蚕祛风化痰，并配以白芥子；痛甚者，用全蝎或蜈蚣以搜风定痛，并配以延胡索或乌头；同时因为虫类多燥，故在应用时强调适当配以滋阴养血、补肝肾之品，如地黄、石斛、当归、白芍、牛膝、川断、杜仲、淫羊藿、阿胶、鹿胶、鹿角霜、龟板或补气养血的方剂如黄芪桂枝五物汤、四物汤与之相伍，制其偏性，防其耗血之弊，使之燥而不伤，滋而不腻，获取相得益彰之效。

4. 攻补有序，安全使用 郭老指出，虫类药具有攻补双重作用，"攻"是因为虫类药有走窜之性，如"活血祛瘀"等；"补"是因虫类药为血肉有情之品，如"壮阳益肾""补益培本"即是此意，虫类药总体以攻为主。所以适当选用虫类药治疗骨痹虽然效佳，但因"攻"亦有伤正之弊，故不能长期大剂量运用。以全蝎为例，全蝎毒素类似蛇神经素，毒性甚剧。不良反应有过敏反应，临床上表现为全身剥脱性皮炎、大疱性表皮坏死松解症和剧烈腹痛。全蝎对心血管、泌尿系统也有损害，患者用药后可出现心悸、心慌，心动过缓，血压升高，继之血压突然下降，小便涩痛不利，尿少，尿蛋白等。另外，全蝎可产生剧烈的毒性反应，常表现为呼吸系统毒性反应与神经系统中毒反应。全蝎蝎毒对骨骼肌有直接抑制作用，可诱发骨骼肌自发性颤搐和强直性收缩，最后导致不易恢复的麻痹。此外全蝎提取液还可对非特异性免疫和体液免疫功能有抑制作用。现代研究表明，全蝎盐制后，其有毒微量元素——钯含量明显增高，提示盐制后可能使其毒性增加。故临床上应严格遵循其使用范围、剂量及方法，应详细询问患者病史、既往史、过敏史，切不可忽视患者的体质及个体差异。对于连续用药者，应加强监护，以防发生体内蓄积中毒。

第五节　巧用藤类，通经入络

骨痹多因正气不足或脏腑功能失调、风寒湿热燥等邪为患，痰浊瘀血留滞，引起经脉气血不通不荣，出现以肢体关节疼痛、重着、麻木、肿胀、屈伸不利，甚则关节变形、肢体痿废。临床上多有慢性渐进性、反复发作性及异质性等特点。郭老临床治疗骨痹喜用藤类药物配伍，疗效满意。虽然藤类药皆有祛风除湿、舒筋活络之效，但是其性味及归经不同，临床专治有所各异，宜辨证用之，现将郭老运用藤类药物经验总结如下。

一、藤类药种类及功效

藤类药繁多，历代医家在其功效主治方面有着详细的记载，《本草纲目》云："藤类药物以其轻灵，易通利关节而达四肢。"根据中医学取象比类的辨证方法，藤类条达，舒筋活络,《本草汇言》云:"凡藤蔓之属,藤枝攀绕,性能多变,皆可通经入络。"前人谓:"风邪深入骨骱,如油入面,非用蔓藤之品搜剔不克为功。"言明藤类药物有祛风之功。以藤类药物舒展、蔓延之特性,善走经络,通其所滞。藤类药物中辛温之品,可温通经络、散寒止痛。除祛风散寒通络之功效外,藤类药物还具养血活血之功,正如"治风先治血,血行风自灭"。郭老常用的藤类药物主要有青风藤、海风藤、鸡血藤、络石藤、金银藤、夜交藤、钩藤等。清热除湿,祛瘀通络应用金银藤;祛风止痛,除湿通络应用青风藤、海风藤;舒筋通络应用络石藤等;养血安神,祛风通络应用鸡血藤、夜交藤、钩藤。

二、临床应用经验

祛风止痛主要选择海风藤、青风藤。海风藤辛、苦,微温,入肝经,善搜络中之风邪,既能祛风除湿又能通经活络,善治风中络和游走性疼痛,人称"截风要药"。青风藤辛、苦,温,性平,祛风除湿,通经活络,故《本草汇言》云:"散风寒湿痹之药也,能舒筋活血,正骨利髓。故风病软弱无力,并劲强偏废之证,久服常服,大建奇功。"火热阳邪,易耗津伤液,使血行涩滞,局部红肿热痛,治以金银藤、络石藤清热凉血止痛。络石藤苦,微寒,入心、肝、肾，祛风通络，凉血消肿，对肿痛之症尤为适宜。《要药分剂》云："络石之功，专于舒筋活络，凡患者筋脉拘挛不易伸屈者，服之无不获效，不可忽之。"《本草纲目》："络石，气味平和，其功主筋骨关节风热痛肿。"络石藤用于治疗风湿热痹，其利关节、止疼痛、舒筋脉、止拘挛作用尤为突出，且善通络中之滞，肝肾之风湿痛痹者宜。忍冬藤又名金银藤、二花藤、银花藤，甘寒，归肺、心、脾胃经。功能清热解毒，通络活络，对关节红肿热痛、屈伸不利者尤佳。只要有热象，不论虚实均可用忍冬藤，是一味清热通络、消肿止痛的平稳药。用于养血活血的药物主要有鸡血藤。鸡血藤苦、微甘，性温，苦而不燥，温而不烈，行血散瘀，调经止痛，又能补血行血，守走兼备，舒筋活络，祛风止痛，对于血虚、血瘀所致的手足麻木、疼痛，腰膝酸痛等风湿痹痛有较好的效果。《本草纲目·拾遗》称"其藤最活血，暖腰膝，已风瘫，有瘀可化，血虚可补，为稳妥之药……"临床证候各异，应选择不同的藤类药辨证施治。

明代名医张景岳说："用药如用兵。"药物合理配伍，可提高疗效。如青风藤善治风疾，温达肝脾，以风气通于肝，风胜湿，湿气又通于脾，故能燥湿厚脾；海风藤辛苦微温，通络利水，又能清热解毒。二药合用专治风寒湿痹之关节酸痛、筋脉不利。海风藤祛风湿，通经络；络石藤宣风通络，苦寒能清热凉血消肿。两药合用能祛风通络止痛，故治风湿化热之关节肿痛、筋脉拘挛不能屈伸者最有效。偏于风盛者，用青风藤、海风藤祛风止痛，配以秦艽；寒湿偏盛时，用鸡血藤以散寒除湿，并配以细辛、川乌、防风等性温之品增强其温通之力；湿热偏盛者，以络石藤、金银藤泄热降温通络，并配以知母、石膏、赤芍；痰湿重者，钩藤利湿浊、化浊痰，并配以半夏、僵蚕、白芥子；夹瘀者，用鸡血藤活血通络，并配以桃仁、红花活血祛瘀；关节肿胀变形、疼痛灼热者，以青风藤、海风藤清热消肿止痛，夏枯草、泽泻、车前子散结消肿；腰痛明显者，加狗脊、川断、桑寄生；关节僵硬，活动受限者，加木瓜、威灵仙等。《素问·金匮真言论》云："邪之所凑，其气必虚，正气存内，邪不可干。"正虚明显，偏于阳虚者，用鸡血藤、青风藤，并配以淫羊藿、仙茅补阳扶正；偏于阴虚者，配以女贞子、墨旱莲。

三、自拟方解析

郭老临床治疗骨痹自拟三藤消痹汤补气活血、舒筋通络，即黄芪 30g，当归 10g，茯苓 10g，白术 10g，桃仁

10g，红花 10g，鸡血藤 15g，金银藤 15g，夜交藤 15g。对肝肾不足，精血亏损，筋骨失养，关节不利，或痛，或酸，或肿，或麻，效果明显，对血虚、血瘀之痹痛效佳。鸡血藤苦、甘，温，归肝、肾经，具有补血活血、舒筋通络之功，对手足麻木、肢体瘫痪、风湿痹痛及血虚萎黄等有良效。《饮片新参》载其："去瘀血，生新血，流利经脉。治暑痧，风血痹证。"金银藤甘、寒，入心、肺经，具有清热解毒、凉血通络之功效。如《履峻岩本草》曰："治筋骨疼痛。"《医学真传》亦有云："夫银花之藤，乃宣通经脉之药也……通经脉而调气血，何病不宜。"夜交藤甘、平，入心、肝经，具有祛风通络、养血安神之功。本药多用于因精血亏虚、心神失养而引起的失眠多梦、血虚身痛、风湿痹痛等。《本草正义》云："调和阴阳之药。"《本草再新》记载："补中气，行经络，通血脉，治劳伤。"三藤合用配合黄芪，当归补气活血，屡获奇效。

第六节　尊崇东垣，巧用风药

风药是指一类气味辛薄，药性升浮，具有发散上升作用的药物，如升麻、柴胡、羌活、独活等，具有轻灵善动的特性，秉承肝木之性，善行，走而不守，轻悍性动，《脾胃论》云："诸风药皆是风能胜湿也。"又云："风者，春也，木也，升发之气。"张元素根据五运六气学说将药物性味归纳为风生升、热浮长、湿化成、燥降收、寒沉藏五类。"风生升，味之薄者，阴中之阳，味薄则通，酸、苦、咸、平是也"，李东垣后来就将"风生升"类药称之为"风药"，包括防风、升麻、柴胡、葛根、羌活、独活、细辛、白芷、藁本、川芎、蔓荆子、天麻、麻黄、荆芥、薄荷等味薄清轻升散之品。

风药开腠理，质轻味辛，药性升浮，善行，具有开泄腠理、发散祛邪的作用，郭老治疗骨痹多以此类药物作为诸药之引导，引领诸药直达病所，使入侵之邪从表而解，祛除了引发血瘀的直接原因，故可恢复血行，使痹痛缓解。同时风药具有辛散、宣通之性，东垣谓之"风药行经"，许多风药都有活血之效。郭老多灵活配伍用来治疗骨痹疼痛。偏寒者选用辛温之麻黄、桂枝、细辛，偏热者选用辛凉之柴胡、薄荷、蝉蜕等，使寒祛热散，经气畅达，通则不痛。此外风药可疏肝行气止痛。《黄帝内经》云："凡十一脏皆取决于胆。"李东垣认为"胆者，少阳春升之气，春气升则万化安。故胆气春升，则余脏从之"。胆附于肝而属木，风药禀轻灵之性，应肝性之条达，彰显木气升发之象，能畅达肝气以顺应肝木之曲直，以其升发作用启发肝胆的春升作用，入肝经而助升发疏泄，故能开发郁结、宣畅气机，从而疏通脏腑经络之气，调节气血运行，使血脉通畅，治疗气滞血瘀及气郁化火之疼痛。

一、风药的作用

1. 发散祛邪 风药质轻味辛，药性升浮、善行，具有开泄腠理、发散祛邪的作用，能使入侵之邪从表而解，祛除了引发血瘀的直接原因，故可恢复血行，对血瘀因外邪入侵者较为适宜。风药具有向上、向外的特性，故能祛除肌表风邪。郭老治疗骨痹应用风药多配伍益气补中之药。在《脾胃论·脾胃虚实传变论》中，东垣谈到"不因虚邪，贼邪不能独伤人，诸病从脾胃生而明矣"，即使是外感六淫致病，也是因脾胃亏乏，正气不足，不能抗御外邪所致。郭老临床根据辨证寒热之不同，分别选用辛温之麻黄、桂枝、细辛等，或选用辛凉之柴胡、薄荷、升麻等。

2. 调理气机 风药气轻味薄，升散宣泄，善入肝经以助肝胆之用，具开发郁结、宣畅气机之功，故能疏通脏腑经络之气，调节气血运行，利于血脉通畅，消散瘀血。脾胃为气机升降枢纽，脾气主升，胃气主降，胃失和降，可影响脾之升清，脾失运化，亦影响胃的和降。而临床常见脘腹痞满之痞证皆因脾胃升降失调所致，风药辛散，善行，走而不守，能调理中焦气机，使中焦气机郁结不畅者得以开达舒畅。但风药多升发，故郭老常注意配以和降之品来相辅相成。如治疗股骨头坏死用柴胡、升麻助脾之升，又用牛膝引血下行。风者，春也，木也，升发之气，厥阴风木为肝所主，同气相求，故风气通于肝，风药应肝性之条达，所以可用风药来升发疏泄。郭老疏肝解郁常用风药香附、柴胡，两药不仅能升散郁遏之肝气，还能将郁热透出肌表，给热邪以出路，即"风者，散也"。

3. 升阳举陷 风药性味每多辛温，辛则行散，温能宣通，长于畅达阳气，振奋人体气化，使阳气通达而血流畅行，李东垣在《脾胃论》中反复强调饮食不节、劳倦过度、寒温不适及情志失常等因素均可导致脾胃气虚，气机升降失调，久而便可引起清阳下陷，治疗当在益气健脾的基础上配用风药，借其辛散升浮之性，升阳举陷。郭老治疗股骨头坏死应用补中益气汤为代表，其重用黄芪、党参益气健脾，配升麻、柴胡升举其下陷清阳，柴胡能令清气从左而上达，升麻能令清气从右而上达，两药合用以引元气之升，血瘀得除。

4. 散化湿邪 风药性温燥，气芳香，善于燥湿化痰，畅气胜湿，能祛痰湿于流散之地，疏被郁阻之气，使气血畅达而解瘀滞之血。"水之淖淖，风之则干"，东垣云："诸风药皆是风能胜湿也。"对于湿邪，"用淡渗之剂以除之，病虽即己，是降之又降，是复益其阴而重竭其阳"，故治疗湿邪，无论内湿、外湿，东垣提出"必用升阳风药即瘥"，创升阳除湿法。郭老对湿邪停留于肢体经络关节所致的痹证，多为外湿为患，常选用风药，如治疗"风湿相搏，身体疼痛"的羌活胜湿汤，羌活、独活、防风升阳除湿。再如除风湿羌活汤，更是以羌活、独活、防风、升麻、柴胡等风药散化湿邪，使湿祛而络通。

二、风药的临证应用

骨痹多由湿邪阻滞经络，症见肢体疼痛、重着、活动不利等。湿邪来源有二：一是外感六淫之湿气，留著于经络脏腑；二是脾胃虚弱不能运化水谷，内蕴成湿邪。两者也可以相互影响而酿成湿邪。治湿可以有多种方法，郭老推崇李东垣"风药胜湿"，临证多选大队风药除风胜湿。风药大多气辛性温，体轻而善行，气行则水湿不得流著经络四肢。风药体轻善行之性正好可以克制湿性之黏着。《内外伤辨惑论·四时用药加减法》曰："如风湿相搏，一身尽痛，以除风湿羌活汤主之……所以然者，为风药已能胜湿。"又曰："脊痛项强，腰似折，项似拔，此足太阳经不通行，以羌活胜湿汤主之，羌活、独活、藁本、防风、炙甘草、川芎、蔓荆子。"

1. 首辨寒热，章法分明　寒凝血瘀者，以风药通阳止痛。《素问·举痛论》曰："经脉流行不止，环周不休，寒气入经而稽迟，泣而不行，客于脉外则血少，客于脉中则气不通，故卒然而痛。"风药性味每多辛温，辛则行散，温能宣通，长于畅达阳气，振奋人体气化，使阳气通达而血流畅行，血瘀得除。对阳虚不振、阴寒内凝之血瘀证，郭老常选用桂枝、细辛、羌活等疏风药，伍以温阳散寒之品，取其通阳畅气以助温里散寒药消散阴寒凝滞之用。热郁血瘀者，风药散火止痛，"因肝主疏泄，中藏相火。肝虚不能疏泄，相火即不能逍遥流行于周身，以致郁于经络之间，与气血凝滞，而作热疼"。黄元御云："人之经气不郁则不盛，郁则阳盛生热。"热郁血瘀者，郭老选用辛凉风药，如柴胡、薄荷、蝉蜕、葛根、防风之类具有轻扬之性或含芳香之气的风药，以开发郁结，宣畅气机，使血脉通调，通则不痛。

2. 护卫正气，燥润相济　风药味辛，禀性轻灵，上行下达，彻内彻外，走而不守，变动不居。风药不仅祛除表邪，亦能祛除里邪，走散无定，善开通气机。风药辛散温通香燥，发散走窜之性很强，易耗散阳气，损耗阴精，致正气亏损。郭老告诫应注意"诸风之药损人元气而益其病"之弊，需配伍参、芪、术、苓等益气之品以防伤正。风药温燥，郭老临证施用时一般药味不多，用量不大，以免耗津伤阴。他多选用风中之润剂，如秦艽、防风、川芎、白芷等，如秦艽、防风就有"风中润剂"之称，郭老临证更喜用之。因风药升散，易升阳助火，对阴虚阳亢者使用多注意配伍养阴之品，如当归、麦冬之属，以防风药之偏颇。

3. 行气活血，轻灵活泼 风药升散行窜，走而不守，除能振奋人体气机，间接促进血液运行外，还能直接作用于血分，疏通血络，消瘀逐滞。郭老风药常用麻黄，因其性味俱轻，善于走窜开通玄府，凡其他药物药力不及之处，其皆可至。既能轻洒发散透发肌肤、腠理、经络中的风寒邪气，又能深入脏腑，温散寒凝、痰停、瘀血，更能发散肌肤、腠理、经络、脏腑中的水气。《本草经疏》称"麻黄，轻可去实，故疗伤寒，为解肌第一"。《本草通玄》称"麻黄轻可去实，为发表第一药"。郭老临证，认为骨痹所导致的疼痛如果具备上述特点均考虑选用麻黄。对于血虚致瘀之不荣则痛之证，郭老强调不可纯补，以免呆滞，加用风药之流通，既可防止滋腻碍胃、呆补之弊，亦可增加补血药的作用。对于久病腰痛，邪结隐曲，病邪深伏，久治不愈，非一般草木之品及峻攻可效，郭老取张仲景虫蚁搜剔通络法，依《临证指南医案》所云："须藉虫蚁血中搜逐，以攻通邪结。""其通络方法，每取虫蚁迅速飞走诸灵，俾飞者升，走者降，血无凝著，气可宣通。"常用药有蜈蚣、全蝎等虫类风药，取其性善走窜，剔邪搜络之性，"灵动迅速，追拔深混气血之邪"，用治草木攻逐之品不效之骨痹疼痛，效如桴鼓。

第七节　善用引经，直达病所

归经理论初现于《黄帝内经》。汉代张仲景《伤寒杂病论》分经用药，为归经理论的形成奠定了基础。至金元时期，张元素发明了药物"引经报使"之说，基本形成了归经理论，后经李东垣、王好古及历代医家的发挥和运用，归经之说日趋完善。古代医家"引经之药，方剂中用为向导，则能接引众药，直入本经，用力寡而获效捷也"的学术观点与西医学理论的载体学说有着相似之处，引经药物作为药物的"定向载体"，引药直达病所，把药物送到作用点或靶器官。在多年临床辨证治疗骨病内治的基础上，郭老深悟药性专司、制方专主之理，以气血理论为指导，酌情加入引经药，常取得事半功倍的效果。

虽然中医学把引经药定义为"引药直达病所"，但现代研究认为"引经"的过程不可能是一个简单的机械的过程，而应该是药物在复方中对其他药物的影响和对机体作用的靶向性。临床工作中应注意将引经理论与现代的靶向学说相结合，为现代靶向给药体系的发展提供新的研究思路。按受伤部位的经络分布在其基础方上加用引经药物，如上肢损伤加续断、桂枝等；下肢损伤，加牛膝、木瓜等；头部损伤，加防风、白芷等；背部损伤，加威灵仙等，是郭老辨证用药的特色之一。

一、引经药的种类

有关文献记载的引经药分类较乱，认定也不统一，经整理可分为如下两类：一为按十二经记述，如手太阴肺经为桔梗、升麻、葱白、辛夷，手阳明大肠经为白芷、石膏，足太阴脾经为升麻、苍术，足阳明胃经为白芷、石膏、葛根，手少阴心经为细辛、黄连，手太阳小肠经为木通、淡竹叶，足少阴肾经为肉桂、细辛，足太阳膀胱经为羌活，手厥阴心包络经为柴胡、丹皮，手少阳三焦经为连翘、柴胡，足厥阴肝经为柴胡、川芎、青皮、吴茱萸，足少阳肝经为柴胡、青皮。二为按六经记述，如太阳经用羌活、防风、藁本，阳明经用升麻、葛根、白芷，少阳经用柴胡，太阴经用苍术，少阴经用独活，厥阴经用细辛、川芎、青皮。

1. 十二经引经药　此类药为临床所常用，多为治疗外感六经病证各方的主药，如桂枝、白芍、细辛、黄连、石膏、知母等，都是六经主方的主药。其他如羌活、独活、葱白、川芎、青皮等，也是金元以来医家治疗外感表证常用方剂中的主药。这些引经药既有引药入经之效，又能在方中发挥其主要治疗作用。但在内科杂病中应用这些药物时，多为引经报使之用。

2. 病证引经药　这类药物大多分散记载于本草、医方中，多为临床经验总结。多数病证引经药是对某些病证或某些处方具有特殊作用药物。有些是对某些病证有明显疗效，有些是可增强或扩大某一方剂的作用。这类药物虽然号称引经药，但实际上与临床辨证论治中随证加减药是相似的。由于此类药是从临床中总结出来的，因而比十二经引经药针对性更强、实用性更大。

3. 局部、穴位引经药　其应用多见于外科与骨伤科病证中，如十三味总方、少林秘传内外损伤主方等都是骨伤科常用方。这些方剂总结的一些局部、穴位引经药受到了临床医家的重视。

二、引经药的功用

一般认为引经药就只起"引经报使"的作用，其实不然，很多引经药都可作为方剂中的主药，既是君药，也是使药。但不是所有的病证和方剂都用引经药，往往以经之所过部位为主，结合脏腑经络辨证，选用适当的引经药物增强疗效。关于引经药的功用，就临床运用来看，其作用主要表现在以下两个方面。

1. 引药归经脉 指引经药在方剂中先驱先行，引药入经。如左金丸为清泻肝火之剂，方中吴茱萸辛热入肝，黄连苦寒入心，吴茱萸为肝经引药，可引黄连之寒来清肝火。白虎汤主治阳明经热盛，石膏用以引诸药入阳明经而收清热生津之效。麻黄附子细辛汤中，细辛可引导少阴经寒邪出于太阳之表等。头痛因部位不同而涉经各异，《丹溪心法》在治疗时即注重引经药的运用，指出"头痛须用川芎，如不愈各加引经药，太阳川芎，阳明白芷，少阳柴胡，太阴苍术，少阴细辛，厥阴吴茱萸"。

2. 引药至病所 一些引经药具有明显的作用趋向，可引导他药作用于病所。如补中益气汤，以升麻、柴胡为引，升提下陷之中气。清胃散中也以升麻引诸药清泻胃火。其他如川芎引药上行，牛膝引药下行，桔梗载药上达，肉桂引火归原；上肢痛用桂枝、桑枝、羌活，下肢痛选牛膝、独活等，均为实践所得，已为医者习用。此外，治疗头痛时，无论外感内伤，常佐用风药，如羌活、蔓荆子、防风等，实亦寓引经之意，李中梓对此解释为："高巅之上，惟风可到。阴中之阳，自地升天也，在风寒湿固为正用，即虚与热亦假引经。"

三、运用引经药的注意事项

1. 引经作用，并非不变　炮制可改变药物的性能，如土炒入脾，盐炒入肾，醋制入肝，蜜制归肺，酒炒上行。引经药的引导作用随炮制不同也会随之发生变化。

2. 辨证使用，有的放矢　运用引经药，应以辨证为前提，充分考虑其本身的药性与功能，尽可能功能与导向统一，使药效得以充分发挥。如手少阴心经引经药黄连与细辛，清心火时选黄连，通心阳时用细辛。再如痛泻要方中的防风，既能引药入脾，又能散肝郁，舒脾气，胜湿止泻；龙胆泻肝汤之柴胡，既能引药入肝胆，又能疏畅肝胆。

3. 重视功能，不拘引经　临床辨证用药组方，重要的是看药物的基本功能，而非一味强调某药的引经作用。实际上在众多的方剂中，选用药物的依据主要是功能与归经，而选药引经的则为数较少，这就是说，引经的作用是重要的，但并非是必须的。因此，不能过分夸大引经药的作用。

四、骨伤科引经药引用举例

骨伤科疾病与经脉密切相关，各经脉都有自己独特的循行路线，受病之经往往会在其循行部位上出现各种病证。因而，着眼于病变所在经络循行部位，然后结合病因、病机，即可选用适合治疗该病的相应经方。

1. 头部 为清阳之舍，一旦头部受损，轻者震激脑海，重者伤及颅脑，导致颅内血脉损伤或瘀血内蓄，出现头晕、头痛、嗜卧、泛恶、昏迷、肢厥等症状。其病在足厥阴肝经，兼及督脉。脑为"灵明"之府，若脑部受震，必伤及"灵明"，而瘀阻清窍，出现清阳浊阴升降失调之病机。

故在论治上，分初、中、末三期调治。初期以柴胡细辛汤为主升清降浊、化瘀宁神，药有柴胡、细辛、薄荷、当归尾、土鳖虫、川芎等；中期用天麻钩藤汤合川芎茶调散加减平肝息风、活血养血，药有天麻、钩藤、丹参、酸枣仁、柴胡、川芎等；末期则视其体质强弱，予调中保元汤合补中益气汤加减健脾益气、调养补肾，药有黄芪、党参、白术、补骨脂、生地黄、升麻、柴胡、川芎等。可见其引经之药均为柴胡、川芎。以柴胡、川芎作为头部引经之药，既能够起到行气化散血滞的作用，更能促使全方药力随经气循行而通达病所。

2. 颈部 为诸脉会通之处，若颈部外伤、姿势不正、长期伏案、劳损等原因，使颈部气血通道闭折，出现头痛、头晕、项背强直、活动牵掣、手指麻木、耳鸣、泛恶等症，即形成颈椎病。

六经理论认为太阳膀胱经与少阴肾经互为表里，如果少阴精血亏虚，肾气化生之源匮乏，则无力起启督脉气血，以致不能濡润太阳之表，难以推动周身脉气；同时少阴肾气乏力，使太阳膀胱气化不利，气不化津，水津不布，水液不能滋养经脉，从而导致阳气不利、经血不畅、气血瘀滞之病机。故论治上，一方面补其肾、助气化，另一方面行气道、化瘀滞，因果并论，标本兼治。

川芎入肝胆经。肝之经脉绕外阴，过少腹，入内属肝络胆，向上连于目系，与脑相通，其支脉则流注于肺。胆之经脉入胸中，贯横膈，属胆络肝。川芎能调肝胆经脉气血，畅督脉经气，故以其作为颈部伤疾的引经要药。

3. 胸部 为清旷之在，胁为肝之分野，胸胁是厥阴、少阴分布之所，若因跌仆磕撞闪挫，而致气血、经络和脏腑等损伤，引起气机不畅，疏泄失常，出现胸胁骨膜之间疼痛拒按、呼吸转侧活动牵掣，或有肿胀、咳呛加剧等症，即所谓胸胁内伤之疾，而"内伤之疾，不论其旧伤宿损，或虚实之证，总与肝经相系"。故施治时往往选用肝经引经之药，强调肝经的气血条达，以石氏胸胁合剂加减治之，药有柴胡、香附、延胡索、郁金、当归、蒲黄、三七等，其中引经药为柴胡、香附药对。以此为引经药，运用于临床，在脏主血，在经主气。以之治脏，是血中之气药；以之治经，是气分之药。只要配伍得当，自能开郁散滞而通达上下，使肝经气血畅行。

4. 腰部　是足太阳膀胱和督脉循行的通道。若腰部用力过猛或失当、腰部屈伸动作不相协调、猝然咳嗽喷嚏、长期姿势不正、劳损等因，均易使腰络受损，经脉阻塞，气血运行失畅，而产生腰痛。《景岳全书》曰："腰为肾之府，肾与膀胱为表里，故在经则属太阳，在脏则属肾气，而又为冲任督带之要会。"

腰部为足太阳经循行部位，如腰痛伴有拘急不舒，辨为太阳经气不利者，可予葛根汤治疗。腰椎间盘突出症出现下肢外侧疼痛的，因下肢外侧为足少阳胆经循行部位，如患者疼痛多为胀痛且脉弦有力等，辨为少阳气郁，可予小柴胡汤加减治疗。《本经逢原》曰："丹溪言牛膝能引诸药下行,筋骨痛风在下者宜加用之。"牛膝味甘苦酸,入肝肾之经,其走而能补,性善下行,具有补肝肾、强筋骨、利腰膝、通经络之效。正如《医学衷中参西录》所云:"牛膝,原为补益之品,而善引气血下注,是以用药欲其下行者,恒以之为引经。故善治肾虚腰疼腿痛,或膝痛不能屈伸,或腿痿不能任地。"郭老将牛膝作为腰腿部疾病的引经药使用,临床上治疗腰椎间盘突出症、腰椎管狭窄症、下肢肌痿无力等,常随证加用,疗效颇著。正如《本草正义》所言:狗脊"能温养肝肾,通调百脉,强腰膝,坚脊骨,又能固摄冲带,坚强督任,引经向导。"故腰痛方中每每使用狗脊。

5. 髋部 股骨头坏死之骨质塌陷是一种中气下陷的表现,治疗常以补中益气汤为基础方,用升麻作为引经药发挥升阳举陷的作用。《灵枢·经脉》云:"肝足厥阴之脉……循股阴,入毛中,环阴器。"足少阳经的循行是由上至下,足厥阴经则由下至上。升麻在补中益气汤中引清气上升,使该方突显益气升提之功。去除升麻,该方只有补益气血之功,而不能益气升提,升举下陷之脏器。现代药理学研究也证明,用升麻药效明显,去升麻则药效降低且不能持久，说明升麻与其他药具有协同作用。

6. 四肢 为手足之经的主要循行通路。一旦其肢节受损，轻者扭捩挫蹉，重者伤筋折骨，均能内动经络，使血行之道不得宣通，瘀血内停，气血凝滞，从而瘀积为肿为痛。常以三期辨证为原则，早期：活血、化瘀、消肿为主，药有生地黄、当归、赤芍、桃仁、泽兰、王不留行、桂枝或牛膝等；中期：接骨、续筋、和络为主，药有当归、丹参、独活、续断、狗脊、川芎、泽兰、红花、桂枝或牛膝等；后期：健筋、壮骨、温经为主，药有黄芪、炒党参、焦白术、当归、续断、狗脊、白芍、伸筋草、红花、桂枝或牛膝等。若骨折者，加煅自然铜、骨碎补等；痛甚者，投乳香、没药等；青肿甚者，添紫荆皮、黄荆子等。其引经药上肢选用桂枝，下肢运用牛膝。

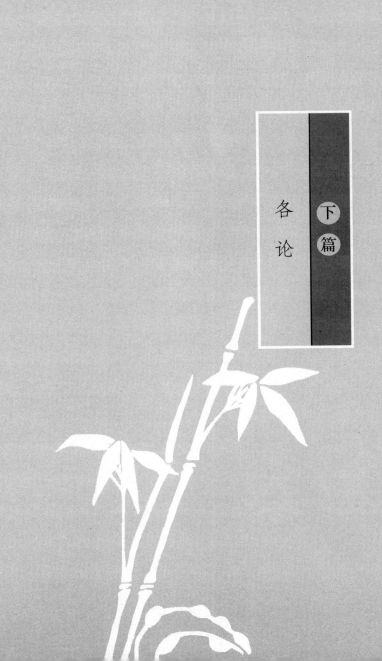

下篇

各论

第六章
骨病常见疾病及医案

强直性脊柱炎

强直性脊柱炎是一种慢性炎症性疾病，主要侵犯中轴骨骼，以骶髂关节处为标志，髋、肩以外的周围关节受累少见。早期表现为滑膜炎和韧带附着点的病变。晚期由于韧带钙化造成脊柱强直。临床以腰骶部僵硬、疼痛，脊柱活动受限，甚或强直为特点。属中医学"大偻""龟背风""竹节风""骨痹"范畴。

【病因与发病机理】

（一）西医病因与发病机制

西医学对本病的病因及发病机制尚不清楚，目前认为可能是基因和环境因素等综合作用引起的疾病。本病的病变部位主要见于肌腱、关节囊韧带的骨附着点，病理变化是附着点炎和滑膜炎两种类型，最后受累部位关节囊和韧带钙化，形成骨性强直。

（二）中医病因病机

患者先天不足，后天失养，肝肾亏虚，督脉失养，阴阳气血失调，正气不固，风、寒、湿、热诸邪乘虚入侵，直中伏脊之脉，气血凝滞，筋骨不利以致痿弱不用。其中，肝肾亏虚是发病的关键。

【临床表现】

起病大多缓慢而隐匿。男性多见，且病情一般较女性严重。发病年龄多在 10 ～ 40 岁，以 20 ～ 30 岁为高峰。16 岁以前发病者称幼年型强直性脊柱炎；45 ～ 50 岁以后发病者称晚起病强直性脊柱炎，临床表现常不典型。

早期症状常为腰骶痛或不适、晨僵等。也可表现为臀部、腹股沟酸痛，症状可向下肢放射而类似"坐骨神经痛"。少数患者以颈、胸痛为首发表现。症状在静止、休息时反而加重，活动后可以减轻。夜间腰痛可影响睡眠，严重者可在睡眠中痛醒，需下床活动后方能重新入睡。约半数患者以下肢大关节如髋、膝、踝关节炎症为首发症状，常为非对称性、反复发作与缓解，较少表现为持续性和破坏性。

其他症状如附着点炎所致胸肋连接、脊椎骨突、髂峰、大转子、坐骨结节及足跟、足掌等部位疼痛。典型表现为腰背痛、晨僵、腰椎各方向活动受限和胸廓活动度减少。腰椎和胸廓活动度降低，早期多为附着点炎引起，对非甾体抗炎药反应良好。后期为脊柱强直所致，对治疗反应不大。随着病情进展，整个脊柱可自下而上发生强直。先是腰椎前凸消失，进而呈驼背畸形、颈椎活动受限。胸肋连接融合，胸廓硬变，呼吸靠膈肌运动。

关节外症状包括眼葡萄膜炎、结膜炎、肺上叶纤维化、升主动脉根和主动脉瓣病变及心传导系统失常等。神经、肌肉症状如下肢麻木、感觉异常及肌肉萎缩等也不少见。

晚期病例常伴严重骨质疏松，易发生骨折。颈椎骨折常可致死。

【诊断依据】

1. 病史　有家族史或受寒湿病史。

2. 临床症状　早期可见腰骶部晨僵疼痛，症状逐步加重，功能受限，呈上行性发展，晚期脊柱强直并可累及髋膝关节。

3. 体征　骶髂关节压痛，脊柱活动受限，枕墙距、指地距、跟臀距减小，骨盆挤压分离试验阳性，"4"字试验阳性，脊柱及胸廓活动度减小。

4. 辅助检查

（1）血常规：轻度贫血。

（2）炎性指标：活动期血沉、C- 反应蛋白增高。

（3）免疫学检查：HLA-B$_{27}$ 阳性率达 90% 以上。

（4）X 线检查：骶髂关节软骨下骨缘模糊，骨质糜烂，关节间隙模糊，骨密度增高，关节融合，椎体早期呈方形变、椎小关节模糊、椎旁韧带钙化、骨桥形成，晚期竹节样改变。

（5）MRI、B 超检查：可早期发现骨髓水肿、关节积液等损害。

【辨证论治】

（一）活动期

1. 肾虚督寒证

证候：腰、臀、胯疼痛，僵硬不舒，牵及膝腿痛或酸软无力，畏寒喜暖，得热则舒，俯仰受限，活动不利，甚则腰脊僵直或后凸变形，行走坐卧不能，或兼男子阴囊寒冷，女子白带寒滑，舌苔薄白或白厚，脉多沉弦或沉弦细。

治法：补肾祛寒，强督除湿，散风活瘀，强壮筋骨。

方药：补肾强督祛寒汤加减。熟地黄、淫羊藿、金毛狗脊、制附片、鹿角胶（或片或霜）、杜仲、骨碎补、补骨脂、羌活、独活、桂枝、川断、赤芍、白芍、知母、地鳖虫、防风、川牛膝、怀牛膝。

加减寒甚病重者，加制川乌、制草乌、干姜、七厘散助阳散寒止痛；关节沉、痛、僵重，舌苔白厚腻者，去熟地，加片姜黄、炒白芥子、生薏米；大便溏稀者，可去或减少川牛膝用量，加白术，并以焦、炒为宜；项背寒痛者，可加重羌活用量，并加炙麻黄；久病关节僵直不能行走，或腰脊坚硬如石者，可加透骨草、寻骨风、自然铜及泽兰，甚者可再加急性子。

2. 邪郁化热证

证候：腰、骶、臀、胯僵痛、困重，甚则牵及脊项，无明显畏寒喜暖，喜凉爽，伴见口干、咽燥、五心烦热、自汗盗汗、发热或午后低热，甚者关节红肿热痛、屈伸不利、纳呆倦怠、大便干、小便黄、舌偏红、舌苔薄黄或黄白相兼少津，脉多沉弦细数，尺脉弱小。

治法：补肾清热，强督通络。

方药：补肾强督清热汤加减。狗脊、生地黄、知母、鹿角霜、骨碎补、龟板、秦艽、羌活、独活、桂枝、白芍、黄柏、地鳖虫、杜仲、桑寄生、炙山甲。

加减：若午后潮热明显者，加青蒿、炙鳖甲、银柴胡、胡黄连、地骨皮；若咽干、咽痛，加玄参、知母、板蓝根；若关节红肿疼痛、僵硬、屈伸不利者，加忍冬藤、桑枝、寒水石、片姜黄、生薏苡仁、白僵蚕；若疼痛游走不定者，加威灵仙、青风藤、防风；若腰脊、项背僵痛不舒、活动受限者，加葛根、白僵蚕、伸筋草、防风。

3.湿热伤肾证

证候：腰、臀、胯酸痛、沉重、僵硬不适，身热不扬，缠绵不解，汗出心烦，口苦黏腻或口干不欲饮，脘闷纳呆，大便溏软或黏滞不爽，小便黄赤或伴见关节红肿、灼热、焮痛，或有积液，屈伸活动受限，舌质偏红，苔腻或黄腻或垢腻，脉沉滑、弦滑或弦细数等。

治法：清热除湿，祛风通络，益肾强督。

方药：补肾强督清化汤加减。狗脊、苍术、黄柏、牛膝、薏苡仁、忍冬藤、桑枝、络石藤、白蔻仁、藿香、防风、防己、萆薢、泽泻、寄生、炙山甲。

加减：若关节红肿热痛兼有积液、活动受限甚者，可加茯苓、猪苓、泽兰、白术、寒水石；若脘闷纳呆甚者，可加佩兰、砂仁、厚朴；若低热无汗或微汗出而热不解、五心烦热，可加青蒿、炙鳖甲、龟板、知母；若腰背项僵痛、俯仰受限，可加白僵蚕、伸筋草、葛根、羌活；若兼见畏寒喜暖恶风者，加桂枝、赤芍、白芍、知母；若口黏、胸闷、咽中黏痰频频者，加苏梗、藿梗、杏仁、茯苓、化橘红；若腹中不适、便意频频、大便黏滞不爽者，加焦槟榔、炒枳壳、木香、乌药。

4. 邪痹肢节证

证候：病变初起表现为髋、膝、踝、足跟、足趾及上肢肩、肘等关节疼痛、肿胀、沉重、僵硬，渐见腰脊颈僵痛不舒、活动不能；或除腰背胯尻疼痛外，并可累及以下肢为主的大关节，畏寒，疼痛，肿胀，伴见倦怠乏力、纳谷欠馨等。病处多见畏寒喜暖（亦有无明显畏寒，反喜凉爽，发热者），舌淡黯红，苔白，脉沉弦或沉细弦。

治法：益肾强督，疏风散寒，祛湿利节。

方药：补肾强督利节汤加减。狗脊、骨碎补、鹿角片、青风藤、络石藤、海风藤、桂枝、白芍、制附片、知母、秦艽、独活、威灵仙、续断、桑寄生。

加减：若见口干欲饮、溲黄便干等化热征象者，可减或去桂枝、制附片，加大知母用量并加用炒黄柏、生地黄；若关节红肿热痛或不恶寒、反恶热喜凉者，可加忍冬藤、桑枝、寒水石，减或去桂枝、制附片；若上肢关节疼痛，晨僵畏寒者，可加羌活、片姜黄、制川乌或草乌；若恶风畏寒，腰尻凉痛，喜覆衣被，四末不温者，可加淫羊藿、干姜、炒杜仲；若下肢关节沉重肿胀，伴见倦怠、食欲差者，可加千年健、苍术、白术；若关节屈伸不利、僵硬不舒甚者，可加伸筋草、白僵蚕。

5. 邪及肝肺证

主证：腰、脊、背部疼痛、僵硬、屈伸受限，心烦易怒；胸锁关节、胸肋关节、脊肋关节疼痛、肿胀感，或伴有压痛；或伴有胸闷、气短、咳嗽、多痰等；或伴有腹股沟处、臀部深处疼痛及坐骨结节疼痛；或伴有双目干涩疼痛且可牵及头部、双目白睛红赤或红丝缕缕，发痒多眦，大便或干或稀。脉象多为沉弦，舌苔薄白或微黄。

方药：补肾强督燮理汤加减。狗脊、骨碎补、鹿角、延胡索、香附、苏梗、姜黄、枳壳、桂枝、白芍、续断、杜仲、羌活、独活、防风。

加减：若腰脊背痛僵明显，可加桑寄生、菟丝子；如同时兼畏寒及颈项僵痛者，可再加干姜、炙麻黄、葛根；若胸锁、胸肋、脊肋关节疼痛甚且伴有心烦易怒者，可酌加青皮、川楝子；若胸闷、气短明显者，加檀香、杏仁、槟榔；若胸脘胀满、纳谷欠馨，可去方中枳壳，酌加厚朴、枳实、陈皮；若微咳者，可酌加炒苏子、炒莱菔子、枇杷叶、紫菀；若伴低热者，可减少桂枝用量酌加炒黄柏、知母、龟板；若白睛红赤双目干涩、发痒多眦明显者，可酌加白菊花、枸杞、知母、炒黄柏、炒黄芩，减少或去桂枝、骨碎补、鹿角；若大便秘结，可加生地黄、决明子；若大便溏稀日数次者，可酌加补骨脂、莲子肉、炒薏苡仁。

（二）缓解期

经治疗后，腰、脊、背、胸、颈及关节等部位疼痛、僵硬基本消失或明显减轻，无发热，血沉、C-反应蛋白等化验结果基本在正常范围。

鉴于病情明显减轻且较稳定。则可将取效明显的最后一诊方药 4～5 剂共研细末，每服 6g，温开水送服，每日 3 次以巩固疗效。

【预防与调护】

1. 避风寒　注意顺时调摄，居住环境温暖干燥。

2. 调姿势　保持良好的生理姿势，站立时应保持挺胸、收腹和双眼平视前方的姿势，坐位保持胸部直立；睡眠时卧硬板床，低枕或不用枕，尽量采用俯卧睡姿，避免长期从事弯腰工作。

3. 勤锻炼　功能锻炼也是一种治疗，其重要性不亚于药物治疗，它可以保持脊柱关节的最大活动度，减缓强直，增加肺活量。游泳是最好的全身锻炼。

4. 树信心 本病经早期诊断，规范治疗，功能锻炼，完全可以达到临床缓解。同时要认识本病的顽固性、反复性及长期治疗的重要性，坚定信心，医患合作，共同战胜疾病。

【案例分享】

王某，女，39岁，主因"颈、腰骶部疼痛伴腰部活动受限10年，加重1个月"就诊，患者既往强直性脊柱炎病史，持续服用免疫抑制剂，病情平稳，1个月前因为被雨淋后出现腰骶部疼痛，疼痛程度进行性加重，后继出现颈部疼痛不适，口服免疫抑制剂及止痛类药物疼痛症状不缓解，查体：腰骶部压痛（+），"4"字试验（+），腰部肌肉紧张，L4～S1棘突压痛（+），C5～7棘突压痛，舌黯紫，苔白滑，脉涩。

西医诊断：强直性脊柱炎。

中医诊断：痹证。

治则：搜风除湿，化瘀止痛。

处方：生黄芪30g，当归15g，炒白术10g，茯苓10g，三棱10g，莪术10g，葛根10g，杜仲10g，天麻10g，秦艽15g，防风15g，细辛3g，全蝎5g，鸡血藤30g，牛膝

30g，甘草 10g。7 剂，水煎服，日 1 剂。患者服用一周后腰骶部疼痛明显改善，腰骶部及颈部仍有疼痛酸胀感，上方去除三棱、莪术，加淫羊藿、续断，一周后复查腰骶部疼痛感消失，去除全蝎、细辛，继续中药口服 3 周，患者病情稳定无反复。

按语：强直性脊柱炎病程较长，局部经脉运行不畅，偶感外邪，风寒湿侵袭，气血运行不畅，遂而化瘀，阻滞经脉，不通则痛。三棱、莪术破血逐瘀，增强活血通络之功效；秦艽、防风、葛根解肌除湿；黄芪、白术、茯苓健脾益气；细辛、全蝎通阳散结，蠲痹止痛；牛膝引药下行，鸡血藤加强活血通络之功效。患者腰骶部疼痛症状改善后停用三棱、莪术，以防止破血而致血行于脉外，同时运用补益肝肾类药物，补益人体之后天之本，达到培元固本之功效。脾主肌肉，痹证所涉及的疾病，多与肌肉相关，郭老在治疗骨科系统疾病时强调使用健脾类药物，通过联合使用健脾类药物，达到强筋健骨的作用。

郭老认为本病以湿热痹阻证、脾肾亏虚证为主，瘀血痹阻证多以兼证形成存在。治疗时应根据不同的证候，施以清热利湿、活血通络或补脾益肾、活血通络之法。活动期治疗当以清热利湿为法则，应用大量金银花、蒲公英、茯苓、连翘等性味甘寒清热解毒药。缓解期多脾肾亏虚为主，以补益脾肾、强筋健骨、通络止痛为主要治疗原则，选用温而不燥的补骨脂、骨碎补、续断、桑寄生、狗脊类药物等。

类风湿关节炎

类风湿关节炎是一种病因不明、以慢性、对称性、进行性多关节炎为主要表现的自身免疫病。其特征是对称性多关节炎，以双侧手关节、腕关节、肘关节、膝关节、踝关节和足关节的疼痛、肿胀和晨僵为常见表现，如未早期规范诊疗，极易导致残疾并带来莫大的经济负担。

根据类风湿关节炎的临床特征，类风湿关节炎属于中医学"痹证""历节""顽痹""筋痹""骨痹""肾痹""鹤膝风""尪痹"范畴。可发生于任何年龄，但以育龄期女性多发，男女之比约为1∶3，病程长久，顽固难愈，未经正确治疗者，最终导致关节畸形及功能丧失。

【病因与发病机理】

（一）西医病因与发病机制

目前认为本病与感染、遗传、内分泌、环境等因素相关。关节病变：基本病理变化是滑膜炎，显著特点是滑膜充血、水肿、渗出、炎性细胞侵润、血管翳形成，最终导致骨侵蚀和破坏。关节外病变，包括皮下结节，血管炎，眼、心脏病变，肺纤维化，淀粉样变性等。

（二）中医病因病机

历代医家均宗《素问·痹论》"风寒湿三气杂至，为痹"的理论。对类风湿关节炎的病因，概括为正气亏虚、邪气壅盛、痰瘀阻滞三个基本方面。

正气亏虚是发病的内因和先决条件，并影响着发病的转归和预后；邪气壅盛是发病的外因，是致病因素；痰瘀阻滞是内外因综合作用的必然产物与病机转归，三者常互相影响。正气亏虚指机体的阳气阴精不足，气血亏虚、五脏虚损、禀赋不足等诸多方面的虚衰状态，"邪之所凑，其气必虚"。如素体虚弱，阳气不足，气血不充，腠理空疏，风寒湿热诸邪易于侵入，一旦感邪后又无力驱邪外出，致使邪气深入，留连血脉筋骨，痹着难去，发为本病。

邪气壅盛指在正气不足的情况下，感受风寒湿燥火之邪，黏滞缠绵，闭阻经络气血，即所谓："至虚之处，便为受邪之所。"其邪气直接侵入筋骨、肌肉、关节，多见数邪合并为患，如风寒、风湿、湿热、热毒、寒热等杂合而致，致使临床表现错综复杂。

痰瘀阻滞肺、脾、肾三脏功能失调，水湿代谢障碍，停留在体内生成痰或饮，外伤闪挫或血脉不畅，血运缓慢，或风寒湿热之邪久留不去，伤及络脉，形成瘀血。尤其是慢性久病患者，脏腑气机失调必定生痰生瘀，即王清任所言："病久必有瘀。"痰和饮既可单独为患，亦可合而为病，闭阻经络，流注关节，不通则痛，不通则肿，经久不愈，甚至变生或合并脏腑病变。

【临床表现】

（一）关节炎表现

关节炎表现特点是四肢小关节多发性、对称性、持续性关节炎，以近端指间关节、掌指关节和腕关节多见，早期表现为多个关节晨僵、肿胀、疼痛、压痛、活动受限，常左右对称，持续六周以上，晚期成天鹅颈或纽扣花样畸形。

（二）关节外表现

关节外表现可有类风湿结节、血管炎、心脏病变、肺损害、眼损害等。

【诊断依据】

1. 病史 隐匿疾病，先有倦怠乏力等症状，经数周或数月后出现关节炎症状，反复发作，多年不愈。

2.临床症状 四肢小关节晨僵、肿胀、疼痛、活动受限，伴有乏力、低热、消瘦、贫血、肌肉酸痛、四肢麻木、手指发凉等。

3.体征 关节梭形肿胀、压痛、天鹅颈、纽扣花、尺偏畸形，类风湿结节等。

4.辅助检查

（1）血常规：轻度或中度贫血。

（2）炎性指标：血沉、C-反应蛋白增高。

（3）免疫学检查：血清中可出现多种自身抗体，如类风湿因子、抗环瓜氨酸多肽抗体、抗核周因子、抗角蛋白抗体、抗Sa抗体、抗RA33抗体、抗丝聚蛋白抗体等。

（4）X线检查：早期仅有关节周围软组织肿胀，关节附近轻度骨质疏松，稍后出现关节间隙变窄，关节边缘有骨质破坏或囊性透明区，骨质疏松明显，晚期骨端关节面融合，关节腔消失，骨性强直。

（5）MRI、B超检查：有助于早期诊断。

【辨证论治】

（一）活动期

1.风寒湿痹证

证候：关节疼痛、肿胀、晨僵，每逢阴雨寒冷加重，得热或活动后缓解，舌淡苔白，脉弦紧或濡缓。

治法：祛风除湿，散寒止痛。

方药：乌头汤合薏苡仁汤加减。麻黄、乌头、黄芪、芍药、甘草、薏苡仁、苍术、防风、当归、桂枝、细辛、威灵仙。

加减：本型可见于亚急性及慢性活动期，用药配伍时，应辨清风寒湿三邪的孰多孰少，孰轻孰重。风气胜者，加徐长卿、秦艽；寒气胜者，加制附子、淫羊藿；湿气胜者，加防己、白术，以使风寒湿分消走散。关节肿者，加白芥子、萆薢以利湿；痛剧者，加制附片、细辛、乌梢蛇、露蜂房以通阳散寒；关节僵硬者，加莪术、丹参。痛以肩肘等上肢关节为主者，可选加片姜黄；痛以膝踝等下肢关节为主者，选加牛膝。

2. 风湿热痹证

证候：关节、肌肉肿胀、疼痛，局部灼热发红或兼有发热，汗出恶风，口渴，小便短赤，大便秘结，舌红苔黄，脉滑数。

治法：清热利湿，祛风通络。

方药：白虎加桂枝汤加减。生石膏、知母、黄柏、桂枝、苍术、粳米、羌活、防风、鸡血藤、防己、薏苡仁、甘草。

加减：本型多见于急性活动期及近期复发患者，主要是热与风湿合并为患，或是风寒湿痹日久不愈，化热所致，热是本证病机关键所在，应辨清热邪之轻重，病位之深浅。伴发热者，加青蒿；关节发热者，加蒲公英、白花蛇舌草以清热解毒；关节肿甚者，加土茯苓、猪苓以化湿消肿；关节痛甚者，加海桐皮、延胡索、片姜黄。若湿热壅盛，热毒入血，关节红肿剧痛，不可触近，皮下红斑，发热寒战者，则宜清热解毒、凉血通痹，可用四妙勇安汤合银翘散化裁治之。

3. 寒热错杂证

证候：关节冷痛或关节灼热疼痛，局部微热肿胀，或畏寒肢冷，或时有手足心热，身热恶风，关节僵硬，屈伸不利，舌淡红，苔薄白或黄，脉弦数或缓。

治法：清热散寒，通经活络。

方药：桂枝芍药知母汤加减。桂枝、芍药、知母、生石膏、麻黄、附子、防风、威灵仙、白术、制乳香、制没药、制川乌。

加减：本型多见于急性期或慢性活动期向稳定期过渡阶段，病情长期不能缓解或慢性期反复发作属本虚标实之

下 篇 各 论

· 235 ·

证。临证应详察寒热之主次，虚实之轻重，寒胜者，可加干姜、细辛、淫羊藿；热胜者，加玄参、生地黄、连翘。发作期侧重治标，而缓解后的稳定期应重在扶正固本。

4. 痰瘀阻滞证

证候：关节肿痛变形，屈伸受限，肌肉刺痛，病处不移，病变关节肌肤紫黯，或皮下结节或肢体顽麻，舌质黯红或有瘀点瘀斑，苔薄白，脉弦滑或弦涩。

治法：活血祛瘀，化痰通络。

方药：小活络丹加减。制川乌、制草乌、天南星、地龙、制乳香、制没药、半夏、陈皮、红花、白芍、土鳖虫。

方药：本型多见于慢性中晚期病人，往往多个证型混杂，虚实寒热错综，如肝肾阴虚、脾肾阳虚型多出现在中后期，但在急性发作时又可以湿热或寒湿为突出表现，而风湿热痹、寒热错杂型多见于类风湿关节炎的急性期或慢性发作期，但在缓解期又多呈气血亏虚、肝脾肾虚损的病理状态。常伴见类风湿血管炎、脉管炎，属类风湿关节炎的难治之型，辨治时根据痰、瘀偏向酌情选方遣药。关节肿胀，局部发热者可加虎杖、山慈菇；关节不温者，可加干姜、细辛；皮下结节者，加连翘、土贝母；关节肿痛日久，加用破血散瘀搜风之品，如炮山甲、露蜂房、蜈蚣、乌梢蛇等。

（二）缓解期

1. 气血两虚证

证候：关节疼痛时轻时重，劳倦、活动后加重，神疲乏力，腰膝酸软，肌肤麻木，肌肉萎缩，舌淡红，脉细弱。

治法：益气养血，祛风除湿。

方药：八珍汤合蠲痹汤加减。党参、白术、茯苓、当归、川芎、白芍、熟地黄、羌活、姜黄、黄芪、防风、威灵仙。

加减：本型多见于慢性缓解期，治疗重在健脾扶正，以滋气血生化之源，固护胃气以防止祛风湿药物的燥烈之性损伤脾胃，因而此时宜选择平和的方药为宜。关节发热，加草河车、络石藤；血虚致瘀，症见皮下结节或瘀斑者，酌加鸡血藤。

2. 肝肾亏虚证

证候：关节疼痛，肿胀反复发作，关节拘挛、畸形，屈伸不利，形体消瘦，腰膝酸软，潮热盗汗，伴有头晕目眩，耳鸣咽干，手足心热，夜寐不安，舌红，脉细数。

治法：补肝肾，强筋骨，利关节。

方药：六味地黄汤合独活寄生汤加减。熟地黄、山萸肉、山药、丹皮、独活、寄生、杜仲、牛膝、当归、白芍、沙参、枸杞、续断。

加减：此型多见于缓解期，特别是长期使用激素治疗的患者，病情呈慢性进展，到后期关节僵硬变形，体质虚弱，关节功能逐渐障碍。偏于肾阴不足，选加知母、黄柏、菟丝子、龟板；偏于肝阴不足，症见肌肤麻木不仁、筋脉拘急、屈伸不利，重用白芍，选加枸杞、沙参、麦冬；四末不温者，加附子、鹿角胶。

3. 脾肾阳虚证

证候：关节僵硬变形，肌肉废萎，骨枯筋萎，疼痛不重或不痛，生活不能自理，头昏耳鸣，畏寒肢冷，面色无华，纳少脘胀，神疲乏力，腰膝酸软，小便清长，舌淡苔白，脉沉弱无力。

治法：健脾温肾，强筋壮骨，活血通络。

方药：右归丸加减。熟地黄、山药、菟丝子、鹿角胶、杜仲、桂枝、当归、淫羊藿、白术、黄芪、鸡血藤。

加减：本型多见于中晚期的缓解期，病情相对稳定，如脾虚甚者可用当归四逆汤或黄芪桂枝五物汤加减，并加党参、山药、扁豆、干姜、白术以温脾建中。肢体功能障碍明显者，应加强活血通络之力，可酌选乌梢蛇、白花蛇、蜈蚣、马钱子等搜风透关、活血强筋之品。

【预防与调护】

1. 勿受凉 起居有常，避免风寒湿邪侵袭。

2. 勿劳累 劳逸适度，避免过度劳累。

3. 勿生气 调畅情志，保持心情舒畅，避免精神刺激。

4. 不气馁 树立战胜疾病的信心，规范治疗后完全可以达到临床缓解。

【案例分享】

病案 1 张某，女，42 岁，主因"双手指间关节肿胀疼痛不适 5 年，加重 1 月余"就诊。患者于 5 年前被诊断为类风湿关节炎，持续口服白芍总苷、雷公藤类药物治疗，病情趋于稳定，1 个月前因为被冰水刺激引起十指指间关节肿胀疼痛，以右手食指近节指间疼痛为甚，曾外用草药症状缓解不明显，曾于骨科行指间关节注射倍他米松类药物，经治疗后肿胀程度轻度缓解，疼痛症状未见明显改善，查体：患者近节指间肿胀，局部压痛（＋），双手远节指间关节轻度肿胀，局部压痛（±），舌淡白，苔白腻，脉滑。

西医诊断：类风湿关节炎。

中医诊断：痹病（风寒湿痹）。

治法：搜风除湿，通络止痛。

处方：生黄芪 30g，当归 20g，炒白术 15g，茯苓 30g，丹参 15g，赤芍 10g，羌活 10g，独活 10g，青风藤 10g，海风藤 10g，秦艽 15g，防风 15g，细辛 3g，全蝎 5g，鸡血藤 30g，甘草 10g。7 剂，水煎服，日一剂。

患者服药一周后双手掌指关节肿胀程度明显改善，双手指间关节疼痛状较前缓解。维持原方继续口服中药一周，药渣用纱布装袋后外敷于手掌，一周后复查掌指关节肿胀明显消失，双手指间关节疼痛不甚，上方去除青风藤、海风藤、细辛、全蝎，加桑枝、桂枝，继续口服一周，患者指间关节肿胀、疼痛症状消失。

按语： 本病多因正虚卫气不固为病因，治疗本病应固本驱邪为治疗原则。黄芪、白术、茯苓健脾益气，健脾利湿；丹参、赤芍通络止痛；羌活善治疗上半身风寒湿痹；青风藤、海风藤，《本草纲目》认为二药为治风湿留驻、散风寒湿痹之药，二药能舒筋活血、正骨利髓，故风病软弱无力，并劲强偏废之证，久服常服，大建奇功；细辛、全蝎通阳散结，搜骨间风湿，蠲痹止痛；鸡血藤加强活血通络之功效。患者指间关节肿胀疼痛症状明显改善后，停用海风藤、青风藤、细辛、全蝎等药物，避免药物过量使用，耗伤人体之阴，加用桑枝、桂枝等药物，舒筋通络，利关

节，达到"以枝治肢"的功效。郭老在治疗类风湿类疾病

节，达到"以枝治肢"的功效。郭老在治疗类风湿类疾病时强调健脾与搜风祛湿药物同用，固本驱邪，使邪去而不伤正，在驱邪时，最大程度保护人体脾胃正气，避免风湿类药物对人体脾胃的损伤，通过健脾最大程度地强健筋骨，兼护人体正气，使人体正气可与邪气相争，驱邪外出。

病案 2 都某，男，67 岁，2012 年 7 月 17 日，主因双膝关节疼痛首诊，患者诉双膝关节疼痛多年，活动受限，行走困难，痛苦难耐。查体：双膝关节肿胀，屈曲活动受限，关节积液明显，髌周压痛，髌骨研磨实验阳性，内侧关节间隙压痛。舌淡，苔白腻，脉沉缓。郭老辨证为风寒湿三气杂至，合而为痹，故治痹证当以祛风、散寒、化湿为原则，方见成效。

处方：生黄芪 30g，当归 15g，炒白术 10g，茯苓 10g，桃仁 10g，红花 10g，羌活 10g，独活 10g，生杜仲 15g，天麻 10g，青风藤 10g，海风藤 10g，秦艽 10g，防风 10g，威灵仙 10g，细辛 3g，全蝎 5g，延胡索 10g，鸡血藤 15g，生甘草 10g。嘱患者服药后用药渣热敷膝关节以利水消肿。

2012 年 7 月 24 日二诊：诉服药 7 剂后双膝关节疼痛症状稍减，双膝关节畏寒，遇寒痛甚，查体：膝关节活动度较前有所改善，仍有关节积液。郭老辨证为痛痹，乃寒

邪为重所致，上方加制附子 6g 温经散寒，白芥子 10g 利水消肿。

2012 年 7 月 31 日三诊：患者诉服药后双膝关节畏寒症状明显好转，疼痛症状减轻。郭老指示该患者症状减轻，继服上方 7 剂，续观疗效。

2012 年 8 月 7 日四诊：患者诉服药后双膝关节疼痛症状基本消失，畏寒症状好转。现在已可以拄杖活动。查体仍有少量关节积液，膝关节压痛症状基本消失。患者要求再服药一周以巩固疗效。

按语：郭老治疗骨伤疾病喜用补益气血、活血化瘀之药，在此不再赘述。此病例乃风湿痹证，故用羌活、独活以祛风胜湿，散寒止痛；病位在肢体，故用青风藤、海风藤等藤类药物，盖因藤类药物善达四肢，舒经通络。郭老用药治疗骨病筋伤，重视气血，喜用药对，故每每遣方必重用黄芪以固气，选四君子汤以养气。骨病筋伤，每多瘀血，补血之品用多了会助血生瘀，故在补血方面颇为讲究，为避免补血生瘀，郭老一般仅用一味既能活血又能补血的当归，以达到补血不生瘀、祛瘀不伤正的目的。活血化瘀，或用桃仁、红花，或用丹参、赤芍，因人而异。瘀象明显的，则改用三棱、莪术以破血行气。用天麻舒经通络，病位在上则配葛根，病位在下则配杜仲。若病位在肢体，则一般多用桑枝、桂枝或青风藤、海风藤等藤类药物以达四末。病位在下，多用怀牛膝以引药下行。用细辛、全蝎以搜风止痛。

郭老认为本病活动期多以急性发作或慢性活动、复发等形式出现，病程多在表，症状表现以风寒湿热等邪实为主。急性发作期经过治疗后可转入缓解期，病情相对稳定，无明显寒热肿痛的表现，病位在里，呈正虚邪恋状态，故临床常见发作与缓解交替出现，根据本病本虚标实、虚实夹杂的病机特点，早期以邪实为主，治疗重在祛邪；中晚期邪实与正虚并见，治疗当扶正祛邪、标本兼顾。

化脓性骨髓炎

化脓性骨髓炎是指由化脓性细菌感染骨骼而引起的炎症，属中医学"附骨疽"的范畴。临床常反复发作，部分患者迁延不愈，严重影响身体健康和劳动能力。本病好发于四肢长骨，尤以胫骨为最多，股骨、肱骨和桡骨次之，按病情发展可分为急性骨髓炎和慢性骨髓炎。中医学认为骨髓炎是附着于骨的深部脓肿，故而急性骨髓炎中医学称为"附骨痈"，慢性骨髓炎称为"附骨疽"。慢性骨髓炎是急性骨髓炎的延续，是发生于骨组织的慢性感染，病变可涉及骨髓、骨质、骨膜及周围软组织，引起骨髓破坏、骨质坏死、皮肤破溃，形成一个或多个窦道、瘘管，反复排出脓汁或死骨，瘘口周围多有皮肤色素沉着及瘢痕形成。常常全身症状多数消失，只有在局部引流不畅的情况下，才有全身症状表现，一般局限于局部，经久不愈。

【病因与发病机制】

（一）西医病因与发病机制

常见的致病菌是金黄色葡萄球菌，其次为溶血性链球菌和白色葡萄球菌。感染途径可为细菌从身体其他部位的化脓性病灶经血流传播至骨骼，称血源性骨髓炎；或由开放性骨折感染而引起的外伤性感染；或由临近软组织感染直接蔓延到骨骼，称直接蔓延。其病灶不仅在骨髓，而且可波及整个组织，甚至周围的软组织。

血源性骨髓炎的病理特点是骨质破坏和新骨形成同时存在，早期以破坏、坏死为主，后期以新骨形成为主。血源性骨髓炎大多数发生在长骨的干骺端，因儿童时期干骺端具有丰富的毛细血管网，此处血流缓慢，有利于细菌的停留，侵入血中的细菌容易在此停留，可出现三种不同的转归结局。

1. 炎症吸收　由于身体抵抗力强，细菌毒力弱，治疗及时，感染灶迅速被控制，炎症得以吸收痊愈或形成局部脓肿。

2. 炎症扩散　形成弥漫性骨髓炎，身体抵抗力弱，细菌毒力强，毒邪炽盛，正气衰弱，若治疗不及，炎症发展则病灶迅速扩大而形成弥漫性骨髓炎。

3. 病变　出现"走黄""内陷"病变，引起脓毒血症、菌血症和败血症等全身感染性病变。

（二）中医病因病机

中医学认为本病多由于正气内虚、毒邪侵袭、正不胜邪、邪毒深窜、气滞血瘀、腐筋蚀骨所致，导致本病的病因众多，六淫、七情、五劳、六极等皆可致病，其主要病机有以下几方面。

1. 热毒内蕴　热毒是本病最常见的致病因素，故本病可见于患疗毒疮疖、麻疹、伤寒之后，其余毒未尽，久而不解，深蕴于内，流注入骨，或因跌仆闪挫，气滞血凝，壅塞络脉，积瘀成痈，蕴脓腐骨，而成死骨，遂成此疽。

2. 寒湿内袭　由于体虚之人，卫营不足，易外感风寒湿邪，客于经脉之中，阻于筋骨之间，阴血凝滞，营卫失调，筋骨失养发为本病；或是邪气入内，深袭于骨，郁久化热，热毒内盛，肉腐为脓，脓不泻则筋烂，筋烂则伤骨，日久成疾。久病不愈，阳气益耗，形寒肢冷，经脉痹阻，更易形成血虚寒凝之证，病由外寒向内寒转化。

3. 正气亏虚 此为本病内在病机。陈实功曰："夫附骨疽者，乃阴寒入骨之病也，但人之气血生平壮实，虽遇寒冷，邪不入骨，凡易入者，皆由体虚之人。"肾主骨，体虚致本病者，主要在于肾虚。血源性骨髓炎大多在机体及局部抵抗力降低的情况下发生。

【临床表现】

（一）急性期

1. 全身表现 起病急骤，全身症状来势凶猛，先有全身不适、倦怠，继而寒战高热，体温高达 39～40℃，汗出而热不退，食欲不振，尿赤头痛，全身关节酸痛，甚至恶心、呕吐、肝脾肿大等，舌质红，苔黄腻，脉滑数。

2. 局部表现 患处出现疼痛和压痛，初起压痛范围小而固定，24～48 小时后，局部症状变得明显，肢体轻度水肿、拒按、环周压痛，发热，肌肉紧张，邻近病灶的关节屈曲固定，肢体处于强迫位置，不能主动和被动活动。发病 3～4 日后，患处搏动性疼痛加剧，肢体不能活动，呈环状肿胀，皮红焮热，可触及波动感，局部穿刺可抽出脓液，附近肌肉痉挛，关节屈曲，干骺端压痛明显，拒按患处及拒绝做被动活动检查。约一周后，骨膜下脓肿继续扩展，可穿破骨膜和皮下组织而自行破溃，或经手术切开骨髓腔，减压引流，则体温很快下降，疼痛减轻。

（二）慢性期

一般有急性骨髓炎或开放性骨折合并感染病史，常有 1 个或多个窦道，反复排出脓液或死骨。窦道口周围常有色素沉着，可变为厚硬的瘢痕组织。脓液排出不畅时，局部疼痛、肿胀加剧，并有发热和全身不适等症状，合并病理性骨折或脱位时，则出现畸形。由于病变经年累月，局部肌肉萎缩，全身表现可有形体瘦弱、面色㿠白、神疲乏力、盗汗、食欲减退、舌质淡红或粉红、苔白、脉细弱等，X 线检查可见死骨、空洞及新生骨包壳。

【诊断依据】

1.病史 常有明显化脓性病灶，或有外伤、感受风寒湿邪等诱发因素。

2.临床症状 急性骨髓炎起病急骤，有全身不适、寒战、高热、口干、溲赤等感染中毒症状，局部初起患肢疼痛彻骨，1 ～ 2 日内即不能活动，继则皮肤微红微热、肿胀，皮红焮热。慢性化脓性骨髓炎，一般是由于急性骨髓炎治疗不当或延误治疗而发生，全身症状可不明显。

3.体征 病变的骨端具有深压痛和叩击痛，可作为本病早期诊断的重要依据。在得病后 3 ～ 4 周化脓，局部红肿明显，全身高热持续不退，溃后脓液初稠后薄，淋沥不尽，不易收口而成窦道。甚至发生病理性骨折，骨骼弯曲、变形等。

4.辅助检查

（1）实验室检查：白细胞总数和中性粒细胞数明显增高，血培养常规阳性，分层穿刺抽出的脓液可培养出致病菌。

（2）X 线检查：早期 X 线检查多无异常发现，常在发病 10 ～ 14 天才能显示病变。3 ～ 4 周以上可见骨膜下反应新生骨，病变进一步发展，局部形成死骨。慢性期可有骨膜下层状新骨形成，骨干增粗、增厚硬化、轮廓不规则、密度不均匀，骨髓腔变窄或消失。

（3）CT 或 MRI 检查：可早期检查可发现病灶，并可清楚地显示软组织的变化，明确炎症位置，有助于早期诊断，

【辨证治疗】

1.热毒蕴结证

证候：患部疼痛，皮肤红肿，触痛明显，肢体局部可

触及波动感，或窦道可见脓性分泌物，可闻及异常气味，受累肢体关节主动、被动活动受限，或伴有寒战、发热，舌红，苔黄，脉弦数。

治法：清热解毒，消肿排脓。

方药：仙方活命饮加减。白芷、贝母、防风、赤芍、当归尾、甘草、皂角刺、天花粉、乳香、没药、金银花、陈皮。

加减：如有疮口破溃，一般早期感染明显时，清创可用四黄膏，以消炎解毒。

2. 正虚邪滞证

证候：患部时有疼痛，活动、劳累或逢阴雨天气加重，皮肤轻肿不红，触痛轻微，窦道时愈时溃，脓液或稠或稀，轻度异常气味，间或可见死骨排出，受累肢体关节僵硬时轻时重，偶见低热，舌质淡红，苔薄腻或薄黄，脉滑。

治法：补益正气，托毒祛邪。

方药：内补黄芪汤加减。黄芪、当归、熟地黄、川芎、白芍、人参、茯苓、甘草、麦冬、肉桂、远志、生姜、大枣。

加减：配合中药外用或外洗治疗，以红纱条换药以生肌收口。

3. 肾虚瘀阻证

证候：患部隐隐作痛，窦道周围皮肤黯紫、无弹性，窦道长期不愈，脓液清稀不伴有异常气味，肢体畸形，关节僵硬，活动障碍，舌质黯淡，苔薄或无苔，脉沉细。

治法：滋补肝肾，化瘀通络。

方药：阳和汤加减。熟地黄、肉桂、白芥子、姜炭、生甘草、麻黄、鹿角胶。

加减：在保守治疗的同时，应积极对病灶清创，同时可配合中药外用或外洗治疗。给予骨髓炎外洗方：透骨草、生大黄、黄芩、黄柏、蒲公英、苦地丁、川牛膝、苍术、苦参、土茯苓、红花外洗溃疡疮面，以纱条填塞窦道，或将疮面、窦道浸泡于药液之中，减少疮面渗出，促进肉芽生长，以利于疮口愈合。

【预防与调护】

积极治疗原发感染灶，防止余毒入骨。加强饮食营养，注意劳逸结合，增强机体抵抗力。急性期卧床休息，无论急性期、慢性期均应抬高患肢并制动，防止病理性骨折和感染扩散。对开放性骨折必须及时彻底清创，处理好伤口，对急性化脓性骨髓炎要做到早期诊断和有效治疗，以防形成慢性骨髓炎。

【案例分享】

病案1 施某，男，32岁，左侧胫骨骨髓炎，就诊时左侧小腿疼痛影响生活及工作，局部微肿，无皮温升高，X线提示左侧胫骨中上1/3可见1cm×0.5cm大小局限性骨密度增高，舌淡红，苔薄白，脉弦沉。予以处方：生黄芪30g，当归15g，生白术15g，茯苓10g，丹参10g，赤芍10g，紫草10g，苦地丁5g，金银花10g，蒲公英10g，忍冬藤15g，连翘10g，黄柏10g，怀牛膝15g，细辛3g，全蝎5g，秦艽10g，防风10g，鸡血藤15g，生甘草15g。服药两周后疼痛明显减轻，肿胀减轻，行走自如，已正常上班，但出现大便不成形，故调整方药如下：生黄芪及生白术调整为炙黄芪及炒白术，黄柏改为黄芩，去秦艽、防风，加用木瓜及红花。服药1个月后，左腿只感轻微疼痛不适，无肿胀，在原方基础上加重补肾之剂，如狗脊15g，怀牛膝15g，白芷10g，桑寄生15g，续断15g。目前患者症状稳定，定期复查。

按语： 硬化性骨髓炎起病时为慢性病程，发病隐渐，全身症状轻微，常因局部胀痛不适而就诊，往往反复发作。检查时可发现局部疼痛、压痛及皮肤温度高，很少有红肿，更罕见有穿破皮肤者。可属中医学"附骨疽"范畴，该病多由病后体虚，余毒残留，以致气血壅滞，经络闭阻不通。郭老首先选用大量健脾益气之剂，如生黄芪、当归、生白术、茯苓等，气血充盈则气行则血行，并加用赤芍、丹参、鸡血藤等活血之剂，起到瘀血去则新血生。患者就诊之时疼痛，微肿，予以金银花、紫草、苦地丁、连翘等清热解毒、散结，并予全蝎以搜剔活络之品，加强活血祛瘀之效。患者服药后症状明显减轻之后，但出现大便不成形，考虑与生黄芪及生白术有关，改用炙黄芪及炒白术之后症状明显缓解，且疾病后期以滋补肝肾、调畅气血为主，"肾主骨，肾虚不能主骨充髓"，故再服药一个月之后，郭老调整方药以补肾壮骨为主。

病案 2 郭某，男，9 岁。诊断：跟距关节化脓性关节炎、跟骨慢性化脓性骨髓炎。该患儿两个月前乘坐家长所骑自行车时不慎右足被卷入车轮中绞伤导致足跟皮下血肿，血肿未能吸收，后继发感染。伤后两个月局部皮肤破溃、流脓，于当地医院诊断为跟距关节感染、跟骨骨髓炎，经抗炎药物输液、手术清创、引流、换药治疗两个月病情无明显缓解。遂来北京中医医院求治。郭老查体见足跟部窦道直径约 0.5cm，周围皮肤色黯红、硬化，皮温高。有黄色黏稠脓液流出。足部侧位 X 线见跟骨关节面局部破坏，宽度约 1cm、深度约 0.3cm。化验检查血常规见白细胞总数、中性粒细胞百分比升高；C-反应蛋白、血沉值增高。舌红苔白，脉滑数。遂诊断"跟距关节化脓性关节炎、跟骨慢性化脓性骨髓炎"，证属湿热蕴结，正气亏虚。予中药汤剂内服并泡洗，内治外治结合。患儿年龄小，体重轻，故用药量轻，具体方药如下：

金银花 10g，连翘 10g，蒲公英 10g，紫花地丁 2g，丹参 5g，赤芍 3g，紫草 3g，苦参 10g，生黄芪 10g，白术 5g，白芷 3g，防风 3g，当归 5g，忍冬藤 10g，鸡血藤 10g，土茯苓 3g。

每副药煎 1 次，分两碗，早晚各一碗。所剩药渣放入纱布袋，加大青盐 2g，再煎一次，去药包，泡洗患处，每天 2 次，每次 20 分钟。泡洗后擦干患处，无菌油纱条引流，无菌敷料包扎。

经治疗，窦道内脓液逐渐减少至消失，窦道内新鲜肉芽组织逐渐由内向外生长，1 个月后窦道完全闭合，复查 X 线足部侧位见跟骨破坏处面积无变化、边缘光滑。血常规、C-反应蛋白、血沉正常。

按语： 郭老根据患儿病史、症状、体征及舌脉，辨证为湿热之邪腐筋蚀骨，且日久伤及正气之湿热蕴结、正气亏虚证。脓液为湿邪，色黄黏稠为热象，窦道周围皮肤色黯红、皮温高亦为热象。舌红、脉数主热，脉滑主湿。治以清热解毒、利湿排脓、健脾益气，祛邪与扶正标本兼顾。方中金银花、连翘、蒲公英、紫花地丁、苦参、丹参、赤芍、紫草清热解毒；苦参、土茯苓利湿；生黄芪、白术健脾益气；白芷、防风、当归、夜交藤、鸡血藤排脓通络。大青盐泄热，泡洗可增强清热之力。以上诸药同用，共奏清热解毒、利湿排脓、健脾益气之功。

病案3 王某，女，14岁，学生，山东省人。患者左大腿中下段红肿、疼痛4个月，2012年8月2日初诊。4个月前患者无明显诱因出现左大腿中下部肿胀、疼痛，范围逐渐扩大，局部红肿明显，行走困难。于当地医院行病理检查回报：纤维组织增生，未见炎性细胞反应。血常规检查：白细胞10.32×10^9/L，血红蛋白95g/L，血小板570×10^9/L，血沉：67mm/h。使用抗生素1个月后红肿较前稍有减轻，复查白细胞9.7×10^9/L。就诊时患者由家长用轮椅推入诊室。查：左大腿中下1/3处至膝关节上方皮肤肿胀，范围约15cm × 10cm，皮色尚可，皮温增高，局部压痛明显，触之较硬。舌质红，苔薄黄，脉滑数。初步诊断为：骨髓炎。拟方药如下：

生黄芪 15g，当归 10g，生白术 10g，土茯苓 10g，生地黄 10g，玄参 10g，紫草 10g，苦地丁 5g，金银花 15g，连翘 10g，忍冬藤 15g，蒲公英 10g，怀牛膝 10g，红花 5g，秦艽 10g，防风 10g，延胡索 10g，生甘草 10g。水煎服，日 1 剂。

9 月 6 日二诊：患者左大腿中下段压痛较前明显减轻，触之局部肿硬较前明显减轻，皮温较前降低，皮色基本正常。现舌质红，苔白，脉滑，去生地黄、玄参，加丹参 15g，赤芍 10g，增加红花剂量为 10g，继服 1 个月，患者症状大减。

按语： 根据患者舌脉表现，辨证为湿热下注，但因患者年幼，发病日久，应补泻兼施，故仍予以生黄芪、当归、白术、土茯苓益气健脾，同时辅以五味消毒饮加减清热解毒、消肿祛瘀。其中金银花入肺胃，可解中上焦之热毒；蒲公英、紫花地丁均具有清热解毒之功，为痈疮疔毒之要药，同时蒲公英兼能利水通淋，泻下焦之湿热，与紫花地丁相配，善清血分之热结；生地黄、玄参亦可清血分之热，上药配伍气血同清，三焦同治，兼能开三焦热结，利湿消肿。故用药后效果明显，二诊时症状大减，结合其表现，应加大活血化瘀药物治疗以消肿散结，故去生地黄、玄参，加丹参、赤芍，增加红花用量。郭老在临证中注重攻补平衡，兼顾气血，祛邪而不伤正，清热而不留邪，这是我们在临床应用中应当重视并学习之处。

病案 4 杨某，女，68 岁，2012 年 12 月 28 日以"右下肢疼痛肿胀 50 年，加重 2 周"为主诉就诊。自诉 13 岁时，因外伤失治患右胫骨下段骨髓炎，迁延难愈，每因劳累而加重。两周前，因扭伤疼痛加重，不能行走，输液、口服药物均不缓解。查体：轮椅推入诊室，右下肢红肿，肤温略高，压痛明显，不能触碰，舌红绛，脉浮数。考虑慢性骨髓炎急性发作，处方如下：

生石膏 30g，知母 10g，紫草 10g，金银花 10g，生黄芪 30g，茯苓 10g，丹参 10g，赤芍 10g，炒白术 10g，蒲公英 10g，板蓝根 10g，忍冬藤 30g，怀牛膝 10g，细辛 3g，延胡索 10g，当归 15g，全蝎 5g。

患者服药 10 剂后，双膝红肿减轻，复诊时去忍冬藤、延胡索、紫草、蒲公英，加连翘、生地黄、玄参，继服 30 剂，疼痛减轻，红肿消退，可下地步行。

按语： 化脓性骨髓炎是化脓菌引起的骨膜、骨质和骨髓的炎症。本例患者初期肢体肿疼，口渴，面赤，全身乏力，舌苔黄厚，质红，脉滑数。考虑慢性骨髓炎急性发作。

骨病内治
北京中医医院骨科原主任郭振江经验选

辨证：热郁营血，毒热炽盛。治法：清热解毒，凉血泻火。石膏、知母清热泻火，紫草、板蓝根、蒲公英、忍冬藤清热解毒，丹参、赤芍活血凉血，生地黄、玄参养阴清热。红肿消除，疼痛缓解，进入凝滞期，纳差，舌苔薄白，质淡，脉象沉细。辨证：脾肾阳虚，痰瘀阻络。治法：健脾补肾，活血通络。黄芪、白术、茯苓益气健脾，当归、延胡索、全蝎祛瘀止痛。治疗患者全过程以益气健脾为法，毒热期兼以清热解毒，瘀滞期兼以活血通络，体现了郭老治骨护脾的用药特点，值得总结。

痛风性关节炎

痛风是人体嘌呤代谢障碍致血尿酸增高，尿酸盐沉积在关节囊、滑囊、软骨、骨质、肾脏、皮下及其他组织中，引起相应病损及炎性反应的一种全身性疾病，以血中尿酸增高为特点。痛风可分为原发性和继发性，好发于 30～50 岁的男性，女性患者较少。痛风性关节炎是由于尿酸盐沉积在关节囊、滑囊、软骨、骨质和其他关节周围组织中而引起的病损及炎性反应。

【病因与发病机理】

（一）西医病因与发病机制

痛风是人体嘌呤代谢障碍所致，尿酸是嘌呤代谢的产物。造成血尿酸浓度增高的原因有：①内源性尿酸生产过多；②外源性尿酸摄入过多；③尿酸排泄减少。无临床症状而血中尿酸浓度高于正常值者称为"高尿酸血症"。血中尿酸浓度如果达到饱和溶解度，这些物质最终将形成尿酸盐结晶体，沉积在关节及周围组织，引起局部组织及纤维组织增生。在关节病变中，尿酸盐首先沉积于骨端松质骨的关节囊附着处，使局部骨质吸收。而后在软骨和软骨下骨质中都出现类似的尿酸盐沉积。尿酸盐沉积在关节内，则引起滑膜的急性炎症反应，日久则滑膜增生、肥厚，软骨面变薄消失，骨端吸收破坏，边缘骨质增生，形成纤维性强直。尿酸沉积多者则在局部形成痛风石。

（二）中医病因病机

中医学认为，痛风是由于先天禀赋不足，脾肾功能失调，复因饮食劳倦，七情所伤酿生湿热。湿浊流注关节、肌肉、骨骼，气血运行不畅形成痹痛，而成痛风性关节炎。偶与风寒湿热之邪相合，使痹痛加重。久病入络，气血失畅，瘀血凝滞，痰瘀交结而致关节肿大畸形。肾气不足，不能蒸腾津液上泛，肾主水的功能下降，从而导致湿浊不能从小便排出，集聚在体内，郁久化热，形成高尿酸血症。或者过食肥甘厚腻，脾虚不运，更加重湿浊毒邪的形成。如果素体阳虚，寒从内生，复感风寒之邪，从阴化寒，可形成寒湿浊痹。日久阻滞经脉，影响气血津液输布，血滞为瘀，津停为痰，壅于经络，形成痛风石，痰浊痹阻在疾病的发展过程中起重要作用。后期湿热久蕴，不仅表现为关节的红肿热痛，还可损伤脾肾，导致腰痛、尿血、石淋等。晚期可导致肾功能不全，发为癃闭、水肿、关格等危候。

【临床表现】

（一）急性关节炎期

发病急骤，多夜间突发，患者因受累关节剧痛而惊醒。最常见于第一跖趾关节，其次为足背、踝、膝、肘、腕关节等处。受累关节明显肿胀，皮肤温度增高、黯红、压痛明显。首次发作一般持续 3 ～ 11 天，以后完全恢复正常。引起发作的诱因常有饮酒、暴饮暴食、寒凉、过劳、精神刺激、手术刺激等。

（二）间歇期

间歇期无症状，可为数年、数月，以后逐渐缩短。间歇期与急性期的反应交替存在，间歇期逐渐缩短，发作时间逐渐延长。此时受累关节多遗留关节轻度畸形与轻度活动受限。

（三）慢性关节炎期

随着急性发病次数的增多和病程演进，经数年至数十年的时间发展为慢性关节炎。此时多数受累关节僵硬和畸形，关节功能严重受限。部分病人可见痛风石，好发于耳郭、尺骨鹰嘴、膝关节囊和肌腱、手、足等处。痛风石处皮肤破溃可流出牙膏样或粉末样物质，创口可经久不愈。

【诊断依据】

临床表现、实验室检查、X线检查有助于诊断，但因为类风湿关节炎等有时尿酸含量也升高，因此确诊要由滑膜或关节液查到尿酸盐结晶。

（一）急性痛风性关节炎

1.滑囊液中查见特异性尿酸盐结晶。

2.痛风石经化学方法或偏振光显微镜检查，证实含有尿酸盐结晶。

3.具备下列临床、实验室和X线征象等项中的6项者：

（1）1次以上的急性关节炎发作。

（2）炎症表现在1天内达到高峰。

（3）单关节炎发作。

（4）患病关节皮肤呈黯红色。

（5）第一跖趾关节疼痛或肿胀。

（6）单侧发作累及第一跖趾关节。

（7）单侧发作累及跗骨关节。

（8）有可疑的痛风石。

（9）高尿酸血症。

（10）X线显示关节非对称性肿胀。

（11）X线摄片示骨皮质下囊肿不伴骨质侵蚀。

（12）关节炎症发作期间关节液微生物培养阴性。

（二）慢性痛风性关节炎

诊断慢性痛风性关节炎时，需要认真进行鉴别，并应尽可能取得尿酸盐结晶作为依据。

【辨证论治】

1. 风湿热证

证候：关节红肿、疼痛剧烈，皮肤温度增高，关节屈伸不利，遇冷则舒，得热则剧。舌红，苔黄，脉浮数。

治法：祛风除湿，清热除痹。

方药：清痹汤加减。黄柏、薏苡仁、苍术、白术、防己、丹参、茯苓、独活、寄生、牛膝。

加减：风热盛者，见发热、咽喉肿痛、隐疹、疼痛涉及多个部位，加连翘、葛根、秦艽；气分热盛者，见口渴、汗出、发热、脉洪大、舌苔黄燥，加生石膏、知母、黄芩；湿热盛者，见胸脘满闷、身重以下肢为甚、舌苔黄腻，加白花蛇舌草；热入营血者，见心烦、皮疹、舌质红，加生地黄、丹皮、玄参；阴虚内热，加生地黄、白芍、知母。

2. 风寒湿证

证候：关节疼痛，屈伸不利，皮色不红，触之不热，冬春季及阴雨天气易发作，关节得热则舒，遇寒则痛增。舌淡、苔白，脉迟紧。

治法：祛风散寒，除湿通痹。

方药：通痹汤加减。羌活、秦艽、细辛、川芎、当归、杜仲、赤芍、萆薢、木瓜、茯苓、牛膝、乳香。

加减：风邪偏胜，疼痛游走不定或呈放射性、闪电样，涉及多个部位者，加防风、羌活、威灵仙；湿邪偏胜，疼痛如坠如裹，重着不移，肿胀不适，以下肢多见者，加薏苡仁、牛膝；寒邪偏胜，疼痛剧烈，痛有定处，局部欠温，冷痛畏寒者，加制草乌、细辛、桂枝、淫羊藿。

3. 瘀血证

证候：关节疼痛剧烈，痛如针刺刀绞，痛点固定不移，皮肤紫黯，肌肤甲错，日久关节僵硬畸形，舌质紫黯或有瘀斑，苔白，脉弦涩。

治法：活血化瘀，通经活络。

方药：化瘀通痹汤加减。当归、丹参、鸡血藤、制乳香、制没药、香附、延索胡、透骨草。

加减：若关节疼痛剧烈，病久痛处不移，入夜尤甚而属血瘀者，可酌加桃仁、红花、制乳香、制没药、水蛭、地龙化瘀以通络；若肢体肿胀疼痛属血水互结者，可酌加泽兰、益母草、川木通、王不留行活血利水以消肿；若肢体重着，下肢酸软乏力而属湿浊下注者，可酌加泽泻、木瓜、猪苓、汉防己利湿以泄浊；若伴见肢体麻木，屈伸不利而属经络痹阻者，可酌加豨莶草、伸筋草、老鹳草祛风以通络；若其病夹寒或久用苦寒清利之剂而致寒湿者，可酌加附片、细辛、独活、肉桂以温寒化湿；若见脘痞、纳差、便稀而属脾虚者，可酌加党参、白术、茯苓、麦芽健脾以和中；若见胸闷吐痰、苔腻、脉滑而属痰凝者，可酌加法半夏、陈皮、僵蚕、远志豁痰以通痹；若兼腰膝酸软而属肝肾不足者，可酌加杜仲、续断、桑寄生、补骨脂补肾以壮骨；若湿热久稽，伴见咽干口燥、五心烦热而属阴伤者，可酌加生地黄、石斛、知母滋阴润燥以通痹；若病在上肢者，可加桑枝以为引；若体虚者患病，可加黄芪以固表。

4. 脾肾不足证

证候：关节疼痛，酸沉重着，乏力，甚至肌肉萎缩，舌质淡胖、苔白，脉细弱。

治法：补益脾肾，通经活络。

方药：黄加味四妙丸加减。

加减：痛风急性期常常湿热毒邪较盛，可在基本方中重用土茯苓，其用量可达 60g。湿偏甚者重用薏苡仁，常在 30～60g；尿酸升高，加用忍冬藤、虎杖、萆薢。寒湿型，加桂枝、制附子；有痛风石者，在基本方的基础上加威灵仙、乌梢蛇、寻骨风；顽痰甚者，加白芥子，用量常在 20～50g；病久入络，加用全蝎、僵蚕、蜈蚣、地龙。

【预防与调护】

1. 饮食控制　患者急性期应卧床休息，低热量、清淡饮食，同时避免吃高嘌呤食物（如豆类，鱼籽，蟹黄，动物肝、脑、肾等）。

2. 避免诱因　①日常应避免暴食酗酒（尤其是啤酒、甜酒）；②避免受凉、受潮、过度疲劳、精神紧张；③穿鞋要舒适宽松，防止关节损伤；④慎用影响尿酸排泄的药物，如某些利尿剂、小剂量阿司匹林等；⑤忌咖啡、碱性饮料；⑥病重时，限制吃酸性食物和醋；⑦禁用维生素 B_{12} 和磺胺类药物；⑧有痛风家族史的中年男性，应定期检查血尿酸。

3. 防治并发症 患者应同时防治痛风性关节炎易出现的并发症，如高脂血症、糖尿病、高血压病、冠心病、脑血管病等。

4. 急性发作 疾病急性发作期间，局部不能热敷，应冷敷。

【案例分享】

慕某，男，54 岁。入院症见：左外踝、双足、双肘、右手等多关节皮下肿物。

查体：左外踝局部皮肤隆起，表皮有约 0.2cm × 0.2cm 溃疡，其下见淡红色肉芽组织，无窦道及分泌物，皮下可触及 1 个约 3cm × 3cm 肿物，质硬、压痛（−）、表面欠光滑。双肘、右手、双第一跖趾关节局部皮肤隆起。双肘后皮下各可触及约 5cm × 5cm 肿物、右第 2 ～ 3 掌指关节指 3cm × 2cm 肿物、右第 2 ～ 3 指间关节 0.5cm × 0.5cm 肿物，肿物质硬、压痛（−）、表面欠光滑。四肢肌力、感觉、血循好。舌黯，苔黄腻，脉弦滑。

辅助检查：双膝、肘未见骨质破坏及肿物，软组织肿胀。双手腕骨见小囊变，左手第二掌指关节面下方、双侧第三近端指间关节面下方见囊性透光区。左侧第2、第5，右第1跖趾关节呈皂泡样膨大，可见不规则骨质破坏及缺损。左踝未见骨质破坏及肿物，软组织肿胀。生化检查：尿酸：615μmol/L；血常规：白细胞计数：11.23×10^9/L，中性粒细胞：42.2%，淋巴细胞：42.9%，红细胞计数：2.51×10^{12}/L，血红蛋白：89g/L，血小板计数：56×10^9/L；尿常规：LEU（±）。

入院诊断：中医诊断：痹证（脾肾亏虚，湿热闭阻证）。西医诊断：痛风性关节炎，痛风石（多发）。

治疗：中医治疗：以清热化湿止痛为主，予四妙丸、独一味胶囊口服；青鹏膏外用。西医治疗：药物镇痛，予双氯芬酸钠口服，并继服碳酸氢钠控制尿酸。2011年4月15日，在臂丛麻醉下行右肘、手痛风石切除术。2011年4月18日，在硬麻醉下左足、踝痛风石切除术，局麻下行左肘、手痛风石取出术。术后抗炎对症治疗。2011年4月27日，双肘、手切口已愈合，按时换药拆线。左足、踝处伤口有血性渗出。四肢感觉正常、末梢血循好，足趾活动良。无菌换药见左第二跖趾关节处切口中部裂开，其下骨质缺损处存在空腔；左外踝处切口处皮下对合良好，表皮裂开。

血常规回报：白细胞计数：6.05×10^9/L，中性粒细胞%：69.8%，淋巴细胞：24.1%，红细胞计数：4.68×10^{12}/L，血红蛋白：138g/L；尿酸：456μmol/L；血凝：纤维蛋白原：409mg/dL，D- 二聚体：744ng/mL；C- 反应蛋白：28.4mg/L。

嘱病人适当行四肢功能锻炼。足踝切口每日无菌换药、予聚维酮碘消毒，左足切口内予红纱条填塞化腐生肌并引流；左外踝予德莫林外敷诱导皮肤生长。但经上述治疗左足、踝切口组织生长仍欠佳。舌红、苔薄黄、脉弦细，证属脾肾亏虚，湿热酿痰，于 2011 年 4 月 29 日予中药汤剂口服补脾益肾、清热利湿化痰，方药：金钱草 30g，海金沙 30g，路路通 10g，生甘草 10g，赤芍 15g，秦皮 20g，大黄 10g，粉萆薢 20g，蒲公英 20g，白花蛇舌草 30g，茵陈 20g，防己 10g，生知母 30g，丹参 15g，生黄芪 15g，山药 30g。并予左足切口予中药泡洗，治以清热解毒、利湿生肌，方药：苦参 15g，土茯苓 15g，大青盐 5g，生黄芪 30g，当归 30g，连翘 15g，蒲公英 15g，黄柏 10g，马齿苋 10g，苍术 10g。

根据患者症状变化及舌脉随时调整内服方药：热象重时，加黄芩、芦根、青黛等清热；湿气重时，加葶苈子、冬瓜子、法半夏等利湿。经治疗，患者切口组织生长良好，未愈合切口长度逐步缩小，于 2011 年 6 月 22 日切口完全愈合，无缺损凹陷，无红肿及渗出。至今复查未见切口异常。

按语：该患者痛风性关节炎 20 余年、痛风石（多发）4 年，病程长，症状重，而且多次患感染性疾病，长期应用抗生素后诱发目前疾病。因而，虽然痛风石切除术围手术期需应用抗生素，但该患者无法应用，应用则将加重患者目前疾病，甚至诱发痛风急性发作。该患者在不能应用抗生素的情况下手术，术后部分切口出现感染，经德莫林等无菌换药效果不佳。此时，中医学辨证论治则有着不可替代的优势，根据患者原发病、切口情况，结合舌红、苔薄黄、脉弦细，辨证为脾肾亏虚，湿热酿痰，遂予中药汤剂口服补脾益肾、清热利湿化痰，并中药泡洗，治以清热解毒、利湿生肌。中药内服、外用并举，最终成功地使切口完全愈合。

方中苍术、黄柏乃丹溪二妙散之主药，能清热燥湿；用土伏苓、蒲公英、白花蛇舌草、茵陈加强清热解毒之功，且能除湿利水消肿。方中重用土茯苓，功能解毒利湿、通利关节，历代医家多谓其能治拘挛骨痛、除周身湿痹，尤解杨梅疮毒，乃为治疗浊瘀痹之良药，实能堪此大任。白花蛇舌草助土茯苓解毒除湿，又可利湿淋、健脾胃、去脾湿、绝水湿之源；脾胃健则营卫和，水湿去则筋骨利。丹参、赤芍能活血通络行气。诸药相合，共达清热解毒、疏风除湿、活血通络之目的。治疗本病必须以清热解毒为主，不宜妄投辛燥通络之品，以防助热耗阴。热症除大半后，当益气育阳、扶正祛邪。但须注意清除余热，不然可死灰复燃，使病情反复难愈。

颈椎病

颈椎病又称颈椎综合征，是颈椎骨关节炎、增生性颈椎炎、颈神经根综合征、颈椎间盘脱出症的总称，是一种以退行性病理改变为基础的疾患。主要由于颈椎长期劳损，骨质增生，或椎间盘脱出，韧带增厚，致使颈椎脊髓、神经根或椎动脉受压，出现一系列功能障碍的临床综合征。表现为椎节失稳、松动，髓核突出或脱出，骨刺形成，韧带肥厚和继发的椎管狭窄等，刺激或压迫了邻近的神经根、脊髓、椎动脉及颈部交感神经等组织，引起一系列症状和体征。

颈椎病可分为神经根型颈椎病、脊髓型颈椎病、椎动脉型颈椎病、交感神经型颈椎病及混合型颈椎病。

【病因与发病机理】

（一）西医病因与发病机制

1. 颈椎的退行性变

颈椎退行性改变是颈椎病发病的主要原因，其中椎间盘的退变尤为重要，是颈椎诸结构退变的首发因素，并由此演变出一系列颈椎病的病理解剖及病理生理改变。①椎间盘变性；②韧带－椎间盘间隙的出现与血肿形成；③椎体边缘骨刺形成；④颈椎其他部位的退变；⑤椎管矢状径及容积减小。

2. 发育性颈椎椎管狭窄

近年来，研究已明确颈椎管内径，尤其是矢状径，不仅对颈椎病的发生与发展，而且与颈椎病的诊断、治疗、手术方法选择及预后判定均有着十分密切的关系。有些人颈椎退变严重，骨赘增生明显，但并不发病，其主要原因是颈椎管矢状径较宽，椎管内有较大的代偿间隙。而有些患者颈椎退变并不十分严重，但症状出现早而且比较严重。

3. 慢性劳损

慢性劳损是指超过正常生理活动范围最大限度或局部所能耐受时值的各种超限活动。因其有别于明显的外伤或生活、工作中的意外，因此易被忽视，但其对颈椎病的发生、发展、治疗及预后等都有着直接关系，此种劳损的产生与起因主要来自以下三种情况：①不良的睡眠体位：因其持续时间长及在大脑处于休息状态下不能及时调整，则必然造成椎旁肌肉、韧带及关节的平衡失调。②不当的工作姿势：大量统计材料表明，某些工作量不大，强度不高，但处于坐位，尤其是低头工作者的颈椎病发病率特高，包括家务劳动者、刺绣女工、办公室人员、打字抄写者、仪表流水线上的装配工等。③不适当的体育锻炼：正常的体育锻炼有助于健康，但超过颈部耐量的活动或运动，如以头颈部为负重支撑点的人体倒立或翻筋斗等均可加重颈椎的负荷，尤其在缺乏正确指导的情况下严重导致颈椎的劳损。

4. 颈椎的先天性畸形

在对正常人颈椎进行健康检查或做对比研究性摄片时，常发现颈椎段可有各种异常所见，其中骨骼明显畸形约占 5%。

（二）中医病因病机

颈椎病在中医学属于"痹症""痿症""头痛""眩晕""项强"等范畴。《素问·痹论》篇曰："风寒湿三气杂至，合而为痹也。其风气盛者为行痹，寒气盛者为痛痹，湿气盛者为著痹。"《灵枢·五变》篇说："粗理而肉不坚者，善病痹。"根据症状和部位，将痹症分为筋痹、骨痹、脉痹、肌痹和皮痹。在这些描述中也包括了对颈椎病的描述。故说颈椎病多由外感风寒湿邪伤及经络，或长期劳损，肝肾亏虚，或痰瘀交阻，气滞血瘀等原因引起。《杂病源流犀烛》中："凡颈项强痛，肝肾膀胱病也，三经受风寒湿邪。"认为多因外伤或感受风寒湿邪，以致筋骨劳伤、气血瘀滞或痰瘀阻络。

【临床表现】

1. 神经根型颈椎病 多数无明显外伤史。大多数患者逐渐感到颈部单侧局限性痛，颈根部呈电击样向肩、上臂、前臂乃至手指放射，且有麻木感，或以疼痛为主，或以麻木为主。疼痛呈酸痛、灼痛或电击样痛，颈部后伸、咳嗽，甚至增加腹压时疼痛可加重。上肢沉重，酸软无力，持物易坠落。部分患者可有头晕、耳鸣、耳痛、握力减弱及肌肉萎缩，此类患者的颈部常无疼痛感觉。

2. 脊髓型颈椎病 缓慢进行性双下肢麻木、发冷、疼痛，走路欠灵、无力，打软腿，易绊倒，不能跨越障碍物。休息时症状缓解，紧张、劳累时加重，时缓时剧，逐步加重。晚期下肢或四肢瘫痪，二便失禁或尿潴留。

3. 椎动脉型颈椎病　主要症见单侧颈枕部或枕顶部发作性头痛、视力减弱、耳鸣、听力下降、眩晕，可见猝倒发作。常因头部活动到某一位置时诱发或加重，头颈旋转时引起眩晕发作是本病的最大特点。

4. 交感神经型颈椎病　主要症见头痛或偏头痛，有时伴有恶心、呕吐，颈肩部酸困疼痛，上肢发凉发绀，眼部视物模糊，眼窝胀痛，眼睑无力，瞳孔扩大或缩小，常有耳鸣、听力减退或消失。心前区持续性压迫痛或钻痛，心律不齐，心跳过速。头颈部转动时症状可明显加重。

5. 混合型颈椎病　表现以上 2 种或 2 种以上的症状，多见于颈椎病的中后期。

【**诊断依据**】

神经根型颈椎病主要表现为颈肩背疼痛，并向一侧或两侧上肢放射，查体颈项肌肉紧张、压痛，以受累神经根阶段棘突旁最显著，椎间孔挤压试验阳性，臂丛牵拉试验阳性，头顶叩击试验阳性；受累神经根所支配区域皮肤感觉异常，肌肉肌力减弱，可出现肌萎缩，肱二头肌肌腱和肱三头肌肌腱反射活跃或反射减退，甚至消失；影像学表现为颈椎体增生，椎间隙变窄，椎间孔变形、变窄，颈椎间盘突出等，肌电图检查可帮助确定神经损伤类型。

脊髓型颈椎病常呈慢性渐进性肢体瘫痪，一般先从下肢开始，逐渐发展到上肢，颈部活动受限不明显。查体可见步态不稳，肢体肌张力增高，肌力降低，腱反射亢进，可踝阵挛或髌阵挛，常可引起病理反射，如霍夫曼征、巴宾斯基征阳性等；影像学表现为颈椎管狭窄，颈椎核磁显示最明确，需要注意与其他运动神经元疾病鉴别，如脊髓空洞症。

椎动脉型颈椎病表现为头痛、头晕等症状，常因头部转动或侧弯至某一位置时易诱发或加重；查体可见颈项肌紧张、压痛，转颈试验阳性；影像检查表现为椎体间关节失稳或钩椎关节骨质增生，椎动脉变形、变细等，血管造影、MRI 成像等均可使用。常规除外颅脑疾病、外眼源性和耳源性眩晕。

交感神经型颈椎病诊断比较困难，目前尚缺乏客观指标，若出现交感神经功能紊乱症状，影像学显示有颈椎增生、节段不稳等颈椎病改变可考虑交感神经型颈椎病，同时需鉴别排除其他相关疾病。

混合型颈椎病表现以上 2 种或 2 种以上的症状及体征，X 线可见颈椎序列变直或反弓，钩椎关节增生及椎间隙变窄、椎体前后缘骨赘生成、节段性不稳定等。CT 可显示椎管变窄、后纵韧带骨化等。MRI 显示椎管内、脊髓内部的改变及脊髓受压部位及形态改变。

【辨证论治】

1. 风寒痹阻证

证候：颈、肩、上肢窜痛麻木，以痛为主，头有沉重感，颈部僵硬，活动不利，恶寒畏风。舌淡红，苔薄白，脉弦紧。

治法：祛风散寒，祛湿通络。

方药：羌活胜湿汤加减。羌活、独活、藁本、防风、炙甘草、川芎、蔓荆子等。

加减：寒湿偏盛，可加熟附子、白芥子、炙麻黄；若上肢麻痛较重，可加蜈蚣、全蝎以通经络。

2. 气滞血瘀证

证候：颈肩部、上肢刺痛，痛处固定，伴有肢体麻木。舌质黯，脉弦。

治法：行气活血，通络止痛。

方药：桃红四物汤加减。熟地黄、当归、白芍、川芎、桃仁、红花等。

加减：如兼有面色无华倦怠乏力症状者，可加党参、黄芪、白术、茯苓；如病久不愈，肢麻较重者，加全蝎、蜈蚣、乌梢蛇以加强通络之功。

3. 痰湿阻络证

证候：头晕目眩，头重如裹，四肢麻木，纳呆。舌黯红，苔厚腻，脉弦细。

治法：祛湿化痰，通络止痛。

方药：半夏白术天麻汤加减。白术、天麻、茯苓、橘红、白术、甘草等。

加减：若恶心重者，可加代赭石降逆止呕；郁久化热，痰热明显者，加郁金、黄芩；若失眠多梦者，可加莲子肉、夜交藤。

4. 肝肾不足证

证候：眩晕头痛，耳鸣耳聋，失眠多梦，肢体麻木，面红目赤。舌红少苔，脉弦。

治法：补益肝肾，通络止痛。

方药：肾气丸加减。熟地黄、山药、山茱萸、丹皮、茯苓、泽泻、桂枝、附子等。

加减：若有寒湿症状，加白芥子、肉桂；气虚明显者，可加黄芪、党参；若肝火旺之口苦、咽干者，可加川楝子、麦冬、菊花；若肾阴虚明显，可加黄柏、知母、玄参；若眩晕、耳鸣较重，可加牡蛎、代赭石。

5. 气血亏虚证

证候：头晕目眩，面色苍白，心悸气短，四肢麻木，倦怠乏力。舌淡苔少，脉细弱。

治法：益气温经，和血通痹。

方药：黄芪桂枝五物汤加减。黄芪、芍药、桂枝、生姜、大枣等。

加减：若兼有寒象者，可加熟附子、肉桂；心悸明显者，可加五味子、麦冬；兼有气虚血瘀者，可加桃仁、红花、葛根、丹参。

【预防与调护】

多数神经根型、椎动脉型和交感神经型颈椎病，经过治疗可取得满意疗效，预后良好，部分患者因病久或病变严重可能会反复发作。脊髓型颈椎病及混合型颈椎病可能持续进展，预后较差。选择合适的坐姿、枕头和睡姿，保持颈椎的正常生理曲度，减缓颈椎的退变。在乘车、驾车等时候，注意安全保护，纠正不良的工作和生活姿势，避免长时间保持单一姿势，尤其是长时间低头伏案。颈部功能锻炼可保持颈椎稳定性，延缓颈椎退变。

【案例分享】

病案 1 张某，女，23 岁，2014 年 6 月 6 日因"头颈

部疼痛 1 周，加重 1 天"就诊。患者曾于高速公路收费站上班，需长期值夜班，休息无规律，平时睡眠质量较差，近几日因夜间熬夜吹空调，致使颈部疼痛症状进行性加重，夜间因颈部疼痛无法正常入睡，自行口服止痛及安神类药物效果不佳，因颈部疼痛刺激，性情暴躁，甚至摔砸物品。查体：颈椎生理曲度变直，胸锁乳突肌止点处压痛，双肩胛提肌止点处压痛（＋），颈椎 C4-5 椎旁压痛（＋），双枕大神经止点处压痛（＋），舌质红，苔黄腻，脉弦。西医诊断：①颈椎病；②枕大神经炎。中医诊断：项痹病。治则：健脾益气，解郁止痛。

处方：生黄芪 30g，当归 15g，炒白术 10g，茯苓 10g，丹参 10g，赤芍 10g，葛根 15g，天麻 10g，秦艽 10g，防风 10g，菊花 15g，白芷 10g，藁本 10g，炒枣仁 10g，远志 10g，细辛 3g，延胡索 30g，柴胡 6g，生甘草 10g。共 7 剂。服药 7 剂后睡眠质量明显改善，颈肩疼痛较前缓解，头痛症状基本消失。上方去柴胡、枣仁、远志、白芷、菊花、藁本，加大葛根用量至 20g，继续服用方药 2 周，患者颈部疼痛症状消失，患者痊愈。

按语： 细辛配伍全蝎对于疼痛部位固定的头颈部疾病有很强的通阳止痛效果；方中菊花、白芷、藁本是治疗头痛要药；葛根、天麻同用解肌止痛，善治颈部疼痛症状；枣仁、远志安神定志，改善患者睡眠质量；柴胡疏肝解郁，改善患者脾气暴躁症状。患者长期夜班，饮食欠规律，脾气受伤，同时予以生黄芪、白术等健脾益气。郭老在治疗此患者中同时指出，患者脾气不足，筋肉羸弱，易受风寒湿等邪气侵扰，驱邪的同时应该固本，补益脾气。患者因为颈部疼痛刺激出现肝气郁滞，治疗时应同时使用柴胡等疏肝解郁类药物。本患者表现为肝强脾弱，复感风寒湿邪，治疗应秉承"固本驱邪"原则，后期以固本为主。

病案 2 李某，男，46 岁。颈肩背部疼痛 3 年，加重伴左上肢疼痛麻木 2 天。患者 3 年前因长时间伏案工作出现颈肩背部疼痛，自行予以口服止痛药及外用膏药治疗，症状缓解，后症状反复出现，两天前因受凉出现颈肩背部疼痛伴左上肢疼痛麻木，特来就诊。

患者中年男性，因长时间伏案工作，致颈肩背部劳损，伤及筋骨，又因寒凉致经脉不通，不通则痛，因此出现上述症状。郭老详细询问病史，阅片，诊察舌脉：舌淡，苔白腻，脉弦涩。以补益气血、通络祛痛为治法，方药如下：生黄芪 30g，党参 10g，当归 15g，炒白术 10g，茯苓 10g，丹参 10g，赤芍 10g，葛根 15g，天麻 10g，秦艽 10g，防风 10g，威灵仙 10g，木瓜 15g，桑枝 10g，乌梢蛇 5g，细辛 3g，全蝎 5g，延胡索 10g，白芍 6g。7 剂而愈。

按语：《金匮要略·痉湿暍病脉证第二》："伤寒八九日，风湿相搏……不能自转侧，不呕不渴，脉浮虚而涩者，桂枝附子汤主之。"患者颈部劳损合并有风寒之邪侵袭足太阳经脉，其颈肩部酸痛，颈部两侧活动受限，郭老症脉合参，认为症状和脉象正是桂枝附子汤证，是由风寒夹湿为病。用桂枝汤调和营卫，发散太阳经风寒，加入附子可补表阳。表阳足，腠理密，则汗出止。汗止后，津液亏损得以恢复，小便正常，颈部肌肉变得柔软。加入黄芪、当归，通过补气活血来加强经气的运行，增强药效；配以葛根通络止痛，桑枝祛风通络，乌梢蛇走窜通络，白芍缓急止痛、柔肝通络。诸药共奏益气活血、通络祛痛之效。本案体现郭老活用经方之特点，通过调节筋骨血脉内外平衡、舒经活络、调和营卫、发散太阳经风寒而奏其功。

病案 3 王某，女，50 岁，主因"颈肩背疼痛 2 年，腰痛伴左下肢麻痛半年"于 2009 年 3 月 13 日以"颈椎病，腰椎间盘突出症"收入院。心悸，头晕，左下肢小腿外侧麻木，特请郭老会诊。查体：颈椎曲度变直，肩胛部肌肉僵硬，椎动脉扭曲试验阴性，臂丛牵拉试验阳性，腰部曲度变直，腰椎活动度受限，L4/L5，L5/S1 棘间压痛，双侧 L4，L5 棘旁压痛，左侧直腿抬高试验阳性，加强阳性。仰卧挺腹试验阳性，双侧皮肤浅感觉对称无减退，左膝腱反射亢进，左下肢肌力较对侧弱，肌力 5 级。颈、腰椎 X 线：颈腰椎退行性改变。舌红，苔白腻，脉沉细。饮食、二便可，睡眠欠佳。诊断：颈椎病、腰椎间盘突出症，证属肝肾亏虚，脾阳不足。以补肝益肾、温阳壮水为治则。予中药口服，具体为生黄芪 30g，当归 15g，炒白术 10g，茯苓 10g，丹参 10g，赤芍 10g，葛根 15g，天麻 10g，藁本 15g，木瓜 15g，威灵仙 15g，川芎 6g，细辛 3g，全蝎 5g，菊花 15g，白芷 10g，防风 10g，龙胆草 6g，生甘草 10g。

2009 年 4 月 21 日二诊：服药 1 周后，症状较前明显改善，处方：生黄芪 30g，当归 15g，炒白术 10g，茯苓 10g，丹参 10g，赤芍 10g，葛根 15g，天麻 10g，藁本 15g，木瓜 15g，威灵仙 15g，川芎 6g，细辛 3g，全蝎 5g，菊花 15g，白芷 10g，防风 10g，龙胆草 6g，生甘草 10g。14 剂，颈背疼痛及头晕、头痛均消失。

按语：《伤寒论》第 31 条"太阳病，项背强几几，无汗恶风，葛根汤主之"。抓住"项背强几几"的主症，可用葛根汤治疗颈椎病见有颈项强急不舒者。《金匮要略·血痹虚劳病脉证并治第六》篇第 2 条 "血痹……外证身体不仁，如风痹状，黄芪桂枝五物汤主之"。抓住 "身体不仁，如风痹状" 的主证，可用黄芪桂枝五物汤治疗颈椎病所致的肢体麻痹。又据《伤寒论》第 29 条 "伤寒脉浮，自汗出，小便数，心烦，微恶寒，脚挛急……更作芍药甘草汤与之，其脚即伸"。抓住 "脚挛急" 的主证，可用芍药甘草汤治疗腰椎间盘突出等见有下肢挛急疼痛者。方证相对，所谓有是证即用是方，自然效若桴鼓。

病案 4 宋某，男，46 岁，2012 年 8 月 30 日以 "头痛，头晕，颈肩背疼痛 6 年" 为主诉，曾在多家医院治疗，效不佳。疼痛严重时，需用头顶墙方可缓解。查体：颈椎生理曲度变直，颈椎两侧压痛，风池、风府穴压痛明显，向颞侧放射，舌质红，苔黄腻，脉弦，考虑颈椎病所致顽固性头痛。宗仲景大黄䗪虫丸方意，处方：酒大黄 5g，全蝎 5g，生黄芪 30g，当归 15g，生白术 15g，茯苓 10g，丹参 15g，赤芍 10g，葛根 15g，天麻 10g，枸杞 15g，山茱萸 10g，秦艽 10g，防风 10g，菊花 10g，白芷 10g，川芎 10g，细辛 3gg，延胡索 10g，生甘草 10g。7 剂顽固性头痛缓解，再服 14 剂，症状消失。

按语： 痹证晚期或重者，常见关节肿胀畸形，疼痛剧烈，此时因"久痛入络"，一般的祛风散寒除湿之品往往无效，非虫蚁之类不足以搜剔经络中风湿痰瘀之邪，叶天士虫类搜剔通络之法正以此而设，郭老指出究其本源，实出自鳖甲煎丸、大黄䗪虫丸等法。大黄䗪虫丸，《金匮要略》本用之以治干血虚劳，郭老活用以治顽痹。郭老认为虫类药擅长走窜，是祛风通络的精品，尤喜用血肉有情。全蝎，对于病久顽固不愈，有固定疼痛部位或包块，肢体麻木，一般活血化瘀或缓解症状的药物无效或效果不明显等久病入络的病患，必用全蝎搜剔络中之痰瘀，辅以制川乌、细辛、炙麻黄等温经散寒、通痹止痛。关节疼痛日久，久病及络，血行不畅，着而成瘀，症见关节肿胀疼痛。痹证的论治上，"每取虫蚁迅速飞走诸类。俾飞者升，走者降，血无凝著，气可宣通"，多用全蝎、地龙、蜂房等搜剔药与当归、桃仁、川芎等活血化瘀药配伍应用。但虫类药大多有毒，有破气耗血伤阴之弊，不宜久服，应注意与扶正药物配伍使用。

病案 5 苏某，女，54 岁。初诊日期：2016 年 04 月 22 日。颈痛伴头痛、头晕两年余，加重 1 个月。

患者会计工作 30 余年，长时间低头或用电脑办公，两年前出现颈部间断疼痛，僵硬不适，偶伴头痛、头晕，经针灸、推拿治疗后症状缓解。1个月前因劳累后出现头痛、头晕加重，颈部酸痛难忍，严重时出现胸闷憋气、一过性耳鸣，自觉记忆力减退。遂至平谷区中医院推拿科就诊，给予推拿、红外线疼痛治疗、牵引等理疗，症状无明显缓解，为求进一步诊治，遂来我科门诊。刻下症见：颈痛，头痛，头晕，恶心，无呕吐，纳差，眠差，二便调。

既往史：患者既往体健，无外伤及其他特殊病史。

查体：BP：135/90mmHg，颈椎生理曲度变直，颈部肌肉弹性增高，颈椎活动度：前屈300°，后伸350°，左右旋转250°，C2-7棘间及椎旁压痛（++），叩击痛（+），旋颈试验（+），椎间孔挤压试验（-），臂丛牵拉试验（-），双上肢肌力 V 级，肱二头肌、肱三头肌腱反射对称，霍夫曼征（-），舌质黯，苔薄白，脉弦。

辅助检查：2016 年 04 月 02 日平谷区中医院颈椎正侧位 X 片示：颈椎生理曲度变直。

颈部血管超声示：颈动脉硬化。

TCD 示：双侧椎动脉血流速度降低，动脉硬化。

头颅 CT、ECG 示：未见明显异常。

2016 年 04 月 22 日颈椎屈伸位 X 片示：C3-4、C4-5椎体失稳。

西医诊断：颈椎病（椎动脉型）。

中医诊断：项痹（气滞血瘀）。

予中药 7 剂煎服，方药：生黄芪 30g，当归 15g，生白术 15g，茯苓 15g，生地黄 15g，玄参 15g，葛根 15g，天麻 15g，细辛 3g，全蝎 5g，牛膝 15g，醋延胡索 15g，鸡血藤 30g，甘草 6g，麦冬 15g，五味子 15g，太子参 15g。

第 1 次复诊日期：2016 年 4 月 29 日。患者诉颈痛、头晕减轻，颈椎活动较先前灵活，无耳鸣、恶心，但仍头痛、胸闷。查体：BP：130/85mmHg，颈曲直，颈椎活动度：前屈 350°，后伸 400°，左右旋转 350°，C2-7 棘间及椎旁压痛（＋），叩击痛（＋），旋颈试验（＋），余同前。舌质黯，苔薄白，脉弦。

予中药 7 剂煎服，方药如下：生黄芪 30g，当归 15g，生白术 15g，茯苓 15g，丹参 15g，赤芍 15g，葛根 15g，天麻 15g，细辛 3g，全蝎 5g，牛膝 15g，醋延胡索 15g，鸡血藤 30g，甘草 6g，秦艽 10g，藁本 10g，太子参 15g，防风 10g。

第 2 次复诊日期：2016 年 5 月 06 日。患者诉因上周工作繁重，症状有所反复，现仍有颈痛、头晕、头痛、胸中有憋闷感、纳差、眠差、二便调。查体：BP：

130/80mmHg，颈椎活动度可，C2-7 棘间及椎旁压痛（＋），旋颈试验（－），余同前，舌质黯，苔薄白，脉弦细。

嘱其多注意休息，避风寒，适当进行颈背部功能锻炼。予中药 7 剂煎服，方药如下：生黄芪 30g，当归 15g，生白术 15g，茯苓 15g，丹参 15g，赤芍 15g，葛根 15g，天麻 15g，细辛 3g，全蝎 5g，牛膝 15g，醋延胡索 15g，鸡血藤 30g，甘草 6g，秦艽 10g，藁本 10g，枳壳 15g，防风 10g。

第 3 次复诊 2016 年 5 月 13 日。患者诉颈痛、头痛不显，头晕明显好转，胸部有少许憋闷感，纳眠可，二便调。查体：BP：130/80mmHg，颈椎活动度可，C2-7 棘间及椎旁压痛（±），旋颈试验（－），余同前，舌质红，苔薄白，脉弦。

嘱其多注意休息，继续进行颈背部功能锻炼，调畅情志。予中药 7 剂煎服，方药如下：生黄芪 30g，当归 15g，生白术 15g，茯苓 15g，丹参 15g，赤芍 15g，葛根 15g，天麻 15g，全蝎 5g，牛膝 15g，醋延胡索 15g，鸡血藤 30g，甘草 6g，秦艽 10g，藁本 10g，枳壳 15g，防风 10g，陈皮 10g。

后患者未再复诊。

按语：本病属中医学"眩晕"范畴。本病之本在肝肾不足，气血亏虚。《景岳全书·眩晕》曰："眩晕症虚者居其八九。"强调了无虚不作眩的特点。郭老认为本病为"脾失健运，气血亏虚，清窍失养而致"。气逆于上则为眩晕，气机郁滞则为血瘀，气滞血瘀则脑窍失于濡养，筋脉失于通调，共同导致椎动脉型颈椎病的诸多症状。因此，治疗当以益气活血、逐瘀通络为治疗原则。故方中重用黄芪为君药，黄芪归脾肺经，有补气升阳、益卫固表之功。当归苦泄温通、补血活血；茯苓、生白术健脾益气；葛根清风寒，净表邪，解肌热，葛根之发散亦入太阳，亦散风寒，发散又不损中气，也无耗营血之虞；秦艽、防风味辛走肺，为升阳之剂，故可治疗头眩头痛、肢节疼痛；藁本味苦辛，上行可理太阳头痛；醋延胡索味苦、辛，入足厥阴肝经，善调经破血，专行滞血；鸡血藤活血舒筋，养血调经；细辛、全蝎既可逐瘀通络止痛，又加强了葛根、鸡血藤平肝潜阳的作用；赤芍合甘草酸甘化阴，既可以养血敛阴又能缓急止痛；丹参活血化瘀；牛膝破血结，引诸药下行；陈皮、枳壳行气，气行则血行；甘草和中缓急，调和诸药。故郭老治疗本病以益气健脾、扶正固本为治则。

郭老在治疗椎动脉型颈椎病时，注重辨证论治与专方专药相结合，喜用黄芪为君药，认为黄芪益元气、温煦三焦、调整血脉，而能激发各脏腑的活动，补而不热，补而不腻，乃是血中气药，与当归合用，以达气血双补、行气活血之效；党参补气兼能养血，健脾运而不燥，滋胃阴而不湿，养血而不偏滋腻，鼓舞清阳，振动中气，而无刚燥之弊；再予血中气药川芎，可活血行气止痛，能上行头目，配伍白芷、防风解表散寒、祛风止痛，为治头痛之要药；枸杞味甘味辛，味重而纯，故能补阴；配伍酒萸肉滋阴而不致阳衰，助阳而能使阳旺。半夏和胃健脾，发表开郁，治一切脾湿之症；白术味苦而甘，既能燥湿实脾，复能缓脾生津；天麻通血脉，疏痰气，治诸风掉眩；茯苓健脾和胃，宁心安神，此四药合用乃半夏白术天麻汤主方，有健脾燥湿、化痰息风之效。葛根祛风散寒、解除颈肌痉挛；陈皮善于通达，"夫人以脾胃为主，而治病以调气为先，如欲调气健脾者，橘皮之功居其首焉"，故佐以陈皮。甘草为使，既可缓急止痛，又可调和诸药。上方诸药合用得以脾健则气血充，气充则营血得生，气固则营血不散，气血健运则清窍得以濡养，眩晕、头痛得愈。

病案 6 杨某，女，50 岁，主因"颈肩部疼痛伴头晕三年余"入院，查体：颈椎活动受限，颈肌僵硬，压痛明显，双侧臂丛神经牵拉试验阳性，椎动脉扭曲试验阳性，压轴试验阳性。于 2015 年 12 月 9 日请郭老会诊，患者畏寒，颈肩部疼痛明显，舌淡，苔薄白，脉沉细，处方：党参 15g，白术 10g，茯苓 10g，赤芍 10g，丹参 10g，当归 15g，红花 10g，杜仲 15g，葛根 15g，天麻 10g，黑附片 10g，秦艽 10g，防风 10g，细辛 3g，全蝎 5g，延胡索 10g，生甘草 10g。

2015 年 12 月 16 日二诊。患者服药后畏寒症状基本消失，诉腹胀，偶有腹痛症状。舌苔白，脉细，处方：生黄芪 30g，当归 15g，白术 10g，茯苓 10g，丹参 10g，赤芍 10g，杜仲 15g，陈皮 10g，半夏 10g，枳壳 10g，焦三仙各 15g，炒莱菔子 10g，川芎 10g，延胡索 10g，生甘草 10g，干姜 10g，细辛 3g。

2015 年 12 月 23 日三诊。患者服药后前症治愈，目前仍有腰背痛，舌淡苔白，脉沉细。处方：生黄芪 30g，当归 15g，白术 10g，茯苓 10g，丹参 10g，赤芍 10g，杜仲 15g，天麻 10g，木瓜 30g，威灵仙 30g，秦艽 10g，防风 10g，知母 15g，延胡索 10g，生甘草 10g，全蝎 5g，细辛 3g，寄生 15g，川断 15g。

按语： 郭老重视气血在骨伤疾病治疗中的作用，处方以八珍汤为底方，用意补益气血，辅之以补益肝肾之品，佐以舒经通络药物打通道路，以使药达病所。方中重用黄芪以固气，有形之血不能速生，无形之气所当急固，对于气血不足之人，补气应是第一要位。党参、茯苓、白术、甘草乃补气第一方——四君子汤。郭老善用对药，常用药味每每两个或三个一组出现，方中丹参、赤芍、川芎活血化瘀，杜仲、天麻滋补肝肾，鸡血藤舒经通络，秦艽、防风祛风通络，全蝎搜风止痛。患者畏寒，故加黑附片以温经散寒，但附片不宜久用，中病即止。

病案 7　李某，女，53 岁，因"颈部疼痛伴头晕 1 个月"就诊。患者 1 个月前因工作压力大致颈部疼痛伴头晕、夜间睡眠差，特来郭老门诊就诊。

查体：患者 C3-5 右侧棘旁压痛，压头试验（-），臂丛牵拉试验（-），椎动脉扭曲试验（+），霍夫曼征（-）。

郭老经详询病史及阅片，同时根据患者所诉症状及体征，察舌切脉，舌淡，舌尖红绛，苔白，脉弦细。西医诊断：颈椎病。中医诊断：骨痹（气虚血瘀，心火亢盛证）。治法为益气活血，清心醒脾。方药：炙黄芪 30g，太子参10g，当归 15g，炒白术 10g，茯苓 10g，丹参 10g，赤芍10g，葛根 15g，天麻 10g，秦艽 10g，防风 10g，炒枣仁10g，黄连 6g，远志 10g，莲子心 6g，怀牛膝 15g，细辛

3g，全蝎 5g，延胡索 10g，夜交藤 15g。7 剂而愈。

按语： 患者中年女性，出现颈部疼痛及头晕症状主要责之于气虚血瘀，气血亏虚则血瘀，血瘀凝滞，脉络瘀阻，故发为"骨痹"而颈部疼痛。配伍太子参、当归、炒白术、茯苓补脾益气生血；其中当归既能补血又善活血，与赤芍、丹参、怀牛膝、细辛共用行气活血、通络止痛；全蝎破血逐瘀；延胡索缓急止痛。诸药合用，共奏健脾益气、行气活血之功效。失眠，舌淡，舌尖红绛，苔白，脉弦细，辨证应属久病及虚，因虚致瘀，郁而化热，阳不能入阴，配以炒枣仁、远志、茯苓等药兼顾治疗失眠之证，使阳得以入阴而缓解相应的症状。本证夹虚夹实，最妙之处在于略佐莲子心，莲子心配黄连清心醒脾、补中养神。《本草纲目》记载："盖莲之味甘气温而性啬，禀清芳之气，得稼穑之味，乃脾之果也。脾者，黄宫，所以交媾水、火，会合木、金者也。土为元气之母，母气既和，津液相成，神乃自生，久视耐老，此其权舆也。"

病案 8 宋某，男，46 岁，江苏人，农民，2012 年 8 月 30 日初诊。患者头痛（以前额部为主）、头晕 6 年，发作时头痛如裂，痛苦难忍，呈间断性发作，夜寐差，颈肩部沉重、酸痛，多地求医用药未果。舌质红，少苔，脉弦。初步诊断为：颈源性头痛。拟方药：生黄芪30g，当归15g，生白术15g，茯苓10g，丹参15g，赤芍10g，葛根15g，天麻10g，枸杞15g，山茱萸10g，秦艽10g，防风10g，菊花10g，白芷10g，川芎10g，细辛3g，全蝎5g，延胡索10g，酒大黄5g，生甘草10g。14剂，水煎服。

9月13日复诊。患者头痛不适消失，颈肩部沉重、酸痛感明显减轻，现仅有头晕、睡眠稍差症状，患者非常感激，现舌质红，苔白，脉弦滑。拟方药：生黄芪30g，当归15g，生白术15g，茯苓10g，生地黄10g，玄参10g，葛根15g，天麻10g，枸杞15g，山茱萸10g，陈皮10g，法半夏9g，菊花10g，山药15g，莲子10g，细辛3g，全蝎5g，延胡索10g，黄连5g，生甘草10g，炒枣仁15g，远志10g。14剂，水煎服。用药后患者头痛未复发，恢复良好。

按语： 头为诸阳之会，脑为清净之府，五脏六腑之精气皆上注于头，若外邪侵袭，气滞血瘀则致络道不通，清窍失养，皆可致头痛。《黄帝内经》云："气上不下，头痛癫疾。""脑逆故令头痛。"患者头痛日久，且伴有颈肩部沉重、酸痛不适，诊断为颈源性头痛，证属气滞血瘀型。此型见头痛多在一侧，头痛时作时止，痛有定处，呈刺痛或剧痛似裂，因其气血瘀滞不通，不通则痛，故见头痛如裂。

舌质紫黯，有瘀斑或瘀点，脉弦涩或细涩。治宜活血化瘀，通络止痛。方用通窍活血汤加减：川芎、赤芍、炒桃仁、红花、益母草、大枣。头痛甚者，可加虫类搜逐之品，如全蝎、地鳖虫、蜈蚣；气血不足者，可加黄芪、当归益气养阴；头痛缓解，但有头晕、健忘、不寐多梦者，加首乌、枸杞、熟地黄、酸枣仁益肾养心。川芎为治疗头痛之要药，张元素称川芎"上行头目，下行血海，能散肝经之风，治少阳厥阴经头痛及血虚头痛之圣药也"。患者头痛以前额部为主，其为阳明经走行，而白芷则善治阳明头痛，痛在前额、眉棱骨处。故川芎、白芷合用，效果奇佳。用葛根、天麻引经上行，舒经通络，改善颈部症状。同时郭老首诊给予酒大黄5g，有破积滞、行瘀血之功效，故疗效明显。

肩关节周围炎

肩关节周围炎，简称肩周炎，是肩周肌肉、肌腱、滑囊和关节囊等软组织退行性改变所引起的广泛的炎症反应。本病是以肩关节疼痛、活动受限为主要特征的慢性疾患，好发于40岁以上的中老年人。女性多于男性，左侧较右侧多见，双侧同时发病者少见。早期表现仅以疼痛为主，或仅有轻微隐痛或肩关节不适和束缚感，继则疼痛逐渐加重，夜间尤甚，常影响睡眠，肩关节活动也渐渐完全受限，最后形成"冻结状态"。本病属中医学"痹证"范畴，又称为"五十肩""漏肩风""肩凝症""冻结肩"等。

【病因与发病机理】

（一）西医病因与发病机制

1. 肩周炎的病因　肩周炎的病因至今不明，一般认为与下列因素有关。

（1）肩部原因：肩关节是人体全身各关节中活动范围最大的关节。其关节囊较松驰，关节的稳定性大部分靠关节周围的肌肉、肌健和韧带的力量来维持。由于肌腱本身的血液供应较差，而且随着年龄的增长而发生软组织退行性改变，对各种外力的承受能力减弱是基本因素，可发生肩峰下滑囊炎、冈上肌腱炎、肱二头肌长头腱鞘炎等；肩关节在生活中活动比较频繁，周围软组织经常受到来自各方面的磨擦挤压，长期过度活动、姿势不良等所产生的慢性致伤力也是主要的诱发因素；肩部创伤：如肩部骨折、脱位及软组织损伤，一方面肩部软组织损伤出血，另一方面由于治疗的需要，又必须做较长时间的肩部固定，使肩周组织继发出现肌肉萎缩、肌腱粘连；此外，肩部急性挫伤、牵拉伤后因治疗不当出现局部的损伤等都是引起肩关节周围炎发生的原因。

（2）肩外因素：由于肩关节以外的疾病，如颈椎病、冠心病、肺炎、胆囊炎等反射性地引起肩部疼痛，使肩关节活动受限，因原发病长期不愈使肩部肌肉持续性痉挛、缺血而形成炎性病灶，转变为真正的肩周炎；寒冷的刺激亦可加剧肩周的无菌性炎症过程；还有内分泌紊乱的病人，大多发生于更年期，由于内分泌紊乱，可引起肩周组织充血、肿胀，加重病变的进展。

2. 肩周炎的发病机制 肩周炎的病理变化比较复杂、广泛，主要表现在以下几个方面：盂肱关节囊纤维层退变、硬化、收缩，滑膜层肥厚；喙肱韧带、肩胛下肌腱变成粗而短缩的索条，妨碍肱骨的外旋活动；肌腱袖短缩，把肱骨头与肩胛盂紧拉在一起，使肱骨头的旋转活动受限；关节囊滑膜粘连在相对应的骨骼上，使肱骨外展受限；肩峰下滑囊闭锁，将肌腱袖粘连于肩峰下面，使肩外展受限；肱二头肌长头腱与结节间沟粘连，影响肩部活动。肩周炎病理变化是一个由轻到重，由局部到广泛的渐进性过程。早期主要发生在关节囊，表现为关节囊收缩、硬化；在后期则影响到关节囊以外的软组织，呈现出普遍的胶原纤维的退行性变，使组织失去弹性、硬化和短缩。

Depalma（1983）将粘连性肩关节炎（肩周炎）病理过程分为 3 期：

（1）凝结期：早期为凝结期，此期病变主要位于肩关节囊。肩关节造影显示关节囊紧缩，关节囊下皱褶互相粘连而消失，肱二头肌长头腱与腱鞘间有薄的粘连。

（2）冻结期：随着病变程度加剧，进入冻结期。此期除关节囊严重挛缩外，关节周围软组织均受累，退行性变加剧，滑膜充血、组织缺乏弹性。喙肱韧带挛缩限制了肱骨头外旋，冈上肌、冈下肌、肩胛下肌挛缩，肱二头肌长头腱鞘炎，使肩关节活动明显受限。

（3）解冻期：经 7～12 个月后炎症逐渐消退，疼痛消失，肩关节活动功能逐渐恢复，称解冻期。

（二）中医病因病机

中医学认为，年老体衰，阳气虚弱，正气渐损，肝肾不足，气血虚弱，营卫失调，以致筋脉肌肉失去濡养，遇有风湿寒邪外侵，易使气血凝滞，阳气不布，脉络不通故发本病。本病为内因和外因所致。"七七肾气衰"，50 岁左右，人体正气内亏，肝肾精气开始衰退，或劳逸过度，或病后体弱，致气血不足，筋脉得不到充分滋养，日久筋脉拘急，营卫失调。《中藏经·五痹》曰："肾气内消……精气日衰，则邪气妄入。"宋·王怀隐《太平圣惠方》曰："夫劳倦之人，表里多虚，血气衰弱，腠理疏泄，风邪易侵……随其所惑，而众痹生焉。"刘渡舟在《金匮要略诠解·血痹虚劳病脉证并治》中曰："凡尊荣之人，则养尊处优，好逸恶劳，多食肥甘，而肌肉丰盛，不事劳动则筋骨脆弱，以致肝肾虚弱……阳气虚，血行不畅，重因疲劳则汗出，体气愈疲……此时加被微风，遂得而干之，则风与血相搏，阳气痹阻，血行不畅。"居住潮湿、中风冒雨、睡卧露肩等邪气外侵，均可致寒湿留滞于筋脉，血受寒则凝，脉络拘急则痛。寒湿之邪侵淫于筋肉关节，以致关节屈伸不利，如张子和《儒门事亲》曰："此疾之作，多在四时阴雨之时，及三月九月，太阴寒水用事之月，故草枯水寒如甚，或濒水之地，劳力之人，辛苦失度，触冒风雨，寝处潮湿，痹从外入。"又如《普济方》曰："此病盖因久坐湿地，及曾经冷处睡卧而得。"

【临床表现】

早期表现为肩部肌肉痉挛性疼痛，其特点是疼痛范围较广，活动时加剧，夜间尤甚，压痛部位较多或不明显，伴有上肢外展、后伸及旋转活动受限。后期表现为肩臂肌肉萎缩，尤以三角肌为明显，最后因肩关节周围软组织广泛粘连导致肩部僵硬，形成冻结肩。

【诊断依据】

1.病史 常见于中老年人，多数患者慢性发病，少数有外伤史。

2.临床症状 肩周疼痛，活动时加重，以夜间为甚，常因天气变化及劳累而诱发，肩关节活动受限。

3.体征 肩部肌肉萎缩，肩前、后、外侧可有压痛，外展功能受限明显。

4.辅助检查 X线摄片检查多为阴性，有时可见骨质疏松、岗上肌腱钙化或大结节处有密度增高的阴影。彩超对于肌肉、肌腱、韧带、滑囊的诊断敏感性高，可作为首选检查方法，MRI对周围软组织情况显示较理想，亦可做出诊断。

【辨证论治】

1.风寒侵袭证

证候：肩部疼痛较轻，病程较短，疼痛局限于肩部，多为钝疼或隐痛，或有麻木感，不影响上肢活动。局部发凉，得暖或抚摩则痛减。舌苔白，脉浮或紧。此证型多为肩周炎早期。

治法：祛风散寒，通络止痛。

方药：蠲痹汤加减。羌活、独活、秦艽、桂枝、桑枝、海风藤、当归、川芎、木香、乳香、甘草。

2. 寒湿凝滞证

证候：肩部及周围筋肉疼痛剧烈或向远端放射，昼轻夜甚，病程较长。因痛而不能举肩，肩部感寒冷、麻木、沉重、畏寒，得暖稍减。舌淡胖，苔白腻，脉弦滑。

治法：散寒除湿，化瘀通络。

方药：乌头汤加减。麻黄、制川乌、白芍、黄芪、甘草、全虫、羌活、细辛。

3. 瘀血阻络证

证候：外伤后或久病肩痛，痛有定处。局部疼痛剧烈，呈针刺样，拒按，肩活动受限；或局部肿胀，皮色紫暗。舌质紫黯，脉弦涩。

治法：活血化瘀，通络止痛。

方药：活络效灵丹与桃红四物汤合并加减。当归、丹参、生乳香、没药、白芍、川芎、熟地黄、桃仁、红花、桂枝、桑枝、鸡血藤。

4. 气血亏虚证

证候：肩部酸痛麻木，肢体软弱无力，肌肤不泽，神疲乏力；或局部肌肉挛缩，肩峰突起。舌质淡，脉细弱无力。

治法：益气温阳，和血通经。

方药：黄芪桂枝五物汤与当归补血汤加减。黄芪、当归、白芍、桂枝、生姜、大枣。

【预防与调护】

本病病程长，疗效慢，部分患者虽可自行痊愈，但时间长、痛苦大、功能恢复不全。因此，要鼓励患者树立信心，加强自主练功活动，如八段锦养生功法等。注意肩部保暖，配合自我按摩，以增进疗效，缩短病程，加速痊愈。

【案例分享】

吴某，男，55岁，2014年3月因"左肩部疼痛活动受限一月余"来诊。患者曾于1个月前摘桃时不慎扭伤，遂出现左肩部疼痛不适，自行使用膏药及镇痛药物后疼痛不缓解，左肩部活动受限程度进行性加重，左肩疼痛剧烈，夜间痛甚，侧卧位时疼痛明显加重，无法左侧卧位入睡。查体：左肩喙突压痛明显，左肱二头肌长头压痛，左肩疼痛弧阳性，左肩外展、前屈、后伸活动度均减小。左肩MRI：左肩冈上肌远端损伤，左肩关节轻度积液，左肩肱二长头肌腱积液。舌质淡白，舌体胖大，苔薄白，脉滑。

西医诊断：①肩袖肌腱损伤；②肩周炎。

中医诊断：冻结肩。

治则：健脾益气，通络止痛。

处方：生黄芪 30g，当归 15g，炒白术 10g，茯苓 10g，丹参 10g，赤芍 10g，葛根 15g，天麻 10g，秦艽 10g，防风 10g，桑枝 15g，桂枝 10g，金银藤 10g，姜黄 10g，细辛 3g，全蝎 5g。7 剂。

患者服药 1 周后，肩关节疼痛症状明显改善，患者侧卧位肩关节压痛感消失，肩关节活动度轻度改善，方中去细辛、全蝎，继续口服中药，中药药渣外敷肩部，一周后复查肩关节活动度明显改善。

按语： 肩周炎又称"五十肩""冻结肩"，好发于 50 岁以上人群，女性多于男性。郭老证脉合参，考虑为气血不足，筋经不利，属《金匮要略》之"血痹"，缘于自身营卫气血不足，不能濡养筋脉，天气转凉及劳累时使气血阻滞，运行不畅。法仲景之意，取《金匮要略》黄芪桂枝五物汤通阳行痹、调和营卫。方中黄芪益气实卫，桂枝温经通阳，黄芪、桂枝相伍补气通阳；白芍和营养血；生姜、大枣合用既可调营卫，又可健脾和中，重用生姜可助桂枝以散风寒通血脉；当归活血补血；秦艽、防风搜风除湿，改善骨关节酸痛；桑枝、桂枝善达四肢经络、通利关节；忍冬藤疏风除湿，通络止痛，善治关节肿痛、屈伸不利；姜黄善治风痹肩臂痛，为肩痛要药。

诸药合用既可温养卫气营血以扶正，又可散风、通血脉、舒筋活络、祛除邪气。本案体现了郭老活用经方的特点，内外用药，既能达到"骨正筋柔"的效果，还可运行气血、濡养筋脉、祛风散寒而通血脉。

滑膜炎

广义的"滑膜炎"指任何原因引起滑膜炎症改变，几乎所有的关节炎都可以认为是滑膜炎，泛指非特异性病因的滑膜炎症。

【病因与发病机理】

（一）西医病因与发病机制

本病原因较多，具体包括：细菌感染，如细菌性关节炎、结核性滑膜炎；免疫系统疾病，如类风湿关节炎、瑞特关节炎、干燥综合征；损伤或物理刺激，如关节过度活动时，由于关节腔内的负压作用，将关节滑膜或脂肪、韧带吸入，并嵌顿于关节腔内使之受损，引起炎症改变；寒冷刺激；化学刺激，体内环境过酸、过碱，如痛风尿酸盐引起关节内的渗出；内分泌紊乱，激素水平的变化，如女性经期、妊娠期、产后和绝经期滑膜炎；累积应力，关节过度疲劳、过度载荷、手术等；关节不稳定，包括关节的新鲜或陈旧的韧带损伤引起关节不稳，滑膜受到骨性的压迫，刺激形成的滑膜炎；异体蛋白的刺激，常见于动物、昆虫的叮咬，如猫、狗、蚊、松毛虫等；肿瘤类病变，如色素沉着绒毛结节性滑膜炎、小儿滑膜炎一般属于病毒感染性滑膜炎，也称一过性滑膜炎，部分患儿发病前两周有上呼吸道感染病史，故也有学者认为该病与低毒感染有关。老年人膝关节滑膜炎，多继发于膝关节骨关节炎，主要是因软骨退变与骨质增生产生的机械性、生物化学性刺激，继发膝关节滑膜水肿、渗出、积液、疼痛和关节活动障碍等。

（二）中医病因病机

滑膜炎属中医学"痹症"范畴，多因体虚风寒湿邪阻络或劳损所致，病机以湿、瘀、虚为特点。湿热阻络，湿为重浊黏滞之邪，阻滞气机，与热邪相合，则湿热交困。热因湿阻而难解，湿受热蒸而使阳气更伤。痰饮流注，痰饮随气流行，流注关节，使关节经络阻滞，气血运行不畅。脾失健运，水湿困阻关节可致关节肿胀。

【临床表现】

滑膜炎并没有年龄、部位的限制，而是在任何年龄阶段和任何滑膜关节都可能会发生，具体临床特征取决于引起滑膜炎症的原发疾病。一般来说，常表现为受累关节的疼痛、肿胀，关节腔积液，关节活动受限，其症状轻重因原发疾病或损伤的严重程度而异。

以膝关节为例，多数膝关节滑膜炎，是在损伤等因素下引起的，但也可以继发于退变性的骨关节炎，后者多为老年人。在青壮年人多有急性膝关节外伤史，伤后膝关节开始发生轻度水肿、疼痛、活动受限及跛行。通常在伤后6～8小时出现滑膜反应性积液，膝关节明显肿胀、发热，不敢活动。查体发现膝关节屈伸活动受限，下蹲困难并伴有疼痛，关节周围可有局限性压疼点，浮髌试验阳性。慢性损伤性滑膜，可能无明显外伤史，主要表现为膝关节发软、活动受限、肿胀持续不退、不敢下蹲。活动增多时症状加重，休息后症状减轻。久病者，可扪到膝关节囊肥厚感。对膝关节积液多者或反复出现积液者，可做关节积液检查，它能反映出滑膜炎的性质及其严重性。故关节穿刺和滑液检查对膝关节滑膜炎的诊断和鉴别诊断，均有重要参考价值。

【诊断依据】

1.青壮年，有外伤史或劳损史。

2.中老年，尤其体胖者。

3.膝关节肿胀。

4.膝关节胀闷不适或胀痛。

5.膝关节伸直或完全屈曲时感觉胀闷不适或胀痛明显加重。

6.触诊皮温可增高，按之波动。

7.压痛点不定，可在原发损伤处压痛。

8.浮髌试验阳性，或 B 超、核磁共振检查发现膝关节有过量积液。

9.股四头肌萎缩。

10.关节穿刺液为黄色或淡黄色液体，表面无脂肪滴。

符合 3、4 两项，同时再具备其他任何两项者，即可诊断为膝关节滑膜炎。

11.辅助检查适用于临床表现复杂、直接诊断有疑问的患者，采用 X 线、核磁共振、关节腔穿刺、血液和关节液实验室检查，对于鉴别诊断具有重要意义。

（1）X 线检查：无明显异常，可排除骨折、骨破坏、关节间隙明显狭窄、关节边缘明显骨赘增生。

（2）核磁共振检查：仅可见关节积液、滑膜增生，可排除交叉韧带、侧副韧带、半月板和／或软骨明显损伤（一般可合并明显的骨挫伤改变）。

（3）关节液检查：关节液应为黄色或淡黄色液体，表面无脂肪滴。可排除血性关节液（骨折、韧带损伤、色素沉着、绒毛结节性滑膜炎）、脓性关节液（感染性关节炎、结核）、结晶性关节液（痛风性关节炎）。

（4）血液检查：血常规、类风湿因子、抗 O、抗链激酶、抗透明质酸酶、尿酸、结核敏感试验和 OT 试验等均在正常范围。可排除感染性关节炎（白细胞总数及中性比显著上升）、类风湿性关节炎（类风湿因子阳性）、风湿性关节炎（抗 O、抗链激酶、抗透明质酸酶阳性）、痛风性关节炎（血尿酸显著上升）、结核（结核敏感试验、OT 试验阳性）。

【辨证论治】

1. 湿热蕴结证

证候：关节红肿疼痛，局部发热，不可屈伸，活动障碍，目赤肿痛，兼见伴有发热烦渴，胸脘痞闷，或见下痢赤白，或大便秘结，或见尿黄频急。舌质红，苔黄腻，滑数或濡数。

治法：清热祛湿，通利关节。

方药：白虎桂枝汤合四妙散加减。

加减：发热明显者，加水牛角粉、黄芩；关节肿胀明显，加防己、萆薢、茯苓；目赤肿痛，加决明子、谷精草；小便短赤，加萹蓄、白茅根；下痢赤白，加白头翁、秦皮；大便秘结，加大黄、虎杖；关节疼痛明显，加秦艽、海桐皮；咽喉肿痛，加桔便，板蓝根。

2. 寒湿痹阻证

证候：关节肿胀疼痛，皮肤不红，痛有定处，肢体刺痛或麻木不仁，屈伸不利，晨僵明显，畏寒喜暖，手足逆冷，舌质淡，舌体胖，苔白腻，脉弦紧或弦缓。

治法：散寒除湿，温经止痛。

方药：蠲痹汤合甘草附子汤加减。

加减：痛甚者，加全蝎、延胡索；晨僵明显，加乳香、没药；痛在上肢，加桑枝、细辛；痛在下肢，加牛膝、桑寄生；湿气胜者，加薏苡仁、苍术；肢体麻木，加木瓜、伸筋草。

3. 肝肾亏虚证

证候：关节疼痛微热，腰膝酸软，足跟疼痛，肢体乏力，肌肉消瘦，头晕耳鸣，咽干痛，喜凉饮，大便干结，小便黄短，舌红或黯，苔少，脉沉细或偏数。

治法：滋补肝肾，强壮筋骨。

方药：左归丸加减。

加减：腰痛明显，加续断、淫羊藿；关节痛甚，加独活、羌活；恶寒肢冷，加千年健、追地风；乏力明显，加黄精、太子参；大便干燥，加生地黄、黑芝麻。

【预防与调护】

1. 避免长期剧烈运动　长期、过度、剧烈的运动或活动是诱发滑膜退变的基本原因之一，尤其对于持重关节（如膝关节、髋关节），过度的运动使关节面受力加大，磨损加剧。长期剧烈运动还可使骨骼及周围软组织过度受力及牵拉，造成局部软组织的损伤和骨骼上受力不均，从而导致骨质增生。

2. 适当进行体育锻炼　避免长期剧烈的运动，并不是不活动，恰恰相反，适当的体育锻炼是预防骨质增生的好方法之一。因为关节软骨的营养来自于关节液，而关节液只有靠"挤压"才能够进入软骨，促使软骨的新陈代谢。适当的运动，特别是关节的运动，可增加关节腔内的压力，有利于关节液向软骨的渗透，减轻关节软骨的退行性改变，从而减轻或预防滑膜炎，尤其是关节软骨的增生和退行性改变。

3. 及时治疗 关节的损伤关节损伤包括软组织损伤和骨损伤。关节的骨质增生经常与关节内骨折有直接关系。由于骨折复位不完全，造成关节软骨面不平整，从而产生创伤性关节炎。对于关节内骨折的患者，如果能够及时治疗，做到解剖复位，完全可以避免创伤性关节炎和关节骨质增生的发生。

4. 减轻体重 体重过重是诱发脊柱和关节骨质增生的重要原因之一。过重的体重会加速关节软骨的磨损，使关节软骨面上的压力不均匀，造成滑膜炎症。因此，体重超标的人适当地减轻体重可以预防脊柱和关节滑膜炎。

【案例分享】

病案 1 患者高某，男，30 岁，2016 年 7 月 18 日就诊时双髋关节疼痛不适，站立行走困难，不能上下楼，间歇性跛行，不能盘腿，髋关节各方向活动受限，内旋外展明显受限，舌红，苔薄白，脉弦细。予以处方：生黄芪 30g，当归 10g，炒白术 10g，茯苓 10g，丹参 10g，赤芍 10g，生杜仲 15g，天麻 10g，秦艽 10g，防风 10g，桑寄生 15g，续断 15g，怀牛膝 10g，细辛 3g，全蝎 5g，延胡索 10g，鸡血藤 15g，升麻 15g，夏枯草 10g。服药 14 剂，症状明显减轻，可站立行走，上下楼疼痛减轻，可以盘腿。在上方基础上去桑寄生、续断、升麻、夏枯草，加用狗脊、补骨脂及柴胡、炙甘草。

按语： 脾胃后天之本也，濡养五脏，一身气血之来源。脾胃健运则四肢百骸灌注有力，脾胃虚则全身皮肉、筋、骨、脉失养，关节屈伸不利。《素问·玉机真脏论》有云："脾脉者土也，孤脏，以灌四傍者也。"《素问·示从容论》又言："四肢解堕，此脾精不行也。"瘀血阻滞，不通则痛，瘀血不去，新血不生，血运失常，濡养功能失职，导致不荣则痛。生黄芪能补一身之气，方中重用生黄芪，合当归、炒白术、茯苓健脾益气；患者青年男性，患病之后心急气躁，肝火旺盛，故选用赤芍、丹参凉血活血，并加用鸡血藤及夏枯草加强活血及清肝热功效；且病邪深入筋骨，非虫蝎搜剔活络之品不能奏效，故用全蝎；秦艽、细辛、延胡索利关节、止痛；肝主筋，肾主骨，肾虚不能主骨充髓，方中桑寄生、续断、怀牛膝补肾壮骨；升麻提升阳气，引药上行。患者服药两周后症状减轻，舌质淡红、苔薄白、脉弦等肝热明显减轻，故去清肝热之夏枯草而改用柴胡疏肝；肾脉较前充实，改用狗脊及补骨脂温肾壮骨。

郭老治疗滑膜炎以活血祛瘀药、补虚药、利水渗湿药、祛风湿药四类药运用最多，郭老认为滑膜炎的发生发展与血瘀气滞、水湿停聚、湿邪内侵有密切关系，主张以活血祛瘀、补气补血、利水祛湿作为滑膜炎的基本治法。

郭老重视肝、脾、肺、肾在滑膜炎的发病及治疗中的重要作用。治疗滑膜炎所用药味以苦、甘、辛为主，药性以温、平、寒为主，尤其以性温药居多。因苦能燥湿，苦温药能燥湿化湿，苦寒药清热燥湿，甘味药补益脾胃，辛能散行气血瘀滞，正是对"风寒湿三气致痹"这一理论的最好佐证。

病案 2 刘某，男性，73 岁，主因"左膝关节间断疼痛 2 年，加重 10 天"就诊骨伤科门诊。患者诉两年前公园遛弯后左膝关节出现疼痛，无活动受限，无肿胀，休息后逐渐缓解，未引起重视。后出现晨僵，活动后可缓解，但是走路超过半小时后左膝关节疼痛明显。一年来患者左膝关节症状反复发作，自行休息后症状缓解，未系统诊治。10 天前患者活动后左膝关节疼痛明显，轻度肿胀，无明显活动受限，休息未见明显缓解，就诊骨伤科门诊。

查体：左膝浮髌试验（＋），麦氏征（＋），髌骨研磨试验（＋），内侧压痛（＋），前后抽屉试验（－），内侧皮温高，轻度红肿；舌质淡，苔薄白。

影像学检查：X 线：内侧间隙轻度变窄，内侧胫骨平台骨质硬化，股骨内侧髁骨质硬化；MRI：矢状位 T2 髌上囊、内侧间室见中等量高信号影，内侧半月板Ⅱ度退变，外侧半月板Ⅰ°退变，前后交叉韧带连续性尚可，形态完整。

西医诊断：左膝骨性关节炎（早期）。

中医诊断：膝痹病（气血亏虚，风湿痹阻证）。

治则：补益气血，利水渗湿。

处方：生黄芪 30g，当归 15，茯苓 10g，生白术 10g，怀牛膝 15g，天麻 10g，炒杜仲 10g，赤芍 10g，秦艽 10g，苍术 10g，延胡索 10g，细辛 3g，全蝎 5g，车前子 20g，泽泻 10g，夏枯草 10g。7 剂，水煎服，日 1 剂。患者服用 7 剂后左膝肿胀明显减轻，查体浮髌试验阴性。第 2 周原方服用 7 剂后左膝关节肿胀消失，查体积液诱发试验阴性。第 3 周膝关节肿胀彻底消除。第四、五、六周后祛除车前子、泽泻、夏枯草补益气血以治本，患者左膝疼痛未再出现复发的情况。

按语： 凡肿皆有湿，湿为水之渐，水为湿之积，人身之中，主水在肾，制水在脾，调水在肺。故水湿为病，与脾肺肾三脏有密切关系。脾虚则生湿，肾虚则水泛，肺失宣降则水津不布。患者男性，年事已高，气血亏虚，脾肺肾功能衰退，关节退变引起左膝关节疼痛；患者在脏腑气血亏虚的同时感受外邪，引起左膝关节风湿瘀滞，出现关节红肿。本病根本在于脾肾亏虚，水湿不能运化而聚湿，属本虚表实，治疗时应首先祛除表实，同时兼顾补虚的治疗原则。方中生黄芪、当归、茯苓、生白术补益气血，怀牛膝、炒杜仲、天麻补益肝肾、疏通经络；病邪深入，筋脉拘挛，非虫蝎搜剔活络之品不能奏功，故用全蝎；赤芍、秦艽、延胡索、细辛利关节止痛；车前子、泽泻、夏枯草渗湿利水。

病案 3 周某，女，50 岁，2013 年 2 月不慎扭伤左膝关节，未予以特殊治疗，次日左膝关节明显肿胀，以"外伤后左膝肿胀疼痛伴活动受限 1 天"为主诉就诊。

查体：跛行步态，左膝关节周围轻度肿胀，浮髌试验（＋），麦氏征（＋），膝关节周围皮肤温度微高，舌质红，脉滑数。

膝关节 X 线：膝关节轻度骨质增生，膝关节周围软组织肿胀，考虑为膝关节积液。

膝关节彩超：左膝关节积液。

左膝关节 MRI：左膝关节内侧半月板Ⅱ度损伤。

西医诊断：①膝关节骨性关节炎；②滑膜炎；③膝关

节半月板损伤。

中医诊断：膝痹（气滞血瘀，水湿蕴积）。

治则：健脾化湿，活血化瘀。

处方：生黄芪 30g，当归 15g，白术 10g，茯苓 15g，丹参 15g，赤芍 15g，杜仲 15g，天麻 15g，桑寄生 10g，川断 10g，鸡血藤 30g，细辛 3g，全蝎 5g，牛膝 10g，泽泻 15g，夏枯草 20g，车前子 20g，甘草 10g。服用此方 1 周后复查，自诉膝关节肿胀、疼痛程度明显改善。祛除泽泻、夏枯草、车前子等祛湿药物，变丹参、赤芍为桃仁、红花增强其方活血功效，达到通络止痛之疗效。继续服药 1 周，患者诉疼痛症状明显改善，嘱患者适量减少膝关节活动，进行膝关节非负重功能训练，继续服用方药 1 周，膝关节肿胀疼痛症状消失，患者痊愈。

按语： 本案黄芪用量颇大，中医学理论认为气能生血、行血、通痹，本方中生黄芪、当归、白术、茯苓同用健脾益气；其中当归、鸡血藤既能补血又善活血，与赤芍、丹参共用加强舒筋活血、通络止痛之功；杜仲、天麻作为郭老常用的临床对药，可通经络止痛，善治风湿痹痛，改善肢体屈伸不利症状；细辛、全蝎通阳散结，搜骨间风湿，蠲痹止痛；桑寄生、续断同用，强筋健骨，除风除湿止痛；

夏枯草善于软坚散结，消除肿胀；泽泻、车前子同用加强化湿效果，消除膝关节肿胀症状。郭老诊治膝关节肿胀疾病，善于运用健脾益气类药物，而滑膜炎类关节肿胀，更酌加夏枯草、泽泻、车前子等。通过多例临床病例观察，均收到较好的临床疗效。郭老治疗骨病，提出了"健骨先健脾，脾强骨自强"的防治理念。

病案 4 周某，男，60 岁，2013 年 1 月 28 日以"双膝疼痛肿胀 3 周"为主诉就诊，自诉长距离步行后出现双膝肿胀，初未予重视，采用热敷、按摩、外用舒筋活血的药膏后症状不减。

查体：跛行步态，双膝红肿，浮髌试验（+），肤温略高，舌红绛，脉浮数。考虑滑膜炎，宗仲景桂枝芍药知母汤方意，处方：生石膏 30g，知母 10g，生黄芪 30g，夏枯草 10g，当归 15g，丹参 10g，赤芍 10g，车前子 10g，忍冬藤 10g，怀牛膝 15g，土茯苓 30g，泽泻 5g，全蝎 5g。患者服药 5 剂后，双膝红肿减轻，跛行步态改善，复诊时去土茯苓、知母，加鬼箭羽、茯苓，10 剂而愈。

按语：仲师以白虎桂枝汤治温疟，未明言用其治历节，然遵其垂训，异病同治，郭老移用之治热痹。痹病而有关节疼痛、红肿、灼热或伴发热者，郭老认为此系风湿热邪痹着经脉，或寒湿化热，或素体阳旺，自以清热通络蠲痹为法，可用白虎汤、白虎加桂枝汤等。石膏辛甘大寒，清热力强，热痹者常用之以蠲痹止痛，盖取其镇静消炎之功。对于关节灼热疼痛、红肿、口渴、舌红者，用之颇宜。同时，常配用功擅祛风除湿、舒筋活血、通络止痛的忍冬藤、夏枯草、鬼箭羽诸药。

关节红肿热痛，发热，怕风寒，遇冷则关节肿痛明显加剧，此为热痹，可选用《金匮要略·疟病脉证并治第四》白虎加桂枝汤或《金匮要略·中风历节病脉证并治第五》桂枝芍药知母汤。此类疾病单纯者少，复杂者多，往往呈现热邪夹湿或寒热错杂等证候。郭老对于痹病日久，邪盛正虚，邪郁化热用桂枝芍药知母汤治疗。运用了众多祛风除湿、温经散寒之品，常佐以知母、赤芍清热养阴，既可兼顾痹久化热伤阴，又可制约温性药物的燥烈之性，体现了寒温并用之特性。

腰椎间盘突出症

腰椎间盘突出症是指腰部椎间盘纤维环部分或全部破裂，髓核突出压迫神经根或脊髓等，引起以腰痛伴下肢放射性疼痛等症状为特征的一种病变。本病好发于 20 ～ 40

岁的青壮年，占腰椎间盘突出症发病人数的 80%，男性患者多于女性，下腰部椎间盘为本病的好发部位，其发病率约占总发病人数的 98%。

腰椎间盘突出症属中医学"腰腿痛""腰痹""骨痹"范畴。中医学认为，气血、经络及脏腑功能失调与腰痛的发生都有密切关系，《诸病源候论》："肾气不足，受风邪之所为也，劳伤则肾虚，虚则受于风冷，风冷与正气交争，故腰脚痛。"可见外伤与风寒湿邪是导致椎间盘突出的外因。《素问·刺腰痛》："衡络之脉令人腰痛，不可以俯仰，仰则恐仆，得之举重伤腰。"又云："肉里之脉令人腰痛，不可以咳，咳则筋缩急。"《医学心悟》也说："腰痛拘急，牵引腿足。"以上均说明本病可由外伤引起，咳嗽可使症状加重，表现为腰痛合并下肢放射痛。

【病因与发病机理】

（一）西医病因与发病机制

椎间盘的逐渐退变是造成椎间盘破裂、髓核突出的主要内因。急性或慢性损伤是本病的主要外因，损伤后纤维环发生破裂，髓核从裂隙中突出，压迫脊神经从而产生一系列临床症状。在某些情况下，如弯腰洗脸、打喷嚏或咳嗽后引起本病；甚至由于腰部的轻微扭动，也可导致腰椎间盘突出症的发生；有些患者无明显诱因而发病，可能由于腰部肌肉痉挛所致。

（二）中医病因病机

中医学对腰椎间盘突出症的病因病机的认识可概括为以下几方面：一是外伤；二是劳损；三是肾气不足，精气衰微，筋脉失养；四是风、寒、湿、热之邪流注经络，使经络困阻，气滞血瘀，不通则痛。

外伤、跌仆损伤等过度屈曲导致腰部气机涩滞，瘀血壅聚，局部经络瘀阻不通，出现腰部屈伸不利；劳损致腰脊损伤，局部气血瘀滞不通，气血不能下达，经脉失养，出现腰腿疼痛、麻木等症状，发为本病。

"腰为肾之府""肾主骨生髓"，肾气亏虚，精血不足，腰脊失养，日久腰腿酸痛乏力，缠绵不愈，时轻时重；肾阳不振，阳失温煦，故见畏寒肢冷等症；肾阴不足，虚火上炎，故见面色潮红、口干咽燥、五心烦热等症。

肾气本虚，风寒湿三气杂至，寒湿留着于腰部，寒主收引，湿性凝滞，日久腰腿重着，转侧不利，发为本病。

【诊断依据】

1.常发于青壮年，多有腰部外伤、慢性劳损或寒湿史。大部分患者在发病前多有慢性腰痛史。

2.临床症状可见腰痛和下肢坐骨神经放射痛。腰腿疼痛可在咳嗽、打喷嚏、用力排便等腹腔内压升高时加剧，步行、弯腰、伸膝起坐等牵拉神经根的动作也使疼痛加剧，腰前屈活动受限，屈髋屈膝、卧床休息可使疼痛减轻。重者卧床不起，翻身极感困难。病程较长者，其下肢放射痛部位感觉麻木、冷感、无力。中央型突出造成马尾神经压迫症状为会阴部麻木、刺痛，二便功能障碍，阳痿或双下肢不全瘫痪。少数病例的起始症状是腿痛，而腰痛不甚明显。

3. 体征

（1）*腰部畸形*：腰肌紧张、痉挛，腰椎生理前凸减少或消失，甚至出现后凸畸形。有不同程度的脊柱侧弯，突出物压迫神经根内下方时（腋下型），脊柱向患侧弯曲；突出物压迫神经根外上方（肩上型），则脊柱向健侧弯。

（2）*腰部压痛和叩痛*：突出的椎间隙棘突旁有压痛和叩击痛，并沿患侧的大腿后侧向下放射至小腿外侧、足跟部或足背外侧。沿坐骨神经走行有压痛。

（3）*腰部活动受限*：急性发作期腰部活动可完全受限，绝大多数患者腰部伸屈和左右侧弯功能活动呈不对称性受限。

（4）皮肤感觉障碍：受累神经根所支配区域的皮肤感觉异常，早期多为皮肤过敏，渐而出现麻木、刺痛及感觉减退。腰3、4椎间盘突出，压迫腰4神经根，引起小腿前内侧皮肤感觉异常；腰4、5椎间盘突出，压迫腰5神经根，引起小腿前外侧、足背前内侧和足底皮肤感觉异常；腰5、骶1椎间盘突出，压迫骶1神经根，引起小腿后外侧、足背外侧皮肤感觉异常；中央型突出则表现为马鞍区麻木，膀胱、肛门括约肌功能障碍。

（5）肌力减退或肌萎缩：受压神经根所支配的肌肉可出现肌力减退，肌萎缩。腰4神经根受压，引起股四头肌（股神经支配）肌力减退、肌肉萎缩；腰5神经根受压，引起趾背伸肌肌力减退；骶1神经根受压，引起踝跖屈和立位单腿翘足跟力减弱。

（6）腱反射减弱或消失：腰4神经根受压，引起膝反射减弱或消失；骶1神经根受压，引起跟腱反射减弱或消失。

（7）直腿抬高试验阳性，加强试验阳性；屈颈试验阳性；仰卧挺腹试验与颈静脉压迫试验阳性；股神经牵拉试验阳性。

4. 辅助检查

（1）X线片检查：正位片可显示腰椎侧凸，椎间隙变窄或左右不等，患侧间隙较宽。侧位片显示腰椎前凸消失，甚至反张后凸，椎间隙前后等宽或前窄后宽，椎体可见休默结节等改变，或有椎体缘唇样增生等退行性改变。X线平片的显示必须与临床的体征定位相符合才有意义，以排除骨病引起的腰骶神经痛，如结核、肿瘤等CT或MRI检查可显示椎间盘突出的部位及程度。

（2）肌电图检查：根据异常肌电图的分布范围可判定受损的神经根及其对肌肉的影响程度。

（3）CT、MRI检查：可清晰地显示出椎管形态、髓核突出的解剖位置和硬膜囊神经根受压的情况，必要时可加以造影。CT、MRI的检查临床诊疗意义重大。

【辨证论治】

1. 气滞血瘀证

证候：症见近期腰部有外伤史，腰腿痛剧烈，刺痛，痛有定处，腰部僵硬，俯仰活动艰难，痛处拒按，舌质黯紫或有瘀斑，舌苔薄白或薄黄，脉沉涩或脉弦。

治法：行气活血，祛瘀止痛。

方药：身痛逐瘀汤加减。秦艽、川芎、当归、炒桃仁、红花、菟丝子、补骨脂、独活、没药、五灵脂、香附、川牛膝、地鳖虫、地龙、杜仲、甘草。

加减：瘀重而痛甚者，加三七或酌加乳香、没药、延胡索等，增强活血祛瘀、消肿止痛之功；气滞重而痛甚者，可加川川芎、香附、郁金等，以增强行气止痛之功。

2. 寒湿阻络证

证候：腰腿部冷痛重着，转侧不利，痛有定处，虽静卧亦不减或反而加重，日轻夜重，遇寒痛增，得热则减，舌质胖淡，苔白腻，脉弦紧、弦缓或沉紧。

治法：温经散寒，祛湿通络。

方药：独活寄生汤加减。独活、桑寄生、秦艽、防风、细辛、当归、芍药、川芎、熟地黄、杜仲、牛膝、人参、茯苓、土鳖虫、炙甘草、肉桂心。

加减：寒胜，加干姜、炮附子；风胜，加秦艽、羌活；湿重，加苍术、薏苡仁、木瓜、威灵仙；寒重，加桂枝、肉桂、附子等。

3. 湿热阻络证

证候：腰腿疼痛，痛处伴有热感或见肢节红肿，口渴不欲饮，遇热或雨天疼痛加重，恶热口渴，小便短赤，苔黄腻，脉濡数或滑数。

治法：清热利湿，通络止痛。

方药：大秦艽汤加减。秦艽、甘草、川芎、当归、白芍、白芷、白术、生地黄、熟地黄、白茯苓、独活。

加减：湿重，加车前子、茵陈；热重，加大黄、知母等。

4. 肝肾亏虚证

证候：腰腿痛缠绵日久，反复发作，乏力，不耐劳，劳则加重，卧则减轻。偏阳虚者，四肢不温，形寒畏冷，筋脉拘挛，舌质胖淡，脉沉细无力；偏阴虚者，面色潮红，五心烦热，心烦失眠，口苦咽干。舌红少津，脉弦细而数。

治法：补益肝肾。偏阳虚者，温肾壮阳为主；偏阴虚者，养阴通络为主。

方药：偏阳虚者，右归丸加减；偏阴虚者，虎潜丸加减。

加减：腰痛明显，加续断、淫羊藿；关节痛甚，加独活、羌活；下肢无力，加丹参、鹿角霜。

【预防与调护】

腰椎间盘突出症的保守治疗效果较好，但容易复发，急性期应卧床休息，疼痛减轻后，应注意加强锻炼腰背肌、腹肌，以巩固疗效。久坐或久站时，可佩戴腰围，保护腰部，避免感受风寒、劳累或腰部过度屈曲。应用正确的弯腰姿势搬取重物，避免腰部损伤。

【案例分享】

病案1 王某，男，47岁。因"腰痛伴左下肢疼痛2天"于2010年6月11日就诊。

患者诉3日前搬重物后出现腰痛伴左下肢疼痛，经休息后无明显缓解，遂来求治。现症见腰痛伴左下肢放射痛，至小腿外侧及足第一趾，活动痛甚，翻身困难，纳可，眠差，大便两日未行，小便黄。

查体：腰部活动受限，前屈10°，后伸0°，左侧屈5°，右侧屈5°，双侧L4、L5、S1椎旁压痛，左侧L5椎旁压痛伴放射痛，L4～5，L5～S1椎间压痛，左侧直腿抬高20°，加强（+），右侧直腿抬高60°，加强（-），左下肢小腿外侧及足1～2趾间皮肤感觉减弱，左足蹬背伸肌力Ⅳ级，右足蹬背伸肌力Ⅴ级，双足背伸、跖屈肌力Ⅴ级，双侧膝腱反射、跟腱反射（-），踝阵挛（-）；舌质红，舌苔黄，脉弦滑数。

中医诊断：痹病（湿热郁结，脉络闭阻）。

治则：清热散郁，活血通络。

方药：生石膏30g，知母10g，生黄芪30g，当归15g，生白术 15g，茯苓 15g，桃仁 10g，红花 10g，杜仲 10g，怀牛膝 15g，秦艽 10g，防风 10g，延胡索 10g，鸡血藤 10g，炙甘草 10g。7 剂，水煎服。

2010 年 6 月 18 日复诊，患者诉疼痛去半，夜间可安睡，活动时仍有腰痛及左下肢疼痛麻木。查：腰部活动稍受限，双侧 L4、L5 椎旁压痛，左侧 L5 椎旁压痛伴放射痛，舌质黯，苔白，脉弦。原方去生石膏、知母，加细辛 3g，全蝎 5g。7 剂，水煎服。

2010 年 6 月 25 日复诊，患者诉腰部酸沉，左下肢小腿外侧及足 1～2 趾间麻木，无明显疼痛。查：腰部活动可，双侧 L4、L5 椎旁压痛，无明显放射痛，舌质黯，苔薄白，脉弦。继予中药汤剂口服，方药如下：

生黄芪 30g，当归 15g，生白术 15g，茯苓 15g，丹参 10g，赤芍 10g，杜仲 10g，怀牛膝 15g，木瓜 10g，威灵仙 10g，细辛 3g，全蝎 5g，鸡血藤 10g，炙甘草 10g。7 剂，水煎服。

按语： 白虎汤多用于阳明气分热盛证，郭老常用白虎汤化裁治疗急性腰椎间盘突出、神经根型颈椎病、肋间神经痛等。郭老认为，急性期的神经根刺激症状辨证多属湿热郁结，投之以白虎汤，清透郁热之邪。方中石膏清热泻火，且清中有透，寒而不遏，大凡急慢性疾病，如见红肿热痛常用生石膏清散、透解郁结之热；知母清热养阴，助石膏清热；生黄芪、当归益气补血，气血足则经络畅；桃仁、红花活血化瘀；白术、茯苓健脾化湿；秦艽、防风祛风湿；延胡索、鸡血藤通经止痛；杜仲、牛膝引药下行；甘草缓急止痛，调和诸药。

病案 2 刘某，女，46 岁。因"腰痛伴左下肢麻木两年余，加重 1 个月"就诊。

患者自述两年多前因外伤出现腰痛伴左下肢麻木，就诊于外院，经药物、理疗等治疗症状缓解，1 个月前患者腰痛及左下肢麻木症状加重，遂来我院就诊。

郭老经过仔细查体，阅腰椎 MRI，观察舌脉：舌质淡红，苔腻，脉细数。予以方药：生黄芪 30g，当归 15g，炒白术 10g，茯苓 10g，桃仁 10g，红花 10g，盐杜仲 15g，天麻 10g，秦艽 10g，防风 10g，桑寄生 15g，川断 15g，羌活 10g，独活 10g，白芥子 15g，怀牛膝 15g，细辛 3g，全蝎 5g，延胡索 10g，鸡血藤 15g，生甘草 15g。7 剂而愈

按语：本病案之腰椎间盘突出症属中医学"肾着"范畴，为寒湿并重。郭老认为，寒湿并重时不可单纯温阳，也不可单纯化湿，必须温阳与化湿并举。《金匮要略》记

载："肾著之病……里冷湿，腰以下冷痛……甘姜苓术汤
主之。"患者平素身重怕冷，表明患者素体寒湿，再加上受
凉，使寒湿更重，郭老审症求因，用甘草干姜茯苓白术汤
为基础方裁治疗，方中甘草甘平和中而补土，干姜辛热以
燥湿，茯苓、白术健脾化湿，配以活血祛瘀、祛风通络之
剂，即桃仁、红花活血祛瘀，羌活、独活通络祛痛，加之
桑寄生、怀牛膝补益肝肾，将健脾、活血、祛瘀、化痰巧
妙结合于一方之中。此病病位在肾，治疗却着重在脾，体
现郭老活用经方"补土制水"的治疗思路，通过温阳散寒、
健脾化湿而奏效。

病案 3 李某，男，59 岁，邢台市人，退休工人。因
"腰痛伴右下肢憋胀，麻木 3 个月"于 2013 年 12 月 11 日
初诊。

患者自述 3 个月前，无明显诱因出现腰部疼痛伴有右
下肢憋胀，大腿外侧至足尖皮肤麻木，下蹲、弯腰及咳嗽
时加重。患者既往有腰 1 ~ 2 椎体外伤手术史，术后二便
失禁，常年佩戴尿袋，大便不调，每日 4 ~ 6 次，质稀量
少，口服中药等治疗效果不佳。

查体：腰椎屈曲活动稍差，L2 ~ 3 椎间压痛、叩痛、
放射痛（+），向左臀部放射；L3 ~ 4 对应右侧椎旁压痛、

叩痛、放射痛（+），向右臀部放射；右侧股神经牵拉试验
（±），右下肢直腿抬高试验 60°（+），加强试验（+）；腰
后伸试验（−），双侧足背伸及踇背伸力基本正常，双侧小
腿外侧皮肤感觉麻木，肛门周围皮肤及会阴部皮肤麻木，
提肛反射明显减弱，余未见异常。

腰椎 CT：腰 3～4、腰 4～5、腰 5～骶 1 椎间盘膨出、
钙化；腰 1～5 椎体骨质增生；腰 1～2 椎体间支架系术
后改变。西医诊断为腰椎间盘突出症。口服甲钴胺片等药
物后效果不明显。舌质淡，少苔，脉沉细。拟方药：生黄
芪 30g，当归 15g，白术 10g，茯苓 10g，丹参 15g，赤芍
10g，杜仲 15g，天麻 15g，桑寄生 15g，川断 10g，木瓜
15g，威灵仙 6g，延胡索 15g，忍冬藤 15g，细辛 3g，全蝎
5g，川牛膝 15g，生甘草 10g，秦艽 10g，防风 10g。14 剂，
水煎服。

12 月 27 日二诊。患者自觉腰臀部疼痛较前明显减轻，
腰椎屈曲活动较前改善，腰骶部及双下肢活动稍有憋胀感。
舌质红，苔白，脉滑数。患者服药后大便质稍稀，无腹痛，
调整中药方剂，去威灵仙，继服 1 周。

2014 年 1 月 2 日三诊，患者腰部活动如常。双侧骶髂
关节处稍有压痛，腰骶部仍有皮肤麻木感，行尾骨及骨盆

CR 检查：尾骨成角；骨盆未见骨质变化。舌质淡红，苔薄白，脉滑。患者诉大便较前明显改善，基本成形，日 1 次，较规律。调整方药：生黄芪 30g，当归 15g，白术 10g，茯苓 10g，桃仁 15g，红花 10g，杜仲 15g，天麻 20g，木瓜 15g，威灵仙 6g，夏枯草 15g，延胡索 15g，鸡血藤 15g，细辛 3g，全蝎 5g，川牛膝 15g，秦艽 10g，防风 10g。7 剂，水煎服。

1 月 9 日四诊。患者自觉双侧骶髂关节处疼痛较前明显减轻，腰骶部皮肤麻木，舌质淡红，苔薄白，脉滑。加强活血化瘀、滋补肝肾药物，去延胡索、秦艽、防风，加狗脊、川断、枸杞、山茱萸以滋补肝肾、强筋壮骨，继服 5 剂。

1 月 15 日五诊。患者腰臀部及双侧骶髂关节处疼痛均消失，双小腿及腰骶部麻木较前稍有减轻。大便稍干燥，舌质淡红，苔薄白，脉滑。调整方药：生黄芪 30g，当归 15g，白术 10g，茯苓 10g，丹参 15g，赤芍 10g，杜仲 15g，天麻 20g，木瓜 15g，威灵仙 10g，桑寄生 10g，川断 10g，细辛 3g，全蝎 5g，鸡血藤 15g，川牛膝 15g，秦艽 10g，防风 10g，生甘草 10g。继服 14 剂，巩固疗效。服药后患者腰臀部无疼痛不适，双下肢憋胀感消失，双小腿麻木稍有减轻，大便规律，质软成形，排除通畅，日 1 次。因患者有腰椎外伤史，故双小腿及腰骶部麻木较难恢复，故嘱患者可长期服用甲钴胺片改善症状。

按语：因患者既往有腰椎外伤手术史，常年腰腿部不适，腰骶部皮肤感觉麻木。根据其情况给以对症治疗，因其发病日久，气血亏虚，又因其年老，肝肾日渐亏虚，故结合郭老"治病先治气血"的原则，给以活血养血治疗，疏通经脉，再在这一基础上给予滋补肝肾药物治疗，使补而不腻，气血运行通畅，达到治病目的。

该患者因手术导致大便失禁，每日数次，不规律，曾多处求医诊治无果。通过口服中药，大便日渐规律，日 1 次，大便成形，排出通畅，患者甚是满意。总结其原因为郭老用药的基本思想是调气血，重脾胃。方中黄芪、当归、白术、茯苓健脾益气、养血活血，患者因腰椎外伤导致胃肠功能受损，脾胃失调导致大便不调，通过脾胃调节使得胃肠功能恢复，达到治疗目的。

病案 4 郭某，男，59 岁，因"腰痛伴双下肢放射痛 4 月余"于 2012 年 8 月 7 日首诊。自诉下腰部疼痛，活动受限，晨起明显，不能久行（约两百米）、久立，双下肢麻木疼痛，畏寒，有间歇性跛行症状。

查体：腰椎生理曲度变浅，活动受限，L4～5压痛明显，有下肢放射痛症状，左侧直腿抬高及加强实验阳性，左侧足背伸抗阻减弱。郭老指示该病人肝肾亏虚，气血不足。气亏不足以行血，血停日久则生瘀，舌质黯红，苔白，脉沉滑，治法：补气行血，滋补肝肾。处方：生黄芪30g，党参10g，白芥子10g，当归15g，炒白术10g，炙麻黄10g，制附子6g，茯苓10g，桃仁10g，红花10g，炒杜仲15g，天麻10g，桑寄生15g，川断15g，秦艽10g，防风10g，怀牛膝10g，细辛3g，全蝎5g，延胡索10g，鸡血藤15g，生甘草10g。

2012年8月14日二诊。患者诉腰痛症状好转，但腰部及双腿重坠感觉未见减轻。郭老查其舌脉，瘀象明显，祛瘀方能生新，故去上方活血化瘀之桃仁，红花改为三棱10g，加莪术10g，以破血行气，祛瘀生新。续观。

2012年8月28日三诊。诉服药7剂后症状明显好转，腰痛症状减轻，双腿沉重感症状减轻，仍有双下肢麻木症状，晨起可散步买菜，行走距离明显加长。郭老查其舌脉，指示瘀去大半，上方去三棱、莪术，加桃仁、红花以防破血伤正，去秦艽、防风，加木瓜、威灵仙以舒经通络治疗。继服14剂而愈。

按语： 腰椎间盘突出症病机为风寒湿邪与瘀血相互兼夹，侵犯机体，亦可伤及于里，用《伤寒论》六经辨证多属于少阴、太阴合病。症状常见痛（疼痛）、麻（肢体麻木），病机多见营卫不利、寒凝血瘀、湿饮瘀互结痹阻等。郭老常用甘姜苓术汤证、麻黄细辛附子汤证、真武汤证、桂枝芍药知母汤证、当归四逆汤证、黄芪桂枝五物汤证等施治。本案患者因腰部伤及阳气，寒湿凝滞于腰部不去，而致腰痛缠绵不愈。脉证合参，六经辨证为少阴、太阴、阳明合病，证属寒湿痹阻，营卫不通，阳明津伤。

骨痹的发病机理与脾虚外湿易侵、血虚外风易感、阳虚外寒易入、阴虚外热易犯、正虚外邪易干有关。因此，虚、邪、瘀是骨痹的病理基础。"邪之所凑，其气必虚"，不论哪一种类型的痹证大都有关节、肢体肿胀，因此都离不开湿邪。湿留肌肤，可见肌肤肿胀疼痛；湿留关节，则肿痛不已；若痰湿瘀久，还可致关节肿胀变形。此时必须注意扶正，以固本祛邪，郭老临床治疗虚痹用黄芪桂枝五物汤益气通阳和血，用意补益气血，辅之以补益肝肾之品，佐以舒经通络药物打通道路，以使药达病所。方中重用黄芪以固气，有形之血不能速生，无形之气所当急固，对于气血不足之人，补气应是第一要位。郭老善用对药，常用药味每每两个或三个一组出现，方中桃仁、红花活血化瘀，寄生、川断滋补肝肾，杜仲、天麻、鸡血藤舒经通络，秦艽、防风祛风通络，细辛、全蝎搜风止痛，怀牛膝引药下行。患者畏寒，故加制附子以温经散寒；患者平素咳喘，冬日尤甚，加白芥子以止咳平喘。

病案 5 刘某，女，52 岁，2013 年 6 月 18 日首诊，以"腰痛伴双下肢放射痛反复发作 10 年余，加重两个月"为主诉，自诉慢性腰腿痛时发时愈，每逢天气变凉症状加重。畏风自汗，神疲乏力，畏寒肢冷，入夏仍需穿冬衣，不思饮食，夜尿多。近年来症状加剧，下腰部坠痛，臀部酸痛不适，以左侧为甚，行走时呈间歇性跛行。

查体：跛行，腰椎侧弯，前屈后伸受限，腰椎两侧及臀部压痛，直腿抬高 30°。腰椎 CT：L4/5，L5 ～ S1 椎间盘突出，压迫硬膜囊。舌淡黯，苔白腻，边有齿痕，脉沉细。

西医诊断：腰椎间盘突出症。

中医诊断：骨痹。

本病案属风寒湿痹凝阻太阳经脉，拟温阳祛寒、调和气血为主。方药：生黄芪 30g，党参 10g，红花 10g，当归 15g，炒白术 10g，生杜仲 10g，制附子 6g，茯苓 10g，桃仁 10g，白芥子 10g，炙麻黄 10g，鸡血藤 15g，天麻 10g，川断 15g，秦艽 10g，怀牛膝 10g，生甘草 10g，细辛 3g，桑寄生 15g，防风 10g，全蝎 5g。7 剂，日 1 剂，水煎早晚饭后温服。

2013 年 6 月 18 日二诊。药后诸症减轻，麻木、疼痛缓解，食欲增加，直腿抬高 50°，舌质淡红，苔白腻，脉沉细。效不更方，继服上药 20 剂，日 1 剂，水煎，早晚饭后温服。

2013 年 7 月 9 日三诊。药后症状继减。刻诊：跛行改善，体力增强，但稍长时间的运动，腰腿尚感疲乏，食欲可，寐可，直腿抬高 80°，舌质淡红，苔薄白，脉沉细。效不更法，原方去秦艽、防风，加独活 10g，威灵仙 10g，木瓜 10g。嘱患者每天用上方药渣加温水泡脚，使之徐徐温养阳气，促使机能康复。坚持治疗月余而痊愈。越一年，腰腿痛没有复发，只是劳累后腰腿偶感不适。

按语： 腰椎间盘突出症为临床常见病之一，多由风寒湿邪外侵，阻滞营卫气血而发病。对于此病的治疗，古人有"病随利减"之说。在表者，用汗法；在里者，用下法；在血者，用行气活血法。总以疏散郁滞、通利经脉为要点，临床辨证，审证求因，细辨寒热和经络部位，抓住活血通络、解郁散结的法则。

本患者腰腿剧痛，体寒肢冷，舌淡苔白，脉沉细，一派血虚厥寒之象，方用麻黄附子细辛汤合黄芪桂枝五物汤。乌头、细辛类药辛热透窍止痛，为治疗阳虚寒湿之风湿重症的要药，外可祛除风寒，内可温散阴寒之邪。脉沉属阴，法理当温，故以附子温少阴之经，以麻黄散太阳之寒，以细辛通彻表里，加重辛热之附子、麻黄、细辛的剂量，既可使太阳之寒邪从外解，又可温少阴之阳，使外邪得出，肾阳得振，表里交通，内外同治。重用参芪补益阳气，归红养血和血，川断、杜仲补肾，白芥子化痰，秦艽、天麻祛风，以加强原方温阳、补气、活血、通络、搜剔、止痛作用，疗效较好。

病案6 李某，女，35岁，2011年12月5日以"腰痛伴右下肢放射痛反复发作5年，加重1周"就诊，自诉双下肢发凉，盛夏也需穿长裤防寒，查体腰椎右侧弯，L4/5棘间压痛，直腿抬高（＋），CT显示：L3/4、L4/5、L5～S1椎间盘突出，舌红苔白，边有齿痕，脉沉细。考虑腰椎间盘突出症，宗仲景白术附子汤方意，祛风除湿。处方：制川乌10g，怀牛膝10g，细辛3g，生黄芪30g，天麻10g，当归15g，茯苓10g，熟地黄5g，桃仁10g，红花10g，生杜仲10g，秦艽10g，防风10g，鸡血藤15g，全蝎5g，生白术 10g。服药 7 剂，麻木疼痛缓解，右股部仍有疼痛，去天麻、熟地黄，加用威灵仙 10g，木瓜 10g，10 剂而愈。

按语：《金匮要略》云："伤寒八九日，风湿相搏，身体疼烦，不能自转侧，不呕不渴，脉浮虚而涩者，桂枝附子汤主之；若大便坚，小便自利者，去桂加白术汤主之。""风湿相搏，骨节疼烦掣痛，不得屈伸，近之则痛剧，汗出短气，小便不利，恶风不欲去衣，或身微肿者，甘草附子汤主之。"寒主收引，寒主疼痛，然寒邪不独伤人，常与其他邪气相合而成风寒、寒湿之邪，因此治疗上当以温法为主，兼以散风除湿止痛之品。郭老临证，习用桂枝附子汤、白术附子汤、甘草附子汤等化裁，主治风寒湿相搏，痹阻经脉，骨节疼痛，疗效确切。"寒盛则痛"，其寒盛者，临床表现为关节剧痛、畏寒喜温等寒凝之象者。乌头、附子，大辛大热，气性雄烈，逐寒止痛之力最强。郭老指出附子是"益火之源，以消阴翳"之首药，以温经散寒止痛见长，但附子为大辛大热有毒之品，用之不当，则有伤阴动血之弊，甚则中毒，临床运用时需要谨慎。制川乌、黑附片为郭老祛散阴寒的首选药物，取其辛温大热，走而不守，性烈力雄，有补火回阳、通经散结之功，善治一切沉寒痼冷之证。

腰椎管狭窄症

腰椎管狭窄症是引起腰痛或腰腿痛最常见的疾病之一，发病主要在中年以后，男性多于女性，可能和男性劳动强度和腰部负荷较大有关。凡腰椎椎管、神经根根管及椎间孔隧道的变形或狭窄而引起的马尾神经或神经根受压，出现腰腿痛、间歇性跛行等临床症状，称为腰椎管狭窄症。

临床统计表明，腰椎管狭窄发生最多的是腰 4、5 节段，其次是腰 5、骶 1 节段。腰 4、腰 5 和腰 5、骶 1 节段位于脊柱最下面，承受的压力最大，而且由于骶骨固定，不参与产生活动时的协调缓冲作用，因此上位腰椎各节段的活动最终集中作用于这两个部位。同时腰椎各方向活动频繁，骨性和纤维性结构更容易出现增生，从而导致获得性的椎管狭窄。目前 CT 和 MRI 已广泛用于临床，从而使本病的诊断更加容易。

【病因病机】

腰椎管狭窄症按病因分成先天性和后天性两大类；按解剖部位分为中央型和侧方型狭窄。原发性腰椎管狭窄症因椎管先天或发育性因素所致，为腰椎管的前后径和横径均匀一致性狭窄，较少见；继发性腰椎管狭窄症为退行性病变等后天因素所致。腰椎退行性变，如腰椎骨质增生，黄韧带及椎板肥厚，椎体间失稳使腰椎管内径缩小、容积变小，可导致神经根或马尾神经受压而发病。

本病属中医学"腰痛病"范畴，发病机制可分为本虚标实，本虚即先天肾气不足，肾气虚衰，筋骨经脉失养，或长期劳作耗伤人体精气，以及劳役伤肾为发病的内在因素。标实为反复遭受外伤性、慢性劳损，以及风寒湿邪的侵袭为其发病的外在因素。偶有闪挫，致使气血离经，局部气血运行不畅，不通则痛，发而为病。其病理机制是肾虚不固，风寒湿邪阻络，气滞血瘀，营卫不得宣通，以致腰腿痹阻疼痛。

【临床表现】

腰椎管狭窄症的主要临床特点是症状重、体征轻，具体包括以下几点：

1. 腰腿痛　多数患者长期伴有下腰痛、臀及大腿后部的疼痛，多为酸痛、麻痛、胀痛、窜痛，疼痛的程度不同，一般比较轻微，有慢性加重的趋势。卧床休息则疼痛减轻或消失。有些患者不活动时出现疼痛，活动数小时后反而减轻，但若活动过久反而可产生更加剧烈的疼痛。

有些患者呈根性症状，多在活动于一定姿势时出现腰腿痛或疼痛加重，一般不发生间歇性跛行，但严重的可出现下肢感觉异常、根性疼痛、肌肉力减弱、膝腱反射及跟腱反射减弱或消失、直腿抬高试验阳性等与腰椎间盘突出症相似的临床特征，并难以区别。

有些患者下肢渐进性无力、麻木和放射痛，知觉异常或减退。麻木可由脚部逐渐向上发展到小腿、大腿及腰骶部。当做腰部过伸动作可引起下肢麻痛加重，此为过伸试验阳性，是诊断椎管狭窄症的重要体征。

2. 神经源性间歇性跛行 腰骶神经根受压所引起的间歇性跛行称神经源性间歇性跛行症，这是最具有特点的症状。随着病变加重，患者会逐渐出现间歇性跛行：行走数十米或百米出现下肢酸胀、乏力、疼痛甚至麻木，步态失稳，难以继续行走，坐或下蹲休息后症状可缓解或消失，但继续行走后又可重复上述表现。

很多患者走路时喜欢往前倾，这是一种为减轻疼痛的姿势性代偿，通过前倾或前弯，使椎管后方的组织拉长、椎管内容减小、脱出的间盘回缩等，而使椎管容积相对增大，受压迫的神经暂时得到减压，疼痛也能得到缓解。所以患者在上山、骑自行车、上楼梯等屈曲姿势下症状也能得到减轻。而在下山和脊柱后伸时症状则加重。这是因为当腰椎后伸时，腰椎椎间隙前部增宽，后方变窄，常使腰椎间盘及纤维环向椎管内突出，使椎管进一步变窄，刺激或压迫神经根。当腰椎后伸时，神经根变短变粗，容易受压而产生神经根或马尾刺激症状。另外，在机体后伸时，腰椎的黄韧带松弛，形成皱襞增厚，使椎间孔变小压迫或刺激马尾及神经根，引起马尾及神经根的刺激症状。

由于以上的特征，腰椎管狭窄症患者往往自觉症状较多、较重，而来医院卧床检查时，病人临床体征或已缓解，或已消失。阳性体征则较轻、较少。

临床体征除后伸试验阳性外，还常有直腿抬高阳性或阴性，往往两侧相同。腱反射不正常等。

3. 马尾神经综合征 当椎管内容物严重压迫马尾神经时，表现为会阴部麻木、刺痛，括约肌无力，大小便功能和性功能障碍等，严重影响生活质量。

【诊断依据】

1. 临床症状 缓发性、持续性的下腰痛和腿痛，间歇性跛行，腰部过伸行动受限。腰痛在下腰部、骶部，腿痛多为双侧，可左右交替出现，或一侧轻一侧重。疼痛性质为酸痛、刺痛或灼痛。间歇性跛行是其特征性症状，即当站立和行走时，出现腰腿痛或麻木无力，跛行逐渐加重，甚至不能继续行走，下蹲休息后缓解，若继续行走其症状又出现，骑自行车无妨碍。

2. 体征 腰部后伸受限，腰背伸试验阳性，可引起后背与小腿疼痛，这是本病的一个重要体征。部分患者可出现下肢肌肉萎缩，以胫前肌及踇伸肌最明显，足趾背伸无力。小腿外侧痛觉减退或消失，跟腱反射减弱或消失。直腿抬高试验可出现阳性。但部分患者可没有任何阳性体征，其症状和体征不一致是本病的特点之一。病情严重者，可出现尿频尿急或排尿困难，两下肢不完全瘫痪，马鞍区麻木，肛门括约肌松弛、无力或阳痿。

3. 辅助检查

（1）X 线摄片检查：显示椎体骨质增生，小关节突增生、肥大，椎间隙狭窄，椎板增厚、密度增高，椎间孔前后径变小，或见椎体滑脱、腰骶角增大等改变。

（2）脊髓造影检查：碘柱可显示出典型的"蜂腰状"缺损、根袖受压及节段性狭窄等影像，甚至部分或全部受阻。完全梗阻时，断面呈梳齿状。

CT、MRI 检查，可显示椎体后缘骨质增生呈骨唇或骨嵴，椎管矢径变小；关节突关节可增生肥大向椎管内突出；椎管呈三叶形，中央椎管、侧隐窝部狭窄及黄韧带肥厚等。

【辨证论治】

1. 风寒痹阻证

证候：腰背部及下肢酸胀重着，时轻时重，拘急不舒，遇冷加重，得热痛缓，舌淡，苔白滑。

治法：祛风散寒，除湿通络。

方药：蠲痹汤或当归四逆汤加减。

加减：急性发作而疼痛较甚者，加乳香、钩藤、丝瓜络；气血虚弱者，加黄芪、何首乌。

2. 肾气亏虚证

证候：腰背酸痛、腿疼无力，遇劳更甚，卧则减轻，形羸气短，肌肉瘦削，舌淡苔薄白，脉沉细。

治法：固肾摄气。

方药：大补元煎。

加减：若畏寒倦怠，加熟附子、杜仲、肉桂；若下肢冷痛，加巴戟天、补骨脂、仙茅。

3. 气虚血瘀证

证候：面色少华，神疲无力，腰背痛不耐久坐久行，疼痛如刺，痛处不移，下肢麻木，舌质紫黯，苔薄，脉弦紧。

治法：补气，活血，通络。

方药：补阳还五汤加减。

加减：若下肢无力，加鹿角霜、龟板、鳖甲；腰痛，加狗脊、续断。

【预防与调护】

平时要注重腰部功能锻炼，注意腰部保暖，避免体重超重，注意劳逸结合，从而避免加速腰椎间盘退变和在腰椎间盘退变基础上的损伤。

【案例分享】

病案 1 罗某，男，50 岁，因"间歇性跛行伴双下肢放射疼痛 1 年，加重 1 个月"为主诉就诊。患者既往体健，一年前因为农忙过度，劳累后出现腰部疼痛伴双下肢放射疼痛，口服消炎镇痛药物及外用膏药后疼痛症状可缓解，行走及劳累后疼痛症状明显加重，1 个月前因搬动重物出现双下肢放射疼痛症状明显加重，口服镇痛类药物及注射神经营养类药物症状未见缓解。

查体：跛行步态，腰部肌肉肌张力高，腰椎生理曲度小，L4/S1 棘间压痛（＋），叩击痛（＋），双下肢直腿抬高（±），双下肢外侧皮肤感觉稍减退，腰椎 MRI 显示：L4/S1 椎管狭窄，黄韧带肥厚，舌胖大，苔白腻，脉象沉滑。

西医诊断：腰椎管狭窄症。

中医诊断：腰痛病。

治则：健脾益肾，舒筋活血。

方药：生黄芪 30g，当归 15g，白术 10g，茯苓 15g，丹参 15g，赤芍 15g，杜仲 15g，天麻 15g，桑寄生 10g，川断 10g，鸡血藤 30g，细辛 3g，全蝎 5g，鹿角胶 30g，醋龟板 30g，鳖甲 30g，夏枯草 20g，车前子 20g，甘草 10g。服药一周后，腰部疼痛症状明显改善，双下肢放射疼痛症状较前轻度改善，去除细辛、全蝎，加用牛膝 15g，继续服药两周，腰部疼痛症状消失，双下肢放射疼痛症状明显改善，腰部仍有酸胀感，加用葛根 15g，继续口服中药两周，患者腰部及下肢疼痛不适症状未见复发，痊愈。

按语： 方中生黄芪、当归、白术、茯苓健脾益气；其中当归、鸡血藤既能补血又善活血，与赤芍、丹参共用行气活血、通络止痛；杜仲、天麻作为对药使用具有通经络止痛，善治风湿痹痛，改善肢体屈伸不利症状。细辛、全蝎通阳散结，搜骨间风湿，蠲痹止痛；桑寄生、续断同用，强筋健骨，除风湿止痛；鹿角胶、醋龟板、鳖甲补益肝肾，改善腰部、双下肢放射疼痛不适症状；患者腰部疼痛症状明显改善后，双下肢放射疼痛症状明显，加用牛膝引药下行，同时增强补肾强骨之功效，改善患者腰膝关节疼痛不适症状。患者腰背部酸胀感明显，予以葛根缓解经络瘀阻、经气不利、筋脉失养的腰背部酸胀感。腰椎管狭窄症多见于老年人，并多伴有过度劳累史，郭老认为长期劳作使患者脾肾亏虚，筋脉失养，气血生化不足，筋骨失养而发病。针对腰椎管狭窄症患者，建议使用补益脾肾之药物，善用鹿角胶、醋龟板、鳖甲等药物补益肝肾，达到强筋健骨的目的。

病案2 杨某，女，63岁。入院时间：2014年7月2日；出院时间：2014年7月24日。入院症见：T：36.4℃，P：76次/分，R：18次/分，BP：120/80mmHg。患者腰痛伴左下肢疼痛、麻木，间歇性跛行4个月。

查体：腰椎无明显压痛及叩击痛，双侧直腿抬高试验（-），加强试验（-），腰后伸试验（+）。双下肢肌肉肌力：Ⅴ级，左小腿外侧皮肤感觉迟钝。双巴彬斯基征（-），鞍区皮肤感觉迟钝。辅助检查：腰椎MRI：L3～4、L4～5椎管狭窄，关节突关节增生，神经根及硬脊膜明显受压。

西医诊断：腰椎管狭窄症。

中医诊断：腰痹病（肝肾亏虚证）。

患者有手术指征，无手术禁忌证，行腰椎L3～4、L4～5后路神经根减压融合术。术后1天查体：左踝背伸肌力 I 级，左足拇背伸肌肌力 III 级，左股四头肌、足跖屈肌肌力 V 级。左小腿外侧皮肤感觉迟钝。术后复查 X 线：内固定物位置良好。根据术中探查，神经根水肿变性明显，排除血肿压迫等情况，考虑为神经再灌注损伤。患者面色萎黄，左下肢肢软无力，舌质淡紫，有瘀点，苔薄黄，脉细涩。予以激素、甘露醇神经根脱水、消炎治疗，配合营养神经、中药及针灸治疗。辨证为气虚血瘀，治以益气养血、化瘀通络，方以补阳还五汤加减。黄芪 60g，川芎 10g，赤芍 15g，当归尾 15g，地龙 10g，红花 5g，桃仁 10g，伸筋草 10g，川芎 6g，牛膝 10g，酒大黄 3g，生甘草 5g。上方水煎分服，每日一剂。

按语：本证属中医学"痿病"范畴，证属气虚血瘀，方以补阳还五汤加减大量补气药与少量活血药相配，气旺则血行，活血而又不伤正，共奏补气活血通络之功。生黄芪重用，大补脾胃之元气，使气旺血行，瘀去络通。当归尾长于活血，兼能养血，因而有化瘀而不伤血之妙。赤芍、川芎、桃仁、红花助当归尾活血祛瘀。地龙、牛膝引血下行兼通络。配以伸筋草舒筋活血，酒大黄泻火解毒，甘草调和诸药。每日指导下肢肌肉功能锻炼。术后 14 天，左踝背伸肌力 III 级，左足拇背伸肌肌力 IV 级，其余关键肌肌力Ⅴ级。术后 1 月门诊复查：左踝背伸肌力Ⅳ级，左足拇背伸肌肌力Ⅳ级。

中西医综合治疗，疗效好，患者损伤神经功能基本恢复正常。

病案 3 患者仝某，男，61 岁，邢台市人，退休工人。主因"腰部及右下肢疼痛伴间歇性跛行 2 个月"于 2014 年 6 月 24 日初诊。

患者因劳累后出现腰部及右下肢憋胀、疼痛，疼痛可放射至右小腿外侧，腰部屈曲活动可，后伸时右下肢憋胀、疼痛加重，右小腿外侧皮肤稍有麻木感。间歇性跛行，跛行距离约 500 米。第 4 ～ 5 椎体右侧压痛、叩痛、放射痛（+），右侧梨状肌处压痛（+），右下肢直腿抬高试验 60°（+），加强试验（+），双侧足背伸及拇背伸肌力正常，右小腿外侧皮肤感觉减弱，余未见异常。腰椎 CT：L3 ～ 4 椎间盘膨出，L4 ～ 5 椎间盘膨出伴椎管狭窄，L5 ～ S1 椎间盘膨出伴钙化，L3 ～ 5 椎体骨质增生。西医诊断：腰椎椎管狭窄，2 型糖尿病。舌质红，苔薄黄，脉弦滑，诉口渴。拟方药：生黄芪 30g，当归 10g，白术 15g，茯苓 10g，丹参 15g，赤芍 10g，杜仲 15g，天麻 10g，川牛膝 15g，延胡索 15g，细辛 3g，地龙 15g，忍冬藤 15g，天花粉 15g，沙参

10g，麦冬 10g，生地黄 15g，甘草 10g。10 剂，水煎服。

7月3日二诊。患者诉腰腿部疼痛已明显减轻，右下肢仍稍有憋胀感，右小腿外侧皮肤麻木感较前明显减轻。诉口渴较前减轻，大便干燥，无其他不适，舌质淡红，苔薄黄，脉弦滑。调整中药方药，增加天花粉至 20g，加木瓜 15g，威灵仙 10g，增加利湿通络功效，继服 6 剂。

7月9日三诊：患者自觉口渴较前明显减轻，大便较前通畅，腰部屈伸活动已基本正常，诉腰腿部憋胀、疼痛感较前明显减轻，久站后仍有右下肢乏力感，右小腿已无明显麻木，右下肢直腿抬高试验 70°（±），加强试验（-），右小腿外侧皮肤感觉较前明显减轻。调整中药方剂，去忍冬藤 15g，加鸡血藤 15g，继服 5 剂。

7月15日四诊。患者诉腰腿部疼痛已基本消失，久行后仍有右下肢疼痛沉重、乏力不适，无麻木。查体同前。患者口渴较前减轻，调整中药方药：生黄芪 30g，当归 10g，白术 15g，茯苓 10g，丹参 15g，赤芍 10g，杜仲 15g，荷梗 15g，川牛膝 15g，山萸肉 10g，细辛 3g，泽泻 15g，山药 15g，天花粉 20g，沙参 15g，麦冬 12g，生地黄 15g，生甘草 10g，木瓜 15g，威灵仙 10g。继服 5 剂。

7月19日五诊。患者腰腿部活动后已无明显疼痛不适，右小腿无麻木，自觉腰腿有力。查体未见异常。告知患者仍需注意，不能受寒着凉，不能提重物负重，不能坐矮凳、软沙发等，健康起居。

按语： 患者为中老年男性，西医诊断为腰椎管狭窄、糖尿病，腰椎管狭窄属中医学"腰痹病"范畴，多因受寒、外伤、劳累等发病。结合郭老重气血原则，一诊中给予丹参、赤芍、延胡索、川牛膝等活血通络，同时患者有糖尿病之口渴症状，给予天花粉、沙参、麦冬、生地黄滋阴生津、止渴。四诊中待患者腰腿部疼痛症状减轻后，结合舌脉表现，给予山萸肉、山药轻补肝肾，以免滋补过腻，加重口渴。

成人股骨头坏死

股骨头坏死是指股骨头的血供中断或受损后，骨细胞和骨髓成分发生坏死及随后修复的病理过程，继而导致股骨头结构改变、股骨头塌陷、关节功能障碍的疾病。该疾病包括成人的非创伤性股骨头坏死、创伤性股骨头坏死及儿童的骨软骨病。股骨头坏死发病隐匿多样，早期诊断困难，大范围坏死后易导致股骨头塌陷，治疗困难，预后不佳。本病属中医学"骨蚀""骨痹""骨痿"的范畴，正如

《灵枢·刺节真邪》曰:"虚邪之入于身也深,寒与热相搏,久留而内著,寒盛其热,则骨疼肉枯,热胜其寒,则烂肉腐肌为脓,内伤骨,内伤骨为骨蚀。"

成人股骨头坏死又称成人股骨头无菌性坏死,是临床最常见的骨坏死,本病在我国的发病率呈明显上升趋势,已成为临床常见病,好发于 20 ～ 50 岁,双侧患病率占 70% 以上,多数历经坏死、修复、塌陷、骨关节炎的病理过程,表现为疼痛、功能障碍、行走困难等一系列临床症状,严重影响患者的劳动能力与生活质量,双侧患病者可严重致残。

【病因与发病机理】

(一)西医病因与发病机制

所有能引起骨缺血性坏死的病因,都可引起成人股骨头坏死,通常将病因创伤性和非创伤性分为两大类。创伤性股骨头坏死多见于股骨颈骨折后,非创伤性股骨头坏死的病因多种多样,多属过量糖皮质激素的使用或长期酗酒有关,也有少部分患者找不到发病原因,称为特发性股骨头坏死。

对本病的发病机制尚未完全清楚,目前有以下几种学说

1. 脂肪栓塞 长期服用激素，可使脂肪在肝内沉积，造成高脂血症和全身脂肪栓塞，由于股骨头软骨下骨终末动脉管腔很小，脂肪球易于黏附在血管壁上，造成血管栓塞或骨髓内骨细胞被脂肪占据，脂肪细胞肥大，并融合成片，使骨髓内生血细胞死亡；酒精中毒亦可导致脂肪肝或脂质代谢紊乱，使骨细胞发生脂肪变性坏死，最终都发生股骨头坏死。

2. 骨内小动脉损害 激素性股骨头坏死患者往往存在血管炎为特征的疾病，而小动脉是血管炎和激素的靶器官，表现为血管内膜炎、血管壁损伤出血等，导致股骨头供血障碍发生坏死。

3. 股内小静脉淤积、骨内高压 长期使用激素能增大髓内脂肪体积，造成髓内有限的空间压力增高，静脉回流受阻，股骨头血供减少，而股骨头微循环障碍造成的缺氧又引起髓内组织渗出、肿胀，加重髓内高压而形成恶性循环，最终导致股骨头缺血而发生坏死。

4. 血管内凝血 各种原因可引起血液呈高凝状态和低纤溶状态，可导致血管内凝血而引起股骨头坏死。

5. 骨质疏松 是长期使用糖皮质激素的副作用之一。由于骨质疏松，易因轻微压力而发生骨小梁细微骨折，受累骨由于细微损伤的累积，对机械抗力下降，从而出现塌陷，塌陷后髓细胞和毛细血管被压缩，进而股骨头因缺血发生坏死。

6.基因遗传 易感性可能和个体对激素、酒精的易感性代谢的基因多态性差异有关。

（二）中医病因病机

股骨头坏死相当于中医学之"骨痹""骨蚀""骨痿"。是内因和外因的共同作用，导致人体阴阳和气血失衡而得病。中医学认为造成股骨头坏死的主要病因有：①外伤所致；②邪毒外袭；③先天不足，肝肾亏损；④六淫侵袭，以风寒湿邪为主；⑤七情所伤，情绪郁结可引起肝腑的功能失调，筋骨的松弛度下降。

1. 内因

（1）肝肾亏虚：肾脏为先天之本，主骨生髓，髓满则骨坚。骨髓衰竭则骨痿，失去再生功能。《圣济总录》曰："肾胀之病，腰髀痛者是也。盖肾主腰脚。肾经所过，过髀枢循髀外，是动则病，髀不可以曲。"《素问·痿论》："肾气热则腰脊不举，骨枯而髓减，发为骨痿……肾者水脏也，今水不胜火，则骨枯而髓虚，故足不任身，发为骨痿。"《赤水玄珠》："损其真气，则肾气热而腰脊痛不能举，久则髓减骨枯，发为骨痿。"《难经·第二十四难》曰："足少阴气绝，即骨枯。"因此，肝肾虚衰、筋骨失养是导致本病的重要内因。

（2）气血不足：脾胃为后天之本，脾健胃和，化气化血。气血为维系生命活动的重要营养物质，筋骨、关节的功能活动有赖于气血的温煦濡养。如果脾胃失和，则气血无源会使得肌肉无法生长，筋骨失去充养。肝主藏血，且肝肾同源，精血互生，如果肝脏受损则血气的调节受到影响，精血营养补给不通畅是造成缺血性骨头坏死的重要原因。

2. 外因

（1）创伤劳损：外界强大暴力直接作用于股骨头，导致股骨头筋伤骨断，失去正常形态功能，局部气滞血瘀，气血运行不畅，筋骨失去濡养而导致本病。另外，慢性劳损常导致机体正常生理功能受损，进而直接或间接改变股骨头处正常生物应力，导致局部气血运行不畅，遂成此病。《医宗金鉴》曰："或因跌打损伤，或蹬垫挂镫，以致枢机错努，青紫肿痛，不能步履，或行止欹侧艰难。"

（2）饮食毒物：饮食水谷经脾胃消化，化为精微物质在全身各脏的协调作用下充养全身，以维持机体的正常生理功能。若饮食失调则后天不足，气血生化乏源无以充养四肢百骸，更易于产生瘀血痰湿等病理产物，导致局部气血不畅发生此病。其中，长期过量饮酒为常见病因之一。长期服用激素则会导致气血亏虚，气滞血瘀，脉络阻塞，股骨头失去正常的血供而缺血坏死。因此，饮食毒物为导致股骨头坏死的另一重要外因。

（3）感受外邪：外邪侵袭亦常导致本病，其中风、寒、湿三邪为主要致病外邪，中医古籍中多有记载。《灵枢·刺节真邪》曰："虚邪之入于身也深，寒与热相传，久留则内着。寒胜其热，则骨疼肉枯内伤骨为骨蚀。"

【临床表现】

本病好发于 20 ～ 50 岁、平均 36 岁的青壮年，双侧患病占 70% 以上，多数历经坏死、修复、塌陷、骨关节炎的病理过程，表现为肢体疼痛、髋关节活动障碍行走困难等症状。当坏死范围大、塌陷严重，尤其是坏死累及双侧股骨头者，可以严重致残。

髋部疼痛通常是首先出现的临床症状，有时会牵涉到膝部，出现痛性步态，伴有跛行。腹股沟中点附近可有压痛，髋关节周围肌肉及股四头肌萎缩，当髋关节半脱位可出现 Trendelenburg 征（单足站立试验）阳性，髋关节活动功能在早期可有外展、内外旋活动轻度受限，晚期由于股骨头塌陷、增生变形、头臼不匹配，髋关节各方向活动均有不同程度受限。

【诊断依据】

1. 症状　患侧髋部疼痛，呈隐性钝痛，急性发作可出现剧痛，疼痛部位在腹股沟区，站立或行走久时疼痛明显，出现轻度跛行。晚期可因劳累而疼痛加重，跛行，髋关节屈曲、外旋功能明显障碍。常有髋部外伤史、皮质类固醇应用史、酗酒史及潜水员等职业史。

2. 体征　检查时，患髋"4"字试验阳性，髋关节屈曲挛缩试验（Thomas 征）阳性。晚期髋关节屈曲、外展、外旋明显受限。患肢短缩畸形，并出现半脱位。髋关节承重机能试验（Trendelenburg 征）阳性。

3. 辅助检查

（1）实验室检查无特殊表现。

（2）X 线摄片用于早期诊断价值不大，Ⅱ 期以上的病变可显示股骨头内多个囊性改变、斑点状硬化、硬化带出现及软骨下骨折，但有的股骨头坏死直至股骨头塌陷方能显示阳性。

（3）MRI 的 T1WI 显示带状低信号或 T2WI 显示双线征。

MRI 对骨坏死诊断的特异性和敏感性高，对 I 期、II 期股骨头坏死诊断价值极高。

（4）核素骨扫描初期呈灌注缺损（冷区）；坏死修复期示热区中有冷区即"面包圈样"改变。

（5）骨活检显示骨小梁的骨细胞空陷窝多于 50%，且累及邻近多根骨小梁，骨髓坏死。

为了便于诊断、选择治疗方法和评价治疗效果，临床上可将 X 线表现分为 4 期：

I 期：股骨头轮廓无改变，多在负重区出现囊性变或"新月征"。

II 期：股骨头轮廓无明显改变，负重区可见密度增高，周围可出现硬化带。

III 期：股骨头出现阶梯状塌陷或双峰征，负重区变扁，有细微骨折线，周围有骨质疏松征象。

IV 期：髋关节间隙狭窄，股骨头扁平、肥大、增生，可出现向外上方半脱位或脱位。髋臼边缘增生硬化。

【辨证论治】

1. 气滞血瘀证

证候：多有创伤史。症见髋部疼痛，夜间痛剧，刺痛不移，局部肿胀瘀斑，压痛明显、拒按，关节屈伸不利，髋部活动受限，跛行。舌黯有瘀点，脉弦或沉涩。

治法：行气止痛，活血化瘀。

方药：身痛逐瘀汤加减。

2. 寒湿阻络证

证候：多有感受寒湿史。症见四肢沉重疼痛，髋关节明显，遇天气转变加剧，遇寒湿加重，得温则舒，面色㿠白，畏寒，乏力，髋部屈伸不利，跛行，腰腿酸软，小便清长，舌质淡，苔薄白，脉沉细。

治法：疏风散寒，温经通络。

方药：蠲痹汤加减。

3. 痰热阻络证

证候：多有长期饮酒史，或长期大量服用激素等药物史。症见面色红赤，身体肥胖，髋部钝痛无力，痛处不移，关节活动受限，下肢沉重不举，午后加重，有热胀感，遇热加重，舌红苔黄腻，脉滑。

治法：清热利湿，化痰通络。

方药：四妙散加减。

4. 肝肾不足证

证候：多见于青少年、老年或久病后。症见髋部隐隐疼痛，绵绵不休，关节强硬，伴心烦失眠、口渴咽干、面色潮红、腰膝酸软、行走乏力、目眩，舌质偏红，苔薄白，脉弦细。

治法：滋补肝肾。

方药：左归丸加减。

5.气血虚弱证

证候：髋部疼痛，喜按喜揉，筋脉拘急，关节不利，肌肉萎缩，伴心悸气短、乏力、面色无华，舌淡，苔薄白，脉沉细无力。

治法：补气养血。

方药：八珍汤加减。

【预防与调护】

1.保护性负重有助于延缓塌陷发生、减轻塌陷程度、减轻疼痛，建议使用双拐以减少疼痛，不提倡使用轮椅。

2.功能训练要贯彻筋骨并重、动静结合的原则，以主动为主，被动为辅，注意动作协调，循序渐进，并根据不同的分期分型、功能受限程度及体质，选择适宜的站、立、卧位方式进行功能锻炼，着重改善功能与增加肌肉力量，完善头臼之间的匹配，改良局部血液循环，促进坏死修复。

3.避免长期大剂量使用，特别是滥用皮质激素。对于病情需要长期大量激素的患者，应定期做 MRI 检查，有助于及时发现股骨头坏死，一旦坏死需根据坏死范围、部位，决定是否限制负重，预防股骨头塌陷。

4. 控制酒精摄入。培养健康饮酒的习惯，少饮酒或戒酒可预防酒精性股骨头坏死。

【案例分享】

病案 1　李某，男，46 岁，于 2015 年 6 月 26 日以"左髋关节疼痛 2 年"来诊，两年前无诱因出现左髋关节疼痛，在北京某三甲医院诊断为"左侧股骨头坏死 Ⅱ 期"，给予药物（具体不详）治疗 5 个月，效果不明显。以后在当地门诊间断服用中西药治疗，左髋关节疼痛逐渐加重，需拄拐行走。来诊症见：左髋关节疼痛，起立下蹲受限，跛行，需拄拐行走，伴腰膝酸软、畏寒肢冷、耳鸣、失眠多梦、纳眠可、二便调。舌质淡红，苔薄白，脉弦细。既往有慢性腰痛 10 余年，多家大医院检查腰部未发现异常，无烟酒嗜好，无外伤史。

查体：心肺腹功能正常，脊柱无异常；"4"字试验左侧阳性，左髋关节屈曲 120°，后伸 20°，内旋 35°，外旋 20°，外展 50°，内收 30°，右髋关节活动度正常；双大腿髌上 10cm，周径左 43cm，右侧 45cm，四肢腱反射对称，病理征（－）。双髋正轴位 X 线片示：左侧股骨头形态尚可，头内外上部 1/2 区域股骨头内囊性低密度区，骨小梁模糊，髋关节间隙正常，右侧股骨头及髋关节未发现异常。髋关节 MRI 示：左髋 T1W 上股骨头前上部负重区呈不均匀新月形低信号，T2WI 上病灶区为新月形高信号，右髋无明显异常。

西医诊断：左股骨头坏死。

中医诊断：骨痹（肝肾亏虚型）。

治则：补益肝肾，活血化瘀，行气通络止痛。

方药：生黄芪 30g，当归 15g，熟地黄 15g，生白术 15g，茯苓 15g，桃仁 10g，红花 10g，生杜仲 15g，川牛膝 15g，柴胡 10g，秦艽 10g，防风 10g，鸡血藤 30g，细辛 3g，全蝎 5g，醋龟板 15g，鹿角胶 9g，甘草 10g。服用方法为：鹿角胶用开水溶化后口服，因其黏性比较大，不易与其他药混合煎熬；醋龟板先煎 30 分钟，再与其他药合煎，需煎熬两次，然后将两次煎煮的汤剂混匀，分 3 次口服，每天 1 剂，7 天为一疗程。配合拄拐，下肢功能锻炼。

2015 年 7 月 3 日二诊。患者诉左髋关节疼痛稍减，畏寒肢冷、失眠多梦、腰膝酸软、耳鸣等症状减轻。舌质淡红，苔薄白，脉沉细，查体大致同前。效不更方，继服 1 周。

2015年7月10日三诊。患者诉左髋关节疼痛明显减轻，在家中活动时可以不拄拐，仍有腰膝酸冷感。舌质淡红，苔薄白，脉细有力。嘱其坚持拄拐行走，配合治疗，中药守上方加补骨脂15g，嘱其继续服用两周后来诊。

2015年7月31日四诊。患者诉休息时左髋关节无疼痛，行走时间过长时左髋关节会有酸困疼痛，可以忍受，腰膝酸冷感不显，纳眠可，二便调，舌质淡红，苔薄白，脉细有力。

复查双髋正轴位X线片示：左侧股骨头形态尚可，股骨头内囊性低密度区范围无明显变化，骨小梁较前清晰，髋关节间隙正常。嘱其继续服药巩固治疗，坚持拄拐及无负重髋关节锻炼，3个月后复诊。

按语： 中医学理论认为股骨头坏死属于"骨痹"等范畴，其病变机制与肝、脾、肾三个脏器有密切关系，肾为先天之本，主骨生髓，肾健则髓充，髓满则骨坚；脾为后天之本，气血生化之源，脾胃失和则气血无源，筋骨失其濡养；肝主筋藏血，肝肾同源，肝脏受损则对于血气的调节受到影响，营养补给不畅是造成缺血性股骨头坏死的重要原因。郭老在40余年临床经验的基础上，提出"治骨先治脾，脾强骨自强，脾虚骨必弱"的学术观点。临床治疗上针对"骨痹"正虚邪瘀的病机，重视肝、脾、肾脏腑调理，扶正祛邪。方中黄芪益气健脾，气行则血行；熟地黄温补营血，填精补髓；鹿角胶温肾阳，益精血。三药合用，共为君药。生杜仲补肝肾、强筋骨，有扶正固本之效；醋龟板滋阴潜阳，益肾健骨；生白术、茯苓补气健脾，促进脾的运化功能；柴胡升举阳气，达到益气活血通络的作用；当归养血活血通络。诸药补肝肾、调气血共为臣药。川牛膝活血通络补肝肾，并引药下行；细辛、全蝎活血祛瘀，通利关节；鸡血藤活血舒筋，养血调经。四药合用温经散寒，活血通络，共为佐药。秦艽、防风养血荣筋，通利四肢，解痉止痛；甘草补益脾气，缓急止痛，调和诸药共为使药。

骨关节炎

骨关节炎，也称退行性关节病、骨质增生、骨关节病，在机械性和生物性因素作用下，由于关节软骨完整性破坏及关节边缘软骨下骨板病变，使关节软骨细胞、细胞外基质和软骨下骨正常合成与降解失衡，导致关节软骨退变、纤维化，软骨下骨硬化、囊性变及骨赘形成，出现关节疼痛、活动限制等表现的一种疾病。

【病因与发病机理】

（一）西医病因与发病机制

骨关节炎的发生与关节局部因素、全身因素及个体遗传素质均有密切的关系。关节软骨及软骨下骨受到直接或间接的压力和磨擦损伤可能是骨性关节炎起病的主要诱发因素。研究证明，直接的压力作用可使动物的关节软骨细胞激活，引起蛋白酶和炎性细胞因子的分泌，进而导致软骨及其周围组织中胶原等蛋白的降解及炎性介质增加。此外，随着年龄的增大，关节周围韧带松驰、神经反射减缓及外伤等均可致关节不稳，造成软骨的压力不平衡及损伤，进而出现软骨细胞激活、蛋白酶类及炎性细胞因子分泌增加等骨性关节炎的病理变化。除关节软骨损伤的作用外，骨性关节炎的另一个诱发因素是不同原因所致的软骨下骨组织细微结构的异常。临床研究发现，不少骨性关节炎患者在关节软骨的形态学变化之前即出现软骨下骨硬化等 X 线改变。反复的关节微创伤可引起软骨下骨组织的微骨折，并引起关节软骨的生物力学和代谢的变化、骨硬化及骨赘形成。

骨关节炎的发病机制：骨性关节炎基本病变主要发生在关节软骨、软骨下骨及关节滑膜，其病变的特点为致炎性蛋白和酶类分子增加，以及炎性抑制性因子的减少。一方面，软骨细胞受不同因素的作用活化后产生 I、IIa、III、VI、X 型胶原明显增加，以及这些胶原成分的降解增强。软骨细胞和滑膜细胞产生的基质金属蛋白酶（MMPs）、白细胞介素 1（IL-1）和肿瘤坏死因子 a（TNF-a）等致炎性细胞因子、炎性介质及自由基等的水平显著升高。这些炎性成分又可作用于软骨细胞、滑膜细胞及其周围组织进一步促进致炎因子的产生，终至出现软骨破坏。另一方面，骨关节炎患者软骨基质中金属蛋白酶组织抑制物（TIMPs）明显减少，软骨细胞及滑膜的 IL-4、IL-10 及和 IL-13 等抑制性细胞因子产生水平降低，使这些细胞因子抑制致炎性细胞因子 IL-1 的作用减弱。近几年的研究提示，骨性关节炎患者的病程早期即出现软骨和软骨下骨的保护和修复现象。软骨细胞活化及软骨下骨微骨折等病变的结果主要导致致炎性成份及生长因子的产生增多和炎性抑制因子的产生减少。同时，这些炎性成份还可引起关节液内磷酸钙结晶的形成。这些致炎因子及结晶等导致软骨细胞及软骨下骨的损伤，并进一步促进上述炎性或破坏性因子的产生，最终出现软骨破坏、滑膜炎症、骨硬化和骨赘形成等骨性关节炎病变的发生。

（二）中医病因病机

骨痹的病因主要有感受外邪、正气亏虚、痰瘀互结。

1. 感受外邪 包括风寒湿邪侵袭人体，导致邪气留滞筋骨关节，经络气血运行不畅，而发为骨痹；或者湿热之邪侵袭人体，导致邪气留滞筋骨关节，经络气血运行不畅，从而发为骨痹。

2. 正气亏虚 《黄帝内经》强调"风雨寒热，不得虚，邪不能独伤人"，"不与风寒湿气合，故不为痹"。《诸病源候论》："痹者，风寒湿三气杂至，合而成痹也……由人体虚，腠理开，风邪在于筋故也。"指出正气亏虚为痹病发生原因。《素问·逆调论》："肾者水也，而生于骨，肾不生，则髓不能满，故寒甚至骨也……故不能冻栗，病名曰骨痹，是人当挛节也。"指出肾虚髓减是骨痹的病因。

3. 痰瘀互结 痰的生成主要包括饮食不节，损伤脾胃，内生痰湿；外感湿邪，聚而生痰，痰湿内停。瘀的生成主要包括：痹久入络，血行迟缓，瘀血内生。痰瘀形成以后，往往形成一种痰瘀互结的局面，痰瘀阻滞经络，致使经络气血运行不畅，凝聚骨节，发为骨痹。

本病主要病机为经络气血运行不畅，筋骨失养。病位主要在骨，可涉及筋、肉、关节，与肝脾肾密切相关。病性多虚实夹杂。实为风、寒、湿、热、痰、瘀，虚为肝脾肾亏虚。

【临床表现】

临床表现随累及关节而异。一般起病隐匿，进展缓慢。主要临床表现是局部关节及其周围疼痛、僵硬及病情进展后出现的关节骨性肥大、功能障碍等。

（一）症状

1.疼痛　是本病的主要症状，也是导致功能障碍的主要原因。特点为隐匿发作、持续钝痛，多发生于活动以后，休息可以缓解。随着病情进展，关节活动可因疼痛而受限，甚至休息时也可发生疼痛。睡眠时因关节周围肌肉受损，对关节保护功能降低，不能和清醒时一样限制引起疼痛的活动，患者可能痛醒。由于软骨缺乏感受疼痛的神经纤维，疼痛多为关节内高压刺激关节囊内痛觉神经纤维，或骨内高压刺激骨膜或骨周围神经纤维，或软骨下微骨折，或骨赘、关节周围肌肉及滑液中前列腺素和其他细胞因子刺激滑膜感觉神经末梢所致。

2.晨僵和黏着感　晨僵提示滑膜炎的存在。但和类风湿关节炎不同，时间比较短暂，一般不超过30分钟。黏着感指关节静止一段时间后，开始活动时感到僵硬，如黏住一般，稍活动即可缓解。上述情况多见于老年人下肢关节。

3.其他症状　随着病情进展，可出现关节挛曲、不稳定，休息痛，负重时疼痛加重。由于关节表面吻合性差、肌肉痉挛和收缩、关节囊收缩，以及骨刺或关节鼠引起机械性闭锁，可发生功能障碍。

（二）体征

1.关节肿胀　因局部骨性肥大或渗出性滑膜炎引起，可伴局部温度增高、积液和滑膜肥厚，严重者可见关节畸形、半脱位等。

2.压痛和被动痛　受累关节局部可有压痛，伴滑膜渗出时更加明显。有时虽无压痛，但被动运动时可发生疼痛。

3.关节活动弹响（骨摩擦音）　以膝关节多见。检查方法：患者坐位，检查者一手活动膝关节，另一手按在所查关节上，关节活动时可感到"咔哒"声。可能为软骨缺失和关节面欠光整所致。

4.活动受限　由于骨赘、软骨丧失、关节周围肌肉痉挛及关节破坏所致。

（三）常见受累关节及其临床特点

1.手　手关节骨关节炎多见于中老年女性，以远端指间关节最常累及，也可见于近端指间关节和第一腕掌关节。

疼痛和压痛不太明显。特征性表现为指间关节背面内外侧有骨样肿大结节，位于远端指间关节者称 Heberden 结节，位于近端指间关节者称 Bouchard 结节。具有遗传倾向，常母女均罹患。部分患者可出现屈曲或侧偏畸形。第一腕掌关节因骨质增生可出现"方形手"。

2. 膝　膝骨关节炎早期以疼痛和僵硬为主，单侧或双侧交替，多发生于上下楼时。体格检查可见关节肿胀、压痛、骨摩擦音及膝内翻畸形等。少数患者关节周围肌肉萎缩，多为失用性。髌骨关节炎也称髌骨软化，主要发生在青年人，与创伤有关。

3. 髋　髋骨关节炎多见于年长者，男性患病率较高。主要症状为隐匿发生的疼痛，可放射至臀外侧、腹股沟、大腿内侧，有时可集中于膝而忽略真正病变部位。体格检查可见不同程度的活动受限和跛行。

4. 足　足骨关节炎以第一跖趾关节最常见。症状可因穿过紧的鞋子而加重。蹈囊炎可引起肿胀和疼痛。体征可见骨性肥大和外翻。跗骨关节也可累及。

5. 脊柱　脊柱骨关节炎包括关节突关节和椎间盘退行性变，关节突关节骨关节炎和椎间盘退行性变是两个不同的病理过程。关节突关节骨关节炎和其他关节骨关节炎相同，椎间盘退行性变多伴有椎体唇样骨赘，两者密切相关，常同时存在，以颈、腰段多见。表现为局部疼痛、僵硬，久坐或久站后加重。疼痛可向臀部或下肢放射。伸展时疼痛加重多提示骨突关节病变，屈曲时加重多提示椎间盘病。

其他部位：肩锁关节、颞下颌关节、肘关节也可累及。

【诊断依据】

根据症状和放射学表现，诊断不难。部分 X 线有骨关节炎表现者，临床没有症状，即所谓"无症状性骨关节炎"或"放射学骨关节炎"，应注意鉴别。

【辨证论治】

1. 寒湿痹阻证

证候：四肢关节疼痛，或有肿胀，疼痛固定，痛如刀割，屈伸不利，昼轻夜重，怕风冷，阴雨天易加重，肢体酸胀沉重。舌质淡红，苔薄白或白腻，脉象弦紧。

治法：散寒除湿，祛风通络。

方药：薏苡仁汤加减。薏苡仁、苍术、川芎、当归、麻黄、桂枝、羌活、独活、防风、制川乌、川牛膝。

加减：如关节肿胀或有积液，可加茯苓、泽泻、车前草；如上肢痛甚，加桑枝；下肢痛甚，加松节。

2. 湿热痹阻证

证候：关节红肿，灼热焮痛，或有积液，或有水肿，肢节屈伸不利，身热不扬，汗出烦心，口苦黏腻，食欲不振，小便黄赤。舌红，苔黄腻，脉象滑数。

治法：清热除湿，蠲痹通络。

方药：四妙丸合宣痹汤加减。苍术、黄柏、薏苡仁、茯苓、栀子、连翘、川牛膝、防己、赤芍。

加减：如发热、关节红肿明显者，加鸡血藤、忍冬藤；如关节积液或有浮肿者，加车前草、泽泻；如关节僵硬、疼痛剧烈者，加忍冬藤、全蝎。郭老善用藤类药物，藤类药物善宣通经脉。

3. 肝肾亏虚证

证候：腰脊疼痛，上连项背，下达髋膝，僵硬拘紧，转侧不利，俯仰艰难。腹股之间，牵动则痛，或有骨蒸潮热，自汗盗汗。舌质尖红，苔白少津，脉象沉细或细数。

治法：补益肝肾，活血通络。

方药：独活寄生汤加减。独活、桑寄生、熟地黄、羌活、杜仲、枸杞、土鳖虫、川芎、当归、白芍、川牛膝。

加减：如有骨蒸潮热，自汗盗汗、腰髋灼痛者，加知母，熟地黄改用生地黄；如恶寒、肢冷，得热痛减，加桂枝、附子。

4.痰瘀互结证

证候：肢体骨节漫肿、刺痛、沉重，甚则畸形、僵硬、强直。肢体屈伸不利，动则痛剧，肌肤有痰核，舌质紫黯，或有瘀斑，苔白腻，脉沉细或弦涩。

治法：活血化瘀，化痰通络。

方药：当归没药丸合指迷茯苓丸加减。黄芪、当归、川芎、桃仁、红花、制乳香、制没药、土鳖虫、半夏、细辛、全蝎。

加减：关节红肿疼痛或有低热者，加忍冬藤、板蓝根、虎杖；关节冷痛，得热痛减者，加桂枝、黑附片。血瘀甚者，用三棱、莪术；血瘀者，用桃仁、红花；血瘀较轻者，用丹参、赤芍。

【预防与调护】

急性期应利于损伤的修复，可适当制动，卧床休息，症状好转后，可适当运动，注意劳逸结合。

【案例分享】

病案 1 患者：高某，女，39 岁，初诊日期：2008 年 8 月 8 日。

主诉：双膝、双肘疼痛 2 年，加重 1 月。

现病史：患者为工人，两年前因劳累后出现双膝、双肘关节疼痛，未予系统治疗。两年间膝肘关节时常隐隐作痛，遇劳加重。1个月前因吹空调后膝肘关节疼痛加重，经休息后未见明显缓解，遂来求治。现症见：双膝双肘疼痛，自觉足跟发凉，月经量少，色黯，经行腹痛，纳可，多梦，二便可。

查体：双侧肱骨外上髁压痛，腕伸肌紧张试验（＋），前臂伸肌腱牵拉试验（＋）；膝关节活动度正常，双膝内侧副韧、鹅足止点压痛，抽屉试验（－），髌骨抗阻力试验（－），研磨试验（－），浮髌试验（－）。舌淡，苔薄白，有齿痕，脉沉细。

中医诊断：痹病（气虚血瘀，肝肾不足）。

治则：祛风除湿，益气活血，补益肝肾。

方药：黄芪30g，党参15g，当归15g，白术10g，茯苓10g，桃仁10g，红花10g，益母草15g，桑寄生30g，续断30g，羌活10g，独活10g，牛膝10g，白芍10g，黄精15g，女贞子10g，旱莲草10g，延胡索10g，炙甘草10g。7剂，水煎服。

2008年8月15日复诊。患者诉双膝关节疼痛较前减轻，睡眠较前好转，大便略干。予原方去党参，继服7剂。

按语： 患者病程日久，此次复感寒邪而病情加重，《黄帝内经》中有久痹入络，久痹归脏之说。痹症初起，所伤在血脉筋骨，复感病邪，则内舍于其所合，脉所合在心，筋所合在肝，骨所合在肾，故治疗久痹，需在祛风湿的同时补益肝肾。郭老在此用独活寄生汤加减。方中羌活、独活祛一身上下之风湿；桑寄生、续断、牛膝补益肝肾；党参、白术、茯苓、甘草为四君子汤化裁，意在益气健脾；方中重用黄芪，大补肺脾之气，与当归合用，补气生血；白芍养血柔肝；桃仁、红花、益母草活血化瘀；黄精、女贞子、旱莲草滋阴益肾，并可佐制祛风湿的同时燥伤阴血；炙甘草缓急止痛，调和诸药。全方用药，体现了郭老治疗筋伤骨痹重气血、养脾胃的学术思想。

膝骨关节炎

膝骨关节炎属中医学"痹证""骨痹""膝痹"等范畴，是一种严重危害病人生活质量的慢性、退行性关节疾病。临床上以膝关节疼痛、僵硬和活动受限为主要表现。多见于中老年人，发病率较高，而且发病率随年龄的增长而升高。现代医学研究认为，膝骨性关节炎是由诸多因素引起，其病因大致概括为年龄增长、过度使用和损伤，与肥胖、性别、遗传、居住环境、创伤、炎性关节病、先天性或发育性骨关节病、代谢性或内分泌性疾病等多种因素密切相关。

【病因与发病机制】

（一）西医病因与发病机制

膝骨关节炎与年龄、遗传因素、关节损伤、过度使用及肥胖有密切关系，病变主要累及滑膜、关节软骨、软骨下骨等组织。早期可见软骨浅表层裂隙、潮线复制和软骨下骨增厚；中期可见软骨深层裂隙，多发软骨下骨吸收陷窝和明显增厚的软骨下骨；晚期可见软骨全层缺失、软骨内化骨和"象牙样"软骨下骨。

（二）中医病因病机

中医学认为膝骨关节炎与虚、邪、瘀密切相关。肾主骨，肝主筋，人至中年后，肝肾渐亏，骨节失养，膝关节局部劳损瘀阻，复加风寒湿侵袭，经络不畅，气血痹阻而发病。其病理过程为各种原因造成膝关节局部寒凝、痰阻、瘀滞，不通则痛，局部症状较全身症状突出。肝肾亏虚是本病发病基础，风、寒、湿邪侵袭及跌仆扭伤为发病诱因，血瘀是其病变过程中的病理产物。

【临床表现】

早期出现疼痛、肿胀，活动时膝部发软无力，上下台阶疼痛加重，下蹲困难，休息可以缓解症状。病久则疼痛逐渐加重，晨起可出现短暂的膝关节僵硬，一般不超过30分钟；久坐后站立、行走，可有短暂的关节胶着，需缓慢活动膝关节后才能迈步。中晚期出现膝关节不稳定，行走时失平衡，不能持重。

沿病变膝关节线有压痛，活动关节时可出现摩擦感。滑膜炎明显时，局部肤温可升高，但皮肤通常不红，浮髌试验（＋）。中晚期病变多数伴有膝内翻畸形，少数可见膝外翻、屈曲挛缩畸形。部分患者呈骨性肥大，并可扪及增生骨赘。

【诊断标准】

参考美国风湿病学会 2001 年诊断标准。

1. 膝关节疼痛患者有下列 7 项中的 3 项　①年龄 ≥ 50岁。②晨僵 < 30 分钟。③关节活动时有骨响声。④膝部检查示骨性肥大。⑤有骨压痛。⑥无明显滑膜升温。⑦放射学检查有骨赘形成。

2. 膝关节疼痛患者有下列 9 项中的 5 项　①年龄 ≥ 50岁。②晨僵 < 30 分钟。③关节活动时有骨响声。④膝检

查示骨性肥大。⑤有骨压痛。⑥无明显滑膜升温。⑦血沉（ESR）＜40mm/h。⑧类风湿因子（RF）＜1：40。⑨滑膜液有骨关节炎征象。

【辨证论治】

1 寒湿痹阻证

证候：膝部冷痛、重着、屈伸不利，甚则难以行走，遇寒痛增，得热则减，或有肿胀，关节活动时有骨鸣，舌质淡，苔白腻，脉沉紧，或弦缓。

治法：温经散寒，除湿通络。

方药：乌头汤加减。乌头、细辛、干姜、桂枝、豨莶草、独活、麻黄、当归、白芍、蜈蚣、茯苓、鸡血藤、海风藤、透骨草、香附、甘草。

加减：若湿邪盛者，加薏苡仁、萆薢；寒邪盛者，加淫羊藿、狗脊、怀牛膝。

2. 湿热痹阻证

证候：膝部肿大疼痛、重着，局部热感，关节活动时或有骨鸣，屈伸不利，甚则步履艰难，发热，纳呆食少，口渴不欲饮，舌质红，苔黄腻，脉滑数，或濡数。

治法：清热利湿，通络止痛。

方药：萆薢渗湿汤加减。萆薢、当归、赤芍、怀牛膝、五加皮、千年健、木瓜、薏苡仁、防己、香附、甘草。

加减：若热甚者，加栀子、黄柏、忍冬藤；病程较长者，加丹参、鸡血藤、全蝎。

3. 肝肾亏虚证

证候：膝部疼痛、肿胀，腰膝酸软，膝部屈伸不利，甚则步履艰难，头晕耳鸣，舌质淡，苔薄，脉沉弦无力。

治法：滋补肝肾，强筋壮骨。

方药：独活寄生汤加减。独活、桑寄生、怀牛膝、杜仲、熟地黄、细辛、桂枝、川芎、当归、白芍、党参、茯苓、甘草、秦艽、防风。

加减：若寒邪重者，加制附子、干姜；湿邪重者，加苍术、防己、薏苡仁；热盛者，加败酱草、忍冬藤、地龙；疼痛甚者，加制乳香、制没药。若肝肾不足，复感风寒湿三邪者，宜三痹汤加减。

4. 气血亏虚证

证候：膝部酸痛无力、肿胀，面黄少华，神疲乏力，活动后加剧，头晕目眩，心悸，肌肤不泽，舌质淡，苔薄白，脉沉细弱。

治法：补气养血，蠲痹通络。

方药：八珍汤加减。方用人参、熟地黄、茯苓、白术、当归、白芍、川芎、炙甘草、丹参、鸡血藤、川牛膝、木瓜、薏苡仁、伸筋草、透骨草。

加减：若气虚明显者，加黄芪、党参；怕冷明显者，加肉桂、细辛、淫羊藿；瘀血痛者，加制乳香、制没药。

5. 瘀血痹阻证

证候：膝部刺痛，固定不移，痛处拒按，局部肿胀可有瘀斑、僵硬，骨鸣，面色黯黧，舌质紫黯有瘀点，苔薄，脉沉涩，或弦细。

治法：活血化瘀，通络止痛。

方药：身痛逐瘀汤加减。桃仁、红花、当归、川芎、制没药、五灵脂、香附、怀牛膝、地龙、甘草、木瓜、薏苡仁、伸筋草、透骨草、鸡血藤、狗脊、骨碎补、桑寄生。

加减：若体虚者，加黄芪；脾胃虚弱者，加党参、白术；偏寒者，加制附子、细辛；偏湿者，加苍术、黄柏。

【 预防与调护 】

避免膝关节受寒及损伤；减少下蹲、上下台阶等屈膝动作；适当体育锻炼，增强体能；疼痛严重时应注意及时休息；发作时，热敷和手法按摩缓解症状。

【 案例分享 】

病案 1 曹某，女，57 岁，主因"双膝疼痛 2 月"至专家门诊就诊。患者初诊，面容痛苦，自诉双膝红肿，活动受限。

郭老查体：双膝关节外形膨隆，皮肤完整，无破损，右膝皮温升高，左膝正常，双膝浮髌试验（＋），髌骨下极压痛，右膝明显，股四头肌紧张试验（＋），髌骨研磨试验（＋），侧方挤压试验（－），抽屉试验（－），麦氏征（－）。右下肢皮肤颜色呈黯红色，考虑双下肢的静脉曲张，但患者拒绝做 B 超。

双膝 X 线：双膝退行性骨性关节炎。舌黯红，苔薄白，脉弦滑。饮食、二便可，睡眠欠佳。患者既往有高血压病数年，平时规律口服降压药，血压控制平稳。郭老查体、阅片，询问病史后，初步诊断：双侧膝关节骨性关节炎，证属肝肾亏虚，水液失调。治以补肝益肾、通调水道。予中药口服，中药方剂如下：

生黄芪 30g，当归 15g，炒白术 10g，茯苓 10g，丹参 10g，赤芍 10g，炒杜仲 15g，天麻 10g，威灵仙 10g，桑寄生 15g，川断 15g，秦艽 10g，防己 10g，怀牛膝 10g，细辛 3g，全蝎 5g，延胡索 10g，鸡血藤 15g，夏枯草 10g，木瓜 15g。嘱患者药渣敷患处。

2012 年 7 月 10 日二诊。患者诉症状较前明显缓解，活动改善。查体：右膝皮温减退，双膝浮髌试验（＋），髌骨下极压痛明显减轻，股四头肌紧张试验弱阳性，髌骨研磨试验（＋），侧方挤压试验（－），抽屉试验（－），麦氏征（－）。舌红，苔白，脉滑。饮食、二便可，睡眠改善。予中药口服，中药方剂如下：

生黄芪 30g，当归 15g，炒白术 10g，茯苓 10g，桃仁 10g，红花 10g，炒杜仲 15g，天麻 10g，威灵仙 10g，桑寄生 15g，川断 15g，秦艽 10g，防己 10g，怀牛膝 10g，细辛 3g，全蝎 5g，延胡索 10g，鸡血藤 15g，夏枯草 10g，木瓜 15g。

与上方对比，去丹参、赤芍，加桃仁 10g，红花 10g，考虑患者血压控制平稳，可用加用活血药物，以活血止痛。

2012 年 7 月 24 日三诊。患者症状基本消失，右膝皮温正常，右下肢皮肤颜色正常。双膝浮髌试验弱阳性，髌骨下极压痛基本消失，股四头肌紧张试验（－），髌骨研磨试验（＋），侧方挤压试验（－），抽屉试验（－），麦氏征（－）。舌淡，苔白腻，脉细。患者诉身重乏力，患者老年女性，阴亏肾虚，久病及肾，肾阳不足，湿气内生。予中药口服，中药方剂如下：

生黄芪 30g，当归 15g，生白术 10g，茯苓 10g，莪术

10g，炒杜仲 15g，天麻 10g，威灵仙 10g，桑寄生 15g，川断 15g，秦艽 10g，防己 10g，怀牛膝 10g，细辛 3g，全蝎 5g，延胡索 10g，鸡血藤 15g，夏枯草 10g，木瓜 15g，三棱 10g。

与上方对比，去炒白术、桃仁、红花，加生白术 10g，三棱 10g。三棱破血行气，生白术健脾益气。

按语：《金匮要略·痉湿暍病脉证并治第二》："风湿，脉浮身重，汗出恶风者，防己黄芪汤主之。"患者为老年女性，膝关节的肿胀应为水湿积聚而成。病因虚而来，若不振其卫阳，则虽用防己亦不能使邪逐去而病愈，故用黄芪助卫气于外，茯苓通利小便，加用白术走表祛湿，同其治疗风寒湿痹是一个作用，向外透散也。甘草补土德于中，佐以姜、枣通行营卫，使防己大彰厥效。

郭老取法《金匮要略》利小便治疗腰以下的水湿，用防己茯苓汤益气健脾、温阳利水来治疗积聚于膝关节的水湿。防己黄芪汤为益气通阳利水之圣方。方中汉防己、黄芪走表祛湿；桂枝、茯苓通阳化水，使表里分消，邪有出路；黄芪、茯苓相伍，更能增强补气利水之功；甘草调和诸药。经方内服外用不仅能调整骨缝筋出槽，而且健脾温阳化湿，使体内积聚的水湿得化，消除水肿。郭老从经方水液病论治关节积液颇有心得，本案体现这一特色。

病案 2　庞某，女，65 岁，主因"双膝关节冷痛两个月"来诊。患者两个月前雨后受风遂感双膝关节疼痛，双膝发凉，遇寒痛增，得热痛减。患者自予外用膏药，症状未见明显缓解，遂来求诊。查体：体型偏胖，双膝内翻畸形，未见明显红肿，双膝活动度正常，髌股研磨试验（＋），浮髌试验（－），抽屉试验（－），麦氏征（－）。双膝 X 线片示双膝内翻畸形，双膝关节退行性变。舌红苔白，脉弦紧。

西医诊断：①双膝重度骨关节炎；②双膝内翻畸形。

中医诊断：骨痹（气血不足，风寒痹阻）。

治则：补益气血，祛风散寒。

方药如下：生黄芪 30g，当归 15g，生白术 10g，茯苓 15g，丹参 15g，赤芍 10g，杜仲 15g，天麻 15g，木瓜 15g，威灵仙 15g，制附子 6g，白芥子 10g，怀牛膝 10g，细辛 3g，全蝎 5g，延胡索 10g，炙麻黄 6g，甘草 10g。共 7 剂，日 1 剂，水煎服，2 次／日。1 周后患者复诊，双膝疼痛及双膝发凉明显缓解，上方加秦艽 10g，防风 10g，继服 7 剂，双膝疼痛及双膝发凉基本消失。

按语：《灵枢·贼风》："尝有所伤于湿气，藏于血脉之中、分肉之间，久留而不去，若有所随坠，恶血在内而不去，卒然喜怒不节，饮食不适，寒温不时，腠理闭而不通；其开而遇风寒，则血气凝结，与故邪相袭，则为寒痹。"患者老年女性，体型偏胖，多有寒湿，气血亏虚，正气不足，雨后受风，外感风寒，血气凝结，合而为痹，故而见双膝关节疼痛、发凉，遇寒痛增，得热痛减。方中用生黄芪、当归、生白术、茯苓补益气血，赤芍、丹参舒筋活血、通络止痛，杜仲、天麻作为常用对药，通经络止痛，加以木瓜、威灵仙以祛风湿、通络止痛，同时合以麻黄附子细辛汤以温经解表、散寒止痛，佐以全蝎、延胡索、白芥子以搜风散寒、缓急止痛。二诊加以秦艽、防风以加强祛风除湿散寒之效。郭老对寒痹诊治，善于使用炙麻黄、制附子、细辛复合药方，通过多例临床病例观察，均取得较好疗效。

病案 3 陈某，男，83 岁，主因"反复左膝关节疼痛 20 年，加重半月"就诊骨伤科门诊。20 年前，患者无明显诱因出现左膝关节疼痛，轻度肿胀，无活动受限，休息后逐渐缓解，未引起重视。10 年前出现左膝活动受限，伸直功能受限，不能深蹲；此症状多年反复出现，皆自行休息及外用膏药后缓解，未系统诊治。半月前患者活动后左膝关节疼痛明显，轻度肿胀，屈伸功能能活动受限，休息未见明显缓解后就诊骨伤科门诊。

查体：左膝浮髌试验（＋），麦氏征（＋），髌骨研磨试验（＋），内侧压痛（＋），前后抽屉试验（－），内侧皮温高，轻度红肿；舌质黯红，苔白少津，脉象沉细。

影像学检查：X线：左膝内侧间隙明显变窄，内侧胫骨平台骨质增生明显，髌骨关节增生明显；MRI：矢状位T2髌上囊、内侧间室见中等量高信号影，内侧半月板III°退变，外侧半月板II°退变，前后交叉韧带连续性尚可，形态完整。

西医诊断：左膝骨性关节炎（重度）。

中医诊断：膝痹病（肝肾亏虚）。

治则：补益肝肾，通络止痛。

处方：熟地黄30g，当归15g，桑寄生10g，生白术10g，怀牛膝15g，枸杞10g，炒杜仲10g，川芎10g，细辛3g，全蝎5g，车前子20g，泽泻10g。7剂，水煎服，日1剂。患者服用7剂后，左膝肿胀症状减轻；第2、3周原方服用14剂后左膝关节症状基本消失，仅有活动受限；第4、5、6周后去除车前子、泽泻补益肝肾为主，患者在听从郭老的医嘱后，左膝疼痛未再出现复发的情况。

按语： 患者为高龄男性，肝肾渐亏，因而筋痿骨疲，骨质增生，屈伸不利。《素问·上古天真论》说："丈夫……七八肝气衰，筋不能动。"《张氏医通》云："膝为筋之府，膝痛无有不因肝肾虚者，虚则风寒湿气袭之。"本病根本在于肝肾亏虚，精血亏损，不能濡养筋骨，出现左膝活动受限，郭老在治疗本病时，以补益肝肾为主。方中怀牛膝、炒杜仲、枸杞、熟地黄补益肝肾；全蝎、川芎、细辛疏通经络止痛；车前子、泽泻渗湿利水以祛除本病早期肿胀症状。郭老治疗中老年人膝关节骨关节炎，坚持中医学"治病求本"的理念，老年人膝关节疾病多以肝肾亏虚引起，所以临床郭老多以补益肝肾药物缓解临床症状。

痈

痈是一种发生于体表皮肉之间的急性化脓性疾患。其临床特点是病位浮浅，局部光软无头，红肿疼痛（少数初起皮色不变），结块范围多在 6～9cm，发病迅速，易肿、易脓、易溃、易敛，或伴有恶寒、发热、口渴等全身症状，一般不至损伤筋骨，也不易造成内陷证。相当于西医学"皮肤浅表脓肿"。

【病因与发病机制】

（一）西医病因与发病机制

本病常继发于各种化脓性感染，亦可由远处原发病灶经血循环或淋巴管转移而来，也可发生在局部损伤的血肿和异物停留处，亦有因注射治疗而发生者。

（二）中医病因病机

中医学认为外感六淫邪毒，或皮肤受外来伤害感染毒邪，或过食膏粱厚味，聚湿生痰，邪毒湿浊留阻肌肤，郁结不散，可使营卫不和，气血凝滞，经络壅遏，化火成毒，而成痈肿。

如内有湿热蕴结，再复感六淫之邪或外来伤害者，多易发病。五气皆能化热生火，痈之成，火热之毒是主要原因。按发病部位不同，常有各种不同的间夹病变在上部者，多风温、风热；在中部者，多气郁、火郁；在下部者，多湿火、湿热。

【临床表现】

本病多发生于抵抗力低下的成人，常发生于皮肤较厚的颈项、背部和大腿，大小可达 10cm 或更大，初为弥漫性浸润性紫红斑，表面紧张发亮，触痛明显，之后局部出现多个脓头，有较多脓栓和血性分泌物排出，伴有组织坏死和溃疡形成，可见窦道、局部淋巴结肿大。临床上患者自觉搏动性疼痛，可伴有发热、畏寒、头痛、食欲不振等全身症状，严重者可继发毒血症、败血症而导致死亡。本病愈合缓慢，伴有瘢痕形成。

【诊断依据】

1. 初起 可发生于体表任何部位。初起患处皮肉之间突然肿胀，光软无头，迅速结块，红肿灼热疼痛，日后逐渐扩大，变成高肿坚硬。

2. 成脓 成脓期约在病起后 7 天，即使体质较差，气血虚弱不易托毒外出成脓者，亦不超过两周。化脓之际，肿势逐渐高突，疼痛加剧，痛如鸡啄。若按之中软有波动感者，为内脓已成熟。

3. 溃后 溃后出脓，脓液多数呈稠厚、黄白色；若夹杂赤紫色血块，为外伤血瘀之兆。溃而脓出不尽，收口迟缓者，多为疮口过小或袋脓而致脓流不畅所致；若气血虚衰，则脓水稀薄，疮面新肉不生。

4. 全身症状 轻者无全身症状，重者可有恶寒发热、头痛、泛恶、口渴、舌苔薄白、脉象滑数；化脓时则发热持续不退，口渴，便秘溲赤，舌苔转黄腻，脉洪数；溃后全身症状大多消失。

5. 实验室及其他辅助检查 血常规检查提示血白细胞总数及中性粒细胞比例均增高。

【辨证论治】

1. 火毒凝结证

证候：局部突然肿胀，光软无头，迅速结块，表皮焮红，少数病例皮色不变，到酿脓时才转为红色，灼热疼痛，日后逐渐扩大且高肿发硬。轻者无全身症状，经治疗后肿消痛减；重者可有恶寒发热、头痛、泛恶、口渴、舌苔黄腻、脉象弦滑、洪数等症状。

治法：疏风清热，行瘀活血。

方药：仙方活命饮加减。金银花、天花粉、防风、白芷、皂角刺、乳香、没药、赤芍、贝母、当归、陈皮等。发于上部，宜散风清热，用牛蒡解肌汤或银翘散；发于中部，宜清肝解毒，用柴胡清肝汤；发于下部，宜清热利湿，用五神汤。

加减：热毒盛，红肿热痛盛者，加黄连、栀子；血热盛，红肿范围广，加牡丹皮、丹参；小便短赤者，加生薏苡仁、泽泻、赤茯苓；大便秘结者，加生大黄、芒硝、枳实；脓成溃迟，加皂角刺、川芎。

2. 热胜肉腐证

证候：红肿明显，肿势逐渐高突，疼痛剧烈，痛如鸡啄，溃后脓出肿痛消退，舌质红，舌苔黄，脉数。

骨病内治 北京中医医院骨科原主任郭振江经验选

- 388 -

治法：和营清热，透脓托毒。

方药：仙方活命饮合透脓散加减。金银花、天花粉、防风、白芷、皂角刺、乳香、没药、赤芍、贝母、当归、陈皮、川芎、黄芪等。

加减：便秘，加生大黄、瓜蒌仁、枳实；溲赤者，加生薏苡仁、泽泻、赤茯苓；口渴加生地黄、生石膏、淡竹叶。

3.气血两虚证

证候：脓水稀薄，疮面新肉不生，新肌色淡红而不鲜或黯红，愈合缓慢；伴面色㿠白，神疲乏力，纳差食少；舌质淡胖，舌苔少，脉沉细无力。

治法：气血双补，托毒生肌。

方药：托里消毒散加减。人参、川芎、当归、白芍、白术、金银花、茯苓、白芷、皂角刺、黄芪等。

加减：纳差食少，加炒麦芽、鸡内金。

【预防与调护】

经常更换内衣、淋浴，保持皮肤清洁、干燥、卫生。平时应少食辛辣刺激之品，忌饮烈性酒，以防辛辣之品损伤脾胃致使肠胃积湿生热而诱发本病或加重病性。应多食新鲜蔬菜、水果保持大便通畅。

【案例分享】

王某，男，58岁，初诊日期：2008年8月1日。左手拇指割伤，疼痛一月余，加重1周。患者为农民，1个月前因干农活不慎利器割伤左手拇指，未予系统治疗，伤口未愈，一周前遇水后拇指伤口疼痛加重、溃破，遂来求治。现症见：左手拇指疼痛、肿胀，纳可，多梦，二便可。

查体：左手拇指桡侧可见1.5cm伤口，局部皮肤0.5cm×0.5cm溃破，伤口周围红肿，按之疼痛，并有少量脓性液渗出，无骨质外露，舌黯，苔白，有齿痕，脉沉细。

中医诊断：痈（气血亏虚，毒蕴溃烂）。

治则：益气养血，托毒溃脓。

方药：生黄芪30g，当归15g，川芎10g，苍术10g，土茯苓15g，紫花地丁10g，金银花15g，连翘15g，白芷10g，桑枝10g，甘草10g。7剂，水煎服。

2008年8月8日复诊。创面愈合，无溃破，左手拇指桡侧轻度红肿，予中药汤剂外洗，金银花15g，连翘15g，蒲公英15g，紫草10g，紫花地丁10g，土茯苓10g，苦参15g，生地黄10g，生黄芪10g，伸筋草10g，透骨草10g，大青盐10g。7剂，水煎外洗。

按语：《外科证治全生集》云："脓之来，必由气血。"

疮疡痈疽，化脓外溃，为正胜邪却之兆，邪毒可随脓外泄。如正气不足，气血亏虚，则化脓缓慢，及内脓已成，也难以速溃。患者创伤月余，创面未愈，再加护理不当，创口化脓，虽已溃破，但大量脓液蕴于皮下，结合舌脉，辨证当属气血亏虚、毒蕴溃烂，治之宜托，即以补益气血配合透脓的方法，以扶正托毒外出，防其毒邪内陷。郭老以托里消毒散化裁，重用生黄芪大补元气而擅托毒外出；当归、川芎养血补血，合黄芪气血双补，以扶正托毒；连翘、金银花、紫花地丁、白芷消肿排脓，苍术燥湿，桑枝善通达四肢而引药直达病所，甘草调和诸药。

郭老指出本病在初起尚未化脓阶段，当折其毒势，"以消为贵"，究其病因，清除其源，行其气血，令之条达；化脓阶段注重托法的应用，若化脓迟缓而气血充实者，治当透托；若脉沉数或沉数无力，为气虚不能托毒成脓外达，宜补托；若毒聚脓熟，应及时切开，外用提脓祛腐之品。溃后若气血充沛，肿消痛减，脓出黄稠者，可单用外治，予生肌长肉之品外用即可，待疮口自敛而愈合。若溃后身热不解，局部红肿不消者，为正虚邪恋，宜清补之；若疮口敛迟而气血虚弱者，宜补益气血。

窦 道

窦道，又称窦，"指深部组织通向体表的病理性盲管，一般只具有1个外口。在外口部均有脓水经久淋漓不止"，大多由感染后引流不畅或异物遗留造成，也有先天性窦道。

【病因病机】

窦道多由手术创伤或局部残留异物，或兼有邪毒侵袭，导致局部气血凝滞，蕴蒸化脓，溃破成漏。

【临床表现】

窦道的临床表现有急性化脓性感染的全身症状，伴有疼痛，皮肤焮热，局部肌肉痉挛，惧怕患肢活动，化脓时向外溃破，形成瘘管，脓水经久淋沥不止，伴有腥臭味。

【诊断依据】

1. 病史 常有局部手术或感染史。

2. 临床症状 常有脓性分泌物流出。疮周皮肤可呈潮红、丘疹、糜烂等表现，瘙痒不适。若外口暂时闭合，脓液引流不畅，可发生局部红肿疼痛，或伴有发热等症状。部分患者因反复溃破，数年不愈则疮周皮肤紫黯，疮口胬肉突起。

【辨证论治】

（一）内治

1. 余毒未清证

证候：疮口流水淋沥，疮周红肿疼痛，或瘙痒不止，可伴轻度发热等，苔薄黄或黄腻，脉数。

治法：清热和营脱毒。

方药：仙方活命饮加减。

加减：红肿疼痛明显者，加半枝莲、七叶一枝花。

2. 气血两虚证

证候：疮口脓水量少不尽，肉芽色淡不泽，伴面色萎黄、神疲怠倦、纳少眠差，舌质淡，苔薄，脉细。

治法：益气养血，和营托毒。

方药：托里消毒散加减。

（二）外治

1. 腐蚀法 先用五五丹或千金散腐蚀窦管拔毒，红油膏或太乙膏盖贴。如有丝线、死骨等异物，应及时取出。待脓液由多而稀到少而稠时，改用八二丹药线引流，1～2周后脓净，疮口流出黏稠滋水时，改用生肌散收口。

2. 冲洗法 适用于心胸外科、脑外科等手术后形成窦道，管道狭长，药线无法引流到位，又不易做扩创者。用输液针头插入窦管，连接注射器。缓缓注入清热解毒祛腐药液冲洗，每日 1 次。

3. 灌注法 经引流冲洗治疗，窦道内脓尽无异物时，可注入生肌收口药油，促进窦道愈合。

4. 扩创法 适用于引流不畅，其他方法无效，窦道所在位置也允许做扩创手术者。有助于清除异物和坏死组织，缩短疗程。

5. 垫棉法 到生肌收口阶段，窦道及疮口部位用棉垫数层，阔绷带加压缠缚，促进窦道愈合，尤其是腋窝、腘窝、乳房等部。颈部加用四头带，腹部加用腹带，会阴部加用丁字带，创口愈合后应继续加压两周，以巩固疗效，防止复发。

【预防与调护】

注意环境和个人卫生，增强体质，注意补充热量、蛋白质、维生素和钙剂，提高抗病能力。

【案例分享】

李某，女，63 岁。入院时间：2014 年 6 月 3 日，出院时间：2014 年 7 月 31 日。患者既往于 2009 年行腰椎后路减压融合钉棒系统内固定手术，术后 10 天切口愈合拆线后出院。术后 1 年回访，切口愈合良好，腰部无疼痛，腰椎功能活动正常，双下肢肌力、感觉正常。4个月前无外伤等原因腰部瘢痕部分开裂，约 1cm × 2cm，有少量渗液，局部疼痛，门诊换药窦道不闭合，一直有渗液，患者收住入院。症见：患者腰痛，腰部皮肤裂开，窦道形成，有渗液，消瘦，面色晦黯，食少，体倦肢软，少气懒言，排便无力，时有便溏，小便正常，自汗，舌淡黯，边有齿痕，脉沉涩。

临床检查：T：36.4℃，P：76 次 / 分，R：18 次 / 分，BP：135/80mmHg。既往糖尿病病史 20 余年。查：腰后正中有一条长约 8cm 的手术瘢痕，有窦道形成，长约 1.5cm，渗液色淡黄，无味，创周皮肤微红肿，局部皮温不高。腰椎活动略受限。背部窦道造影：窦道深约 0.7cm，直径约 0.3cm，边缘不规则，与腰骶椎骨质不连续。

西医诊断：腰椎术后切口裂开。

中医诊断：腰痹（气虚血瘀证）。

考虑造影结果显示窦道与腰骶椎骨质不连续，行清创缝合术，术后继续清洁换药，观察两周，伤口局部仍有渗液，予以将脊柱内固定物取出，行清创缝合术，原破溃处予以油纱填塞，伤口渗液减少，但原窦道仍未闭合。予以中药治疗，以益气活血、燥湿化痰为治则。配合每日清洁换药。治疗 2 周后，窦道变浅、变短，伤口渗液明显减少，腰痛减轻，患者面色较前红润，体倦感明显好转。继续上方用量。治疗有效。出院时窦道基本闭合。出院后继续中药治疗 1 个月，窦道消失。

按语： 本病属于中医学"腰痹"范畴，患者老年，经腰椎手术损伤气血，5 年后腰椎术区出现窦道及渗液，日久不愈，耗伤气血。患者身倦乏力，少气懒言，为气虚之证；气虚运血无力，血行缓慢，终致瘀阻络脉，故面色晦滞；血行瘀阻，不通则痛，故腰痛；气虚舌淡，血瘀舌黯，沉脉主里，涩脉主瘀，故证属气虚血瘀证。以益气活血、健脾燥湿为治则。清代李中梓《医宗必读》说："血气俱要，而补气在补血之先；阴阳并需，而养阳在滋阴之上。"郭老提出"治骨先治脾"，认为骨痹痰湿瘀互为交结，凝聚不散，病程缠绵，日久难愈，肾虚日久，累及于脾，产生纳呆、腹胀、消瘦、倦怠乏力等脾虚证候。脾胃为后天之本，气血化生之源，健脾可使气血化源充足，达到补气目的，故补脾益气是补气的基本方法。方中生黄芪大补脾胃之元气，令气旺血行，瘀去络通，为君药。当归尾长于活血，且有化瘀而不伤血之妙；茯苓甘淡，入心、脾、肾经；白术甘温，健脾燥湿，益气生血，偏于补中，与茯苓两药配用，守中有通，白术促进脾胃运化水湿，茯苓使水湿从小便而去，相使为用，相得益彰，共为臣药。桃仁、红花助当归尾活血祛瘀；全蝎主"起沉疴，疗重疾"，搜剔络中之痰瘀，通痹止痛；杜仲"主腰脊痛，补中益精气，坚筋骨"，共为佐药。甘草补中益气，为使药。本方配伍特点是补气药与活血药相配，使气旺则血行，活血而不伤正，健脾培土共奏补气活血通络之功。

脊柱骨折脱位及脊髓损伤

脊柱骨折脱位包括颈椎、胸椎、腰椎和骶尾椎的骨折脱位和相应韧带、软组织损伤。多发于青壮年，病情常较复杂，可引起瘫痪等并发症或后遗症。

【病因与发病机制】

1. 暴力作用类型 引起脊柱骨折脱位的外力有直接暴力和间接暴力两种，其中间接暴力占大多数，常见致伤原因包括高处坠落伤、重物落下撞击伤及车祸伤等。按导致脊柱骨折脱位的暴力形势分析，有传导暴力、成角暴力和旋转暴力之分；按脊柱受伤时暴力作用方向分类，包括屈曲、伸展、侧屈、垂直压缩、纵向牵张、旋转和水平剪力等。脊柱骨折、脱位常有几种暴力联合造成，如屈曲加压缩暴力多引起屈曲压缩性骨折。

2. 骨折脱位类型 由于解剖和暴力大小，作用机制不同，脊柱各节段的损伤不尽相同，在第1～2颈椎暴力作用于头顶或头顶部可引起环椎侧块骨折、齿状突骨折或合并环椎前或后脱位，以及横韧带断裂等损伤。在第3～7颈椎屈曲、伸展、旋转、垂直压缩等暴力可引起颈椎骨折脱位及急性椎间盘突出等损伤。单纯骨折多发生于下颈椎，半脱位，多发生于4、5或第5、6颈椎间；全脱位以第4～7颈椎间多见，骨折脱位常发生于第5～7颈椎间，以屈曲型和伸展型多见，在胸腰椎，暴力可引起单纯椎体骨折或骨折脱位，临床多见屈曲型骨折和骨折脱位。垂直压缩暴力可引起椎体爆裂骨折，除椎体骨折或骨折脱位，暴力还可单独或同时引起脊椎附件骨折。脊柱骨折脱位多伴有不同程度的韧带肌肉等软组织损伤，甚至脊髓或马尾神经损伤。

3. 骨折脱位的稳定类型 根据损伤组织对脊柱稳定性影响的大小，脊柱骨折可分为稳定骨折和不稳定骨折。单纯椎体压缩骨折或单纯附件骨折为稳定骨折；椎体压缩超过1/2或椎体粉碎，或骨折伴有脱位、附件骨折及韧带撕裂等为不稳定骨折。

4. 脊髓损伤 脊柱骨折脱位后由于骨折块移位、椎体关节脱位、椎间盘或黄韧带压迫，以及硬膜内或外出血或脊髓内或外水肿等原因，可造成脊髓神经损伤，出现完全性或不完全性四肢瘫痪或截瘫。脊柱骨折合并的脊髓损伤，常局限在 1～2 个脊髓节段，根据脊髓与脊柱的应用解剖，颈椎和上段胸椎损伤引起脊髓损伤，胸腰段损伤则合并脊髓圆锥和 / 或神经根损伤，第 2 腰椎以下损伤则伴发单纯的马尾神经损伤，其中脊髓损伤可以有脊髓震荡、脊髓受压和脊髓挫裂伤三种病理改变。

【临床表现】

脊柱骨折脱位后患者可出现局部疼痛、肿胀皮下淤血等临床表现。患者多不能自行活动或站立，脊椎各方向运动障碍。屈曲型损伤可出现脊椎后凸畸形；胸腰椎及腰椎骨折由于腹膜后血肿刺激，可伴腹胀、腹痛、便秘等症状，脊柱骨折脱位伴有脊髓神经损伤时可引起截瘫，表现为损伤平面以下运动、感觉、反射及大小便等功能障碍。老年人骨质疏松性压缩骨折引起的临床表现常较青壮年外伤引起的骨折症状轻，临床需要高度重视。

【诊断依据】

1. 病史　多有明确外伤史，如交通事故、高空坠落、重物撞击腰部等。应详细询问受伤时间、受伤方式、受伤姿势、肢体活动情况。

2.临床症状 局部肿胀疼痛，颈椎骨折脱位患者头颈不能活动；胸腰椎骨折脱位患者不能站立行走；腹膜后血肿刺激腹腔神经节，使肠蠕动减慢，常出现腹痛、腹胀，甚至肠麻痹症状；伴有脊髓损伤时，下肢或四肢活动无力、感觉丧失、排尿及大便等功能障碍；高位截瘫可出现呼吸困难甚至死亡。

3.体征 局部后凸畸形或棘突间距离改变，损伤周围软组织肿胀，可伴有皮下瘀斑，局部压痛、叩痛，脊髓损伤时可出现损伤平面以下不同程度的运动、感觉、浅深反射障碍。

4.辅助检查 X线正侧位片可显示脊柱骨折脱位的部位和基本形态，CT 或 MRI 对明确骨折移位程度及与脊髓神经的关系、脊髓有无损伤或损伤程度的有重大价值。

【辨证论治】

中医学对脊柱骨折和脊髓损伤很早就有文字记载。元代危亦林在《世医得效方》中载："凡坐脊骨不可有手整顿，须用软绳从脚吊起，坠下身其骨自归巢，未直则未归巢。需要坠下，待其骨直归巢。然后用大桑皮一片放在背皮上，衫树皮二三片安放大桑皮上，用软物缠定。莫令屈，用药治之。"

中医学认为，胸腰段脊柱损伤为腰背部受伤，常损及督脉，腰为肾之府，肾主骨、主髓、主二便。故外伤性截瘫常伴有二便失常，督脉损伤则经络瘀阻，气血骤然瘀滞，不能营养四肢而瘫痪不仁，针灸以通经活络、疏通督脉、活血化瘀、补肾壮阳为主。

【预防与调护】

脊柱骨折脱位的治疗及康复时间较长，脊柱稳定性的恢复对保证正常脊柱功能、避免或减少骨折脱位后遗症有重要意义。因此，对脊柱损伤患者首先要告知早期卧床、牵引、手术的重要性，骨折愈合前以休息制动为主，避免不当的脊柱运动，即使后期功能锻炼时也应采用颈托、腰围、支具等保护。另外，卧床期间尤其是脊髓损伤的截瘫患者，要积极做好调护工作，尽可能避免褥疮、肺部感染、泌尿系感染、静脉血栓等并发症。

【案例分享】

杨某，女，53 岁。入院时间：2016 年 5 月 2 日，出院时间：2016 年 5 月 10 日。

患者两天前走路时不慎从楼梯上滑倒臀部着地，引起的腰部疼痛，未到医院就诊，此后腰痛逐渐加重，活动受限，到医院行核磁检查后，诊断为"腰 1 椎体压缩性骨折（新鲜骨折）"，收住入院。症见：腰痛，活动受限，双下肢活动自如，全腹软而胀满，上腹部有胀闷感，便秘，小便短赤，无排气，舌质红，苔厚腻，脉弦数。

临床检查：T：36.4℃，P：76 次 / 分，R：18 次 / 分，BP：120/80mmHg。神志清，精神可，营养中等，下胸段轻度后凸畸形，L1 棘突有压痛，叩击痛（＋），双下肢感觉、运动正常，腱反射存在。病理反射未引出。腹部膨隆、腹软、压痛，无反跳痛，叩诊呈鼓音，肠鸣音减弱，每分钟 1 ～ 2 次，未闻及气过水音。肛门无排气。

腰椎 MRI：L1 椎体压缩骨折，新鲜骨折，脊髓未见异常。

西医诊断：L1 椎体压缩骨折（Ⅰ度），并胃肠功能障碍。

中医诊断：①骨折（血瘀气滞证）；②便秘（燥实内结证）。

治疗：治以活血化瘀，通腑泄浊。方以桃红四物汤合大承气汤，当归 15g，熟地黄 15g，川芎 15g，白芍 15g，桃仁 15g，红花 15g，大黄 12g，厚朴 24g，枳实 12g，芒硝 9g。急煎中药 1 剂，即服 200mL，4 小时后出现腹中肠鸣，肛门频频矢气，并泄下羊屎状粪结，腹胀大减。

按语：本病属中医学"骨折"范畴，证属血瘀气滞；"便秘"，证属燥实内结。方以桃红四物汤合大承气汤加减。患者跌仆坠堕，脊骨断，筋肉伤，瘀血内蓄，经脉受阻，气机瘀滞而腹胀，脏腑由之不和，腑气不通，浊气不降，故大便秘结，腹胀加重。明代薛己所著的伤科专著《正体类要》序："肢体损于外，则气血伤于内，营卫有所不贯，脏腑由之不和。"指出骨折后其病机为气滞血瘀而致肠道阻塞，腑气不通。《素问·缪刺论》曰："人有所堕坠，恶血留内，腹中满胀，不得前后，先饮利药。"本病治当以下法、消法为主，以活血化瘀、通腑泄浊为治则。方中红花性温，辛散温通，又能化瘀消肿；桃仁性平，苦甘润降，破瘀生新，润肠通便，二者相须为用，主活血化瘀；大黄泻热通便，攻逐瘀血，共为君药。芒硝助大黄泻热通便，并能软坚润燥，二药相须为用，峻下热结之力甚强；甘温之熟地黄、当归滋阴、养血，共为臣药；芍药养血和营，以增补血之力；厚朴、枳实行气散结，消痞除满，并助硝、黄推荡积滞以加速热结之排泄；川芎活血行气，调畅气血，以助活血之功，共为佐使。全方共奏瘀血祛、新血生、气机畅、痞满除之效。

腰椎滑脱症

腰椎滑脱症属中医学"腰痛证"范畴，本病常因脊椎先天性发育不全、外伤骨折、慢性劳损、椎体间隙变窄、韧带松弛、骨性关节退变、椎体不稳等原因所致。多见于中老年，病程可长达数年至数十年。

【病因与发病机制】

（一）西医病因与发病机制

在正常的骨盆前倾生理情况下，腰椎各个椎体之间依赖关节突关节、椎间盘纤维环、椎体周围的肌肉和韧带维持腰椎的稳定，保持脊柱的正常生理弧度，当腰椎某一节段存在剪切力，特别是在椎间隙倾斜的腰骶部，椎体所受到的剪切力最为明显，任何一种抗剪切力的机制遭到破坏均可导致腰椎滑脱。滑脱的椎体可引起或加重椎管狭窄，刺激或挤压神经，另外，滑脱后腰背肌的保护性收缩，可引起腰背肌劳损，产生腰背痛。

腰椎滑脱的病理生理机制涉及遗传因素、机械应力和解剖因素。临床上，腰椎滑脱症有真性滑脱和假性滑脱之分，由于脊椎先天性发育不全、慢性劳损而受外力作用导致椎体滑移而无椎弓峡部缺损，称为假性滑脱；由于脊椎外伤使椎体滑移且椎体峡部缺损或不连，称为真性滑脱。腰椎滑脱无论是真性还是假性滑脱，绝大多数发生于L4～L5或L5～S1，这与腰骶关节的倾斜度、负重载荷、运动剪切力大有关，假性腰椎滑脱根据其损伤节段的不同可发生于任何节段，甚至是胸腰段。

（二）中医病因病机

中医学理论将退变性腰椎滑脱归属于腰痛的范畴。具有本虚标实的临床特点。腰痛的原因是有风、寒、湿、热、闪挫、瘀血、气滞、痰饮等引起的，但根源在于肾虚。

【临床表现】

腰椎滑脱临床表现有很大的变异性，取决于脊柱周围结构的代偿能力和继发损害的程度，如关节突增生、椎管狭窄、马尾及神经根的受压等。由于腰椎滑脱破坏了腰椎的解剖结构平衡从而刺激或挤压神经，最常见的临床症状是腰背部僵滞，滑移节段可触及"台阶感"，腰部疼痛，可伴有一侧或双侧下肢放射性疼痛，腰椎生理前曲增大，行走时呈扭髋迈步姿态、间歇性跛行，马尾神经受压可出现阴部麻木、小便潴留或失禁。

重度腰椎滑脱的主要临床表现为腰骶部疼痛伴单侧或双下肢放射痛、间歇性跛行，滑脱严重时可累及马尾神经，偶有鞍区麻木、大小便功能障碍等症状。活动之后一般出现腰部疼痛症状，卧床休息时疼痛可缓解，起初为间歇性，以后可能转为持续性，严重者即使休息也不能缓解，而下肢疼痛一般出现在臀部或大腿后侧。

重度腰椎的体征通常不多，可见腰椎向前凸、臀部向后翘，另外还有腹部下垂及短腰表现，可有活动无力、感觉障碍等神经受压体征。由于头侧椎体滑移至尾椎前方引起头侧椎管管径相对增大，马尾综合征较为少见的。轻度腰椎滑脱的临床表现一般只是病变节段不稳引起的疼痛或相应节段神经损伤引起的症状，而重度滑脱则会引起继发性骨盆局部解剖改变，最终引起腰椎在矢状位失去平衡。

【诊断依据】

1. 病史 中老年人多见，有腰椎退行性改变。

2. 临床症状 腰痛为主要症状，可伴行走无力、间歇性跛行，少数可有会阴部麻木感、小便潴留或失禁。

3. 体征 局部压痛，滑移节段可触及"台阶感"。

4. 辅助检查 X线检查可发现椎体向前移位，伴有骨质硬化及骨赘形成。

【辨证论治】

本病的病因病机在于肝肾亏虚，筋骨不健，复受扭挫，或感风寒湿邪，经脉郁结，气滞血瘀。病延日久，则气血益虚，瘀滞凝结而缠绵难已。可分为肝肾亏虚型、气滞血瘀型及风寒湿困型 3 种。肝肾亏虚者，治以补益肝肾、强壮筋骨，方用补肾壮筋汤加减；气滞血瘀者，治以理气活血、养血通经，方用桃红四物汤加减；风寒湿困者，治以化痰宣痹、清热利湿，方用独活寄生汤加减。

轻度峡部裂型腰椎滑脱患者大部分可缓解或消除疼痛等症状，并恢复原有的工作。仅有极少部分重度腰椎滑脱患者发生进一步滑移需要手术治疗，绝大多数患者不需手术治疗。

【预防和调护】

适当进行腰腹肌练功活动，可减轻骨质疏松，减慢退变进程。禁止做弯腰动作，同时应注意休息，佩戴腰围，以控制进一步腰椎滑脱。

【案例分享】

于某，女，67 岁，因"间歇性跛行伴双下肢放射疼痛 7 年，加重 5 个月"为主诉就诊。患者 7 年前出现腰痛，双下肢沉痛，步行 500 米需蹲坐休息可缓解，5 个月前因劳累出现双下肢放射疼痛，症状明显加重，口服镇痛类药物及注射神经营养类药物症状未见缓解，友谊医院 X 线提示：

腰椎侧弯，L2 椎体轻度后移，L5 椎体轻度前移；L1 ～ 5 椎体骨质增生，间隙变窄，L2 椎体可以椎弓峡部裂。MRI 提示：① L5 椎体双侧峡部裂并 L5 椎体 II 度滑脱，L2 椎体 I 度前滑脱。②腰椎退行性改变。③腰椎间盘膨出。患者曾在市内多家医院就诊，腰痛缓解不满意。2016 年 11 月 2 日初诊，刻下症见：腰痛，间歇性跛行，纳呆，眠差，体倦，乏力。

查体：腰椎左侧弯，前屈 90°，后伸 30°，左侧 40°，右侧 30°，棘旁压痛（+），双下肢直腿抬高（±），双下肢外侧皮肤感觉稍减退，舌质红，苔白腻，脉象沉滑。

西医诊断：腰椎滑脱症。

中医诊断：骨痹病。

治则：健脾益肾，舒筋活血。

方药：生黄芪 40g，当归尾 15g，炒白术 10g，茯苓 15g，丹参 10g，赤芍 10g，生杜仲 10g，天麻 10g，秦艽 10g，防风 10g，鸡血藤 15g，白芍 10g，怀牛膝 10g，炙甘草 130g，龟板 10g，鹿角霜 10g。服药 1 周后，腰部疼痛症状明显改善，双下肢放射疼痛症状较前改善，睡眠改善。二诊祛除鸡内金，加用焦三仙 30g，延胡索 20g，继续服药两周，腰部疼痛症状消失，双下肢放射疼痛症状明显改善，转当地医院随诊。

按语：腰椎滑脱症因其早期主要症状即为腰痛，相当于中医学"腰痛病"范畴。《伤科汇纂·卷三·上髎歌诀·整背腰骨歌诀》曰："腰因挫闪身难动，背或伛偻骨不平，大抵脊筋离出位，至于骨缝裂开。"随病程日久出现肢体、关节疼痛麻木不仁，可按痹证辨治；若出现肢体肌肉痿软无力，则需依痿证辨治。本病患者多为中老年，郭老针对其病机为脏腑气血渐衰，肝肾亏虚，骨痿筋弛，筋不束骨，内治用药重在滋肾补骨强筋以治本，活血通络止痛以治标。在用药诊治过程中，郭老强调应顾护脾胃并贯穿始终。方中生黄芪、当归、白术、茯苓健脾益气；其中当归、鸡血藤既能补血又善活血，与赤芍、丹参共用行气活血、通络止痛；杜仲、天麻通经络止痛，善治风湿痹痛，改善肢体屈伸不利症状。郭老先期注重攘外邪、调脾胃，使得运化复原，气机条畅，后期得以补益肝肾而不惧诸药滋腻之性，无恋邪之虞。在坚持运用补益脾肾之药物，还强调使用鹿角霜、龟板、鳖甲等药物大补肝肾，郭老指出鹿角霜、龟板、鳖甲破气，不宜久用，一般不超过四周。

骨质疏松症

骨质疏松症是以单位体积内骨组织量减少为特点的代谢性骨病。主要表现为骨小梁数量减少、变细、断裂，皮质骨多孔、变薄，导致骨的脆性增高、骨折危险性增加。本病属中医学"痿证"范畴，是常见的中老年退行性疾病。

【病因病机】

骨质疏松症是由多种原因引起的代谢性骨病，其发病机制比较复杂，可概括为内分泌因素、营养因素、失用因素、遗传因素、药物因素。其主要病理变化是骨基质和骨矿物含量减少。

骨质疏松症可分为 3 类：一为原发性骨质疏松症，是随着年龄增长而发生的一种生理性退行性病变；二为继发性骨质疏松症，是由其他疾病或药物等因素诱发的骨质疏松症；三为特发性骨质疏松症，多见于 8～14 岁的青少年，多数有家族遗传史，女性多于男性。

中医学认为本病的病变在骨，其本在肾，与肾气密切相关。其病因病机可归纳为两个方面：一为先天不足，肾为先天之本，由于先天禀赋不足，致使骨失所养，不能充骨生髓。二为脾肾亏虚，肾受五脏六腑之精而藏之，老年脾胃虚弱，失于运化，肾无所藏，肾阳虚衰，则不能充骨生髓，致使骨松不健；肾阴亏损，精失所养，不能养髓。三为正虚邪侵，正虚而卫外不固，外邪乘虚而入，痹阻经络气血，骨失所养，髓虚骨疏，而致不通则痛或不荣则痛。

【临床表现】

骨质疏松症的主要症状有腹痛、骨变形、骨折。

1. 骨痛　常难以确定疼痛部位，疼痛性质主要是酸痛，多在早晨起床时感疼痛，或久坐不动再活动时疼痛，而在充分活动后可缓解，如果活动过多、过久又复加重。

2. 骨变形　随着年龄增加，病情加重，逐渐出现明显驼背、身高缩短，甚至出现脊柱侧凸、鸡胸和胸廓畸形等。

3. 骨折　其特点是在日常生活中，如扭转身体、持重物、跌坐等没有较大的外力作用下发生，骨折部位多好发于胸腰段椎体、桡骨远侧、股骨上段和踝关节等。

【诊断依据】

1. 病史　多见于老年或绝经后的妇女。

2. 临床症状　腰背部疼痛，早期间断性疼痛，逐渐发展为持续性疼痛，晚期可引起全身疼痛；发生骨折时，患侧有明显的疼痛、畸形和功能障碍。

3. 体征　腰背部压痛、驼背、畸形，部分患者还出现脊柱侧凸、鸡胸等胸廓畸形。发生骨折时伴有局部压痛等体征。

4. 辅助检查 骨密度的测定对骨质疏松症有诊断意义，如双能 X 线骨密度测定，普通的 X 线平片检查对骨质疏松症的早期诊断帮助不大，骨量减少达 25% ～ 30% 以上时，X 线可见透光度增高，骨小梁吸收，承重骨小梁相对增粗，椎体内的骨小梁稀疏排列成栅状，骨皮质变薄，髓腔扩大，椎体呈楔形或双凹形。

【辨证论治】

1. 气血不足证

证候：腰背酸软而痛，面色萎黄，饮食减少，沉重无力，气短，少气懒言，平素容易感冒，无力自汗，大便溏薄，舌质，淡红，苔薄，脉细弱，妇女月经量少、色淡，先后不定期，甚则经闭。

治法：益气养血。

方药：八珍汤或十全大补汤加减。党参、黄芪、白术、茯苓、当归、白芍、川芎、熟地黄、五味子。

加减：头晕目眩，加钩藤、山萸肉；腰背痛者，加川断、炒杜仲。

2. 肾精不足证

证候：腰膝酸软隐痛，筋骨疲乏无力，齿落发脱，健忘恍惚，早衰，动作迟缓，性功能低下，舌淡苔白，脉细弱。

治法：益肾填精。

方药：七宝美髯丹。何首乌、茯苓、牛膝、当归、枸杞、菟丝子、补骨脂。

加减：兼气血虚，加党参、鸡血藤；疼痛甚者，加制延胡索、白芍、甘草；病情重者，可加紫河车养血益精。

3. 肾阳衰微证

证候：面色苍白或黑，神疲，畏寒肢冷，下利清谷，五更泄泻，汗毛脱落，腰膝冷痛，手足麻木，遗精阳痿，多尿或不禁，牙齿松动，舌淡白体胖有齿痕，舌若白，脉沉迟。

方药：右归饮加减。熟地黄、山药、山茱萸、枸杞、杜仲、菟丝子、熟附子、肉桂、当归、骨碎补、补骨脂。

加减：如气虚血脱、昏厥、自汗者，加人参、白术；如火衰不能生土，呕哕吞酸者，加炮干姜；如阳衰中寒，泄泻腹痛，加人参、肉豆蔻。

4. 肝肾阴虚证

证候：腰背酸痛、隐痛，足跟痛，遗精腰酸，两足痿弱麻木，发脱齿摇，烦热，咽干，潮热颧红，眩晕，耳鸣甚则耳聋，目干畏光，视物昏花，发白，健忘，舌红苔少，脉弦细数。

治法：滋补肝肾。

方药：左归饮加减。熟地黄、山药、山茱萸、茯苓、枸杞、炙甘草、菟丝子、当归、鹿角胶。

加减：虚火甚者，可加知母、黄柏；心烦失眠者，加栀子、酸枣仁；口干咽燥者，加生地黄、麦冬。

5. 气滞血瘀证

证候：局部肿痛青紫，强直挛缩、抽筋，肢体麻木、痿弱，指甲晦黯，舌质紫黯，脉细涩。

治法：活血化瘀。

方药：桃红四物汤加减。桃仁、红花、当归、川芎、赤芍、熟地黄、川牛膝、川断、桑寄生、鸡血藤。

加减：若腰痛剧烈、痛处固定者，加乳香、地鳖虫；周身疼痛者，加羌活、独活、秦艽；腰膝酸软无力者，加金毛狗脊、杜仲。

【预防与调护】

日常生活中需均衡饮食，增加钙剂、蛋白质和维生素D 的摄入。纠正不良的生活习惯，提倡低钠、高钾、高钙和高非饱和脂肪酸饮食，戒烟忌酒。适当加强运动，尤其是户外运动，增加日照时间和应变能力训练。减少骨折意外发生，对老年人需加强陪护及居住环境安全设置，预防跌倒。积极治疗会引起骨质疏松症的疾病，如糖尿病、类风湿关节炎、脂肪肝、慢性肾炎、甲状腺功能亢进症。

【案例分享】

杨某，女，69 岁，主因"腰痛伴左下肢放射痛反复发作两个月，加重 1 天"就诊，患者既往腰椎间盘突出症病史，病情一直趋于平稳，两个月前搬重物时不慎扭伤腰部，遂出现腰部伴左下肢放射疼痛症状，患者疼痛剧烈，后入院治疗经抗炎镇痛、按摩、理疗等综合治疗，腰部疼痛症状进行性缓解，后出院，家中静养，腰痛伴左下肢放射疼痛症状时有反复，1 天前搬动花盆时腰部疼痛症状突然加重。骨密度提示：重度骨质疏松。

查体：腰椎左侧弯，L4/5 棘间压痛，叩击痛（＋），左直腿抬高（＋），腰椎 CT 显示：L4/5 左后侧突出，舌淡胖大有齿痕，脉沉滑。

西医诊断：①腰椎间盘突出症；②骨质疏松症。

中医诊断：腰痛病。

治则：健脾益肾，通络止痛。

处方：怀牛膝 10g，细辛 3g，生黄芪 30g，杜仲 10g，当归 15g，茯苓 10g，天麻 15g，桃仁 10g，红花 10g，鸡血藤 15g，全蝎 5g，生白术 10g，甘草 10g。服药 7 剂后，患者诉左下肢麻木疼痛明显缓解，腰部仍有明显酸胀感，祛除全蝎、细辛，加以狗脊 15g，续断 15g，继续服药 14 剂，患者痊愈，同时嘱咐患者适量进行腰背肌肉功能训练，随访患者腰痛及左下肢放射痛症状未见复发。

按语： 该患者腰痛病属于中医学"痹证"范畴，患者脾肾亏虚，气血运行不畅，导致患者肢体筋骨、关节、肌肉无法得到有效濡养，而发生疼痛、酸胀、麻木等症状。患者高龄，年老体虚，脾肾亏虚，肢体筋脉失养，外邪可乘虚而入，感受风寒湿邪，即可成痹证。气为血帅，血为气母，元气虚则推动血运之气不足，血流迟缓，阻滞经络，形成瘀血，痹阻关节。《灵枢·营卫生会》曰："老者之气血衰，其肌肉枯，气道涩。"瘀血即成，脉络不通，关节失气血滋养，发为骨痹。如《杂症会心录》所言："况痹者闭也，乃脉络涩而少宣通之机，气血凝而少流动之势。"可见，瘀血痹阻是骨痹形成的关键因素，王清任在《医林改错》中就强调"瘀血致痹"。高士宗亦曰："痹，闭也，血气凝涩则不行也。"郭老对于骨科痹证的治疗，强调"健骨先健脾，脾强骨自强"，强调固本与驱邪同治。方中予以黄芪、茯苓补脾益气，予以杜仲、牛膝、狗脊、续断益肾壮骨，桃仁、红花、鸡血藤活血通络，细辛、全蝎通络止痛，甘草调和诸药物。

骨肿瘤

骨肿瘤是发生于骨骼（软骨、骨膜、骨髓等）或其附属组织（肌肉、血管、神经、淋巴管）的肿瘤。骨肿瘤因其来源不同，分为原发和继发两种。骨肿瘤有良性、恶性之分，良性骨肿瘤多为原发，病程长，易根治，预后佳；恶性肿瘤，病程短，发展快，预后不佳，死亡率高，至今尚无满意的治疗方法。还有一类在临床上被称为肿瘤样病变，肿瘤样病变的组织不具有肿瘤细胞形态的特点，但其生态和行为都具有肿瘤的破坏性，一般较局限，易根治。

中医学对骨肿瘤的认识自《黄帝内经》就有"以手按之坚，有所结，深中骨，气因于骨，骨与气并，日以益大，则为骨疽……"（《灵枢·刺节真邪》）的记载。之后，历代医家从不同的侧面对本病的认识和治法做了进一步的探索和补充，使得对本病的认识逐渐加深。隋代巢元方在《诸病源候论》中载："石痈者……其肿结确实，至牢有根……如石，故谓之石痈也。"唐代孙思邈在其所著《备急千金要方》中已将肿瘤分类记载，分为瘿瘤、骨瘤、脂瘤、石瘤、脓瘤、血瘤及息肉 7 种类型，此为较早的关于肿瘤分类的记载。

【病因与发病机制】

中医学认为骨肿瘤的发生主要是因肾气不足、阴阳失调、脏腑经络功能紊乱，以致寒湿毒邪乘虚而入，气血瘀滞，蕴于骨骼而成。临床多见于正虚邪侵、气滞血瘀、寒湿凝聚、肾虚不荣等证。

【临床表现】

骨肿瘤早期往往无明显的症状，即使有轻微的症状也容易被忽略。随着疾病的发展，可以出现一系列的症状和体征，其中尤以局部的症状和体征更为突出。具体的临床表现因疾病的性质、部位及发病的阶段不同而有较大的差异，常有：

1. 疼痛 骨肿瘤早期主要症状，开始时疼痛较轻，多呈间歇性，随病情进展疼痛可逐渐加重，多数患者在夜间疼痛加剧。

2. 肿胀或肿块 位于骨肿瘤骨膜下或表浅的肿瘤出现较早，可触及骨膨胀变形，如肿瘤穿破到骨外，可产生大小不等、固定的软组织肿块，并常于短期内形成较大的肿块。

3. 功能障碍 后期因疼痛肿胀而患部功能将受到障碍，可伴有相应部位肌肉萎缩。

4. 畸形 因肿瘤影响肢体骨骼的发育及坚固性而合并畸形，以下肢为明显。

5. 病理性骨折 肿瘤部位只要有轻微外力就易引起骨折，骨折部位肿胀疼痛剧烈，脊椎病理性骨折常合并截瘫。

【诊断依据】

除上述症状体征外，X 线检查是骨肿瘤重要的检查方法，它将对骨肿瘤性质、种类、范围及治疗方案的确定提供影像学支持。但是骨肿瘤的 X 线表现并不是恒定不变的，必须结合患者的临床表现和病理检查，才能做出准确诊断。良性骨肿瘤形态规则，与周围正常组织界限清楚，以硬化边为界，骨皮质保持完整；恶性肿瘤的影像不规则，边缘模糊不清，溶骨现象较明显，骨质破坏、变薄、断裂、缺失。

此外，还有其他多种辅助检查：

1. 病理检查 被认为是一种准确率最高的诊断方法，但如取材部位肿胀，也能造成诊断上的失误，所以病理检查尚需结合临床及 X 线检查。常用取材及检查方法有针吸活检、切开活检、冰冻切片、石蜡切片等。

2. 放射性核素碘骨扫描 可以在普通 X 线片上未有阳性改变时即显示原发、继发性肿瘤的存在，可用于骨转移瘤的早期诊断。

3. CT 与 MRI 检查 发生在骨盆、脊柱等部位的肿瘤，普通 X 线片不能很好显示时，CT、MRI 与 ECT 等新型显像技术可以帮助判明肿瘤的部位和范围，能较早发现病变组织，准确率高。

4. 实验室检查 某些肿瘤的诊断中，其具有一定的帮助，如成骨肉瘤患者，碱性磷酸酶可以增高；棕色瘤患者有血钙、血磷异常，血沉加快等。

5. B 超检查 主要对软组织肿瘤具有一定的诊断意义。

总之，本病的诊断主要依据临床症状及放射线检查，对于难以确诊者病理检查具有决定性意义，但应注意取材部位要恰当。

【辨证论治】

鉴于骨肿瘤发展演变的特殊性，中医中药在针对骨肿瘤的治疗时，多以辨证与辨病相结合，注重肿瘤发展演变过程中的正邪消长情况，扶正祛邪，攻补兼施。但由于肿瘤恶性程度较高，有的早期即可发生转移，因而造成本病的治愈率低及预后不良。通过中医药的治疗，能起到增强体质，提高机体免疫力，调节脏腑气血功能，从而改善临床症状，延长生存期，提高生存质量的作用，并能减轻化疗、放疗后的不良反应。

骨肿瘤早期，以攻邪为主；中期脏腑受损，则当攻补兼施；后期则以扶固正气，减缓病痛为要。治疗方法以行气活血、化痰利湿、软坚散结、扶正固本为主，随证治之。正虚邪轻者，治宜扶正祛邪，处方可选用八珍汤、十全大补丸加减；气滞血瘀者，治以行气活血化瘀，处方可选用桃红四物汤加减；痰湿凝聚者，治宜化痰利湿、软坚散结，处方可选参苓白术散合南星、生半夏加减；肾虚不荣者，治以温补肾气，处方可选肾气丸加减。临床中选用如灵芝、鳖甲、山慈菇、白花蛇舌草、半枝莲、三棱、莪术对骨肿瘤具有一定的治疗作用。

【预防与调护】

影响预后的因素关键在于早诊断、早治疗，以及手术前后的化疗和放疗。此外，还有瘤细胞的组织类型、肿瘤大小、手术前后血清碱性磷酸酶增加的变化及是否累及局部淋巴结等。

良性骨肿瘤大多可以治愈，其对机体的危害性较小。恶性骨肿瘤根据其病理程度不同，预后也不尽相同，但是保持健康乐观的心理，规律的作息习惯，合理膳食和营养，避免过劳过累对延缓病情的发展和提高生活质量至关重要。

【案例分享】

患者李某，男，43 岁，2016 年 5 月因"右上臂疼痛，活动受限 3 个月"来诊。患者 2016 年 2 月不慎摔伤后右上臂下段疼痛，在医院拍片及 CT 检查提示：右肱骨远端病理性骨折，后行穿刺活检提示：富于细胞的梭形细胞病变。ECT 提示右肱骨下段放射性异常聚集，MR：右肱骨下段软骨肉瘤并病理性骨折。行石膏固定，查体：右肘固定于屈肘 90°位，皮肤未见溃疡创面，有瘀斑，右上臂下段肿胀增粗、压痛；右前壁旋前、旋后，右腕活动，右手握拳活动正常，肢端感觉及血运良好。在医院行肿瘤病灶清除术、重建术。术后行足疗程化疗。术后 3 个月，患者出现全身乏力，动则气短汗出，面色无华，食纳欠佳，二便正常，舌淡苔少，脉细。

西医诊断：右肱骨软骨肉瘤术后。

中医诊断：虚劳。

治则：健脾益气，补益气血。

处方：生黄芪 30g，当归 15g，炒白术 10g，茯苓 20g，龟板胶 15g，鹿角胶 15g，阿胶 10g，炙甘草 30g。7 剂。患者服用上方一周后，全身乏力症状明显改善，继续服用上方两周，同时嘱咐患者适量进行室外有氧运动。继续服用上方一周后，患者乏力症状消失，故停药。

按语： 虚劳又称虚损，是由于禀赋薄弱、后天失养及外感内伤等多种原因引起的，以脏腑功能衰退，气血阴阳亏损，日久不复为主要病机，以五脏虚证为主要临床表现的多种慢性虚弱证候的总称。历代医籍对虚劳的论述甚多。《素问·通评虚实论》所说的"精气夺则虚"可视为虚证的提纲。而《素问·调经论》所谓"阳虚则外寒，阴虚则内热"，进一步说明虚证有阴虚、阳虚的区别，并指明阴虚、阳虚的主要特点。《难经·十四难》论述了"五损"的症状及转归。《金匮要略·血痹虚劳病脉证并治第六》首先提出了虚劳的病名。《诸病源候论·虚劳病诸候》比较详细地论述了虚劳的原因及各类症状，对五劳、六极、七伤的具体内容做了说明。金元以后，许多医家对虚劳的理论认识及临床治疗都有较大的发展。如李东垣重视脾胃，长于甘温补中。朱丹溪重视肝肾，善用滋阴降火。明代张景岳对阴阳互根的理论做了深刻的阐发，在治疗肾阴虚、肾阳虚的理论及方药方面有新的发展。李中梓《医宗必读》强调脾、肾在虚劳治疗中的重要性。

　　患者瘤病日久，加之手术治疗，脏腑亏损，气血亏虚，气血无法濡养全身，则出现全身乏力症状。《金匮要略·血痹虚劳病脉证并治第六》曰："虚劳腰痛，八味肾气汤主之。"方中以生地黄、山茱萸、山药滋阴补肾为主，而配少量熟附子和桂枝补火助阳，一则阴阳并补，"阴中求阳"；二则微微生火，使温而不热，取"少火生气"之意。更用泽泻宣泄肾浊，茯苓淡渗脾湿，牡丹皮清泻肝火，是补中寓泻，以泻助补之义。八味相配阴阳并补，滋而不腻，温而不燥，达到"阴中求阳，阳得阴助而生化无穷"的效果。郭老认为凡禀赋不足、后天失养、病久体虚、积劳内伤、久虚不复等所致的多种以脏腑气血阴阳亏损为主要表现的病证，均属于虚劳的范围。依据"虚则补之，损者益之"的理论，强调当以补益为基本原则，本方应以益气养血为主。郭老重视补益脾气在治疗虚劳中的应用，以脾胃为后天之本，为气血生化之源，脾气健运，则五脏六腑能得以滋养。方中黄芪、当归、茯苓、白术益气活血，健脾益气，补益后天之本，使人体能够更好地运化水谷精微，补益人体气血，充分体现了郭老补益后天的健脾益气治法，方中龟板胶、鹿角胶、阿胶、炙甘草同用补益人体阴血，使人体生化气血有源，从而达到补益人体气血的目的。本方在补充人体气血时，同时强调健脾益气，增强人体运化作用，达到"补而不留滞"的目的。

跋

郭振江主任是北京地区著名的骨伤科专家，他学识渊博，经验丰富，治学严谨，医术精湛，尊古而不泥古，借古而更创新，师众而各取所长，承先而有独到见解，对我们后辈产生了深远的影响。尤其在骨伤科疾患的诊治中，重视"调脾胃，补气血"，形成"治骨先治脾"的学术经验。编者有幸追随郭老学习，侍诊左右，获益匪浅。为了总结郭老学术经验，扩大交流，编者不揣冒昧，管窥蠡测，将郭老学术经验整理收集成册，以求抛砖引玉，引以争鸣。

本书承蒙北京中医管理局中医药科技基金及大兴区科技基金支持，谨以致谢。

本书得到北京中医医院、大兴区中西医结合医院、北京中医医院平谷医院、首都医科大学附属北京世纪坛医院、邢台市中医医院各级领导大力支持，表示感谢。

特别感谢刘清泉、贾国庆、王海英、见国繁、雷仲民、李春根、柳根哲、罗涛、郭韧。

承蒙郭老谆谆教诲，使我们获得了极为有益的理论与实践经验，无论是对工作还是生活均受益匪浅。在此表示最诚挚的感谢！

附录

附录1
骨科常用中药

黄　芪

【性味与归经】甘，温。归肺、脾经。

【功能与主治】补中益气，固表，利水，托脓毒，生肌。用于气虚乏力，食少便溏，中气下陷，久泻脱肛，便血崩漏，表虚自汗，气虚水肿，痈疽难溃，久溃不敛。

【用法与用量】9～30g。

当　归

【性味与归经】甘、辛，温。归肝、心、脾经。

【功能与主治】补血活血，调经止痛，润肠通便。用于血虚萎黄，眩晕心悸，月经不调，经闭痛经，虚寒腹痛，肠燥便秘，风湿痹痛，跌仆损伤，痈疽疮疡。酒当归活血通经，用于经闭痛经、风湿痹痛、跌仆损伤。

【用法与用量】6～12g。

白 术

【性味与归经】苦、甘，温。归脾、胃经。

【功能与主治】健脾益气，燥湿利水，止汗，安胎。用于脾虚食少，腹胀泄泻，痰饮眩悸，水肿，自汗，胎动不安。土白术健脾、和胃、安胎，用于脾虚食少、泄泻便溏、胎动不安。

【用法与用量】6～12g。

茯 苓

【性味与归经】甘、淡，平。归心、肺、脾、肾经。

【功能与主治】利水渗湿，健脾宁心。用于水肿尿少，痰饮眩悸，脾虚食少，便溏泄泻，心神不安，惊悸失眠。

【用法与用量】9～15g。

桃 仁

【性味与归经】苦、甘、平。归心、肝、大肠、肺、脾经。

【功能与主治】破血行瘀，润燥滑肠。主治经闭，癥瘕，热病蓄血，风痹，疟疾，跌仆损伤，瘀血肿痛，血燥便秘。

【用法与用量】4.5～9g。

红　花

【性味与归经】味辛，性温。归心、肝经。

【功能与主治】活血通经，祛瘀止痛。主治经闭，痛经，产后瘀阻腹痛，胞痹心痛，癥瘕积聚，跌仆损伤，关节肿痛，中风偏瘫，斑疹。

【用法与用量】3～10g。

丹　参

【性味与归经】苦，微寒。归心、肝经。

【功能与主治】祛瘀止痛，活血通经，清心除烦。用于月经不调，经闭痛经，癥瘕积聚，胸腹刺痛，热痹疼痛，疮疡肿痛，心烦不眠，肝脾肿大。

【用法与用量】9～15g。

赤　芍

【性味与归经】苦，微寒。归肝脾经。

【功能与主治】清热凉血，活血祛瘀。主治温毒发斑，吐血衄血，肠风下血，目赤肿痛，痈肿疮疡，闭经，痛经，崩带淋浊，瘀滞胁痛，疝瘕积聚，跌仆损伤。

【用法与用量】4～10g。

地 黄

【性味与归经】鲜地黄甘、苦，寒；归心、肝、肾经。生地黄甘，寒；归心、肝、肾经。

【功能与主治】鲜地黄清热生津、凉血、止血，用于热病伤阴之舌绛烦渴、发斑发疹、吐血衄血、咽喉肿痛。

生地黄清热凉血、养阴、生津，用于热病舌绛烦渴、阴虚内热、骨蒸劳热、内热消渴、吐血衄血、发斑发疹。

【用法与用量】鲜地黄12～30g。

生地黄9～15g。

玄 参

【性味与归经】甘、苦、咸，微寒。归肺、胃、肾经。

【功能与主治】凉血滋阴，泻火解毒。用于热病伤阴，舌绛烦渴，温毒发斑，津伤便秘，骨蒸劳嗽，目赤，咽痛，瘰疬，白喉，痈肿疮毒。

【用法与用量】9～15g。

杜 仲

【性味与归经】甘、微辛，性温。归肝、肾经。

【功能与主治】补肝肾，强筋骨，安胎。用于腰脊酸疼，阳痿，尿频，小便余沥，风湿痹痛，胎动不安，习惯性流产。

【用法与用量】6～15g。

葛 根

【性味与归经】甘、辛，凉。归脾、胃经。

【功能与主治】解肌退热，生津，透疹，升阳止泻。用于外感发热头痛，项背强痛，口渴，麻疹不透，热痢，泄泻。

【用法与用量】9～15g。

天 麻

【性味与归经】甘，平。归肝经。

【功能与主治】平肝、息风、止痉。用于头痛眩晕，肢体麻木，小儿惊风，癫痫抽搐，破伤风。

【用法与用量】3～9g。

乌梢蛇

【性味与归经】甘，平。归肝经。

【功能与主治】祛风，通络，止痉。用于风湿顽痹，麻木拘挛，中风口眼歪斜，半身不遂，抽搐痉挛，破伤风，麻风疥癣，瘰疬恶疮。

【用法与用量】9～12g。

防　风

【性味与归经】辛、甘，温。归膀胱、肝、脾经。

【功能与主治】解表祛风，胜湿，止痉。用于感冒头痛，风湿痹痛，风疹瘙痒，破伤风。

【用法与用量】4.5～9g。

秦　艽

【性味与归经】辛、苦，平。归胃、肝、胆经。

【功能与主治】祛风湿，清湿热，止痹痛。用于风湿痹痛，筋脉拘挛，骨节酸痛，日晡潮热，小儿疳积发热。

【用法与用量】3～9g。

鹿角霜

【**性味与归经**】咸，温。归肝、肾经。

【**功能与主治**】温肾助阳，收敛止血。用于脾肾阳痿，食少吐泻，白带，遗尿尿频，崩漏下血，痈疽痰核。

【**用法与用量**】9～15g，先煎。

白芥子

【**性味与归经**】辛，温。肺、肝、脾、胃、心包经。

【**功能与主治**】化痰逐饮，散结消肿。用于咳喘痰多，胸满胁痛，肢体麻木，关节肿痛，湿痰流注，阴疽肿毒。

【**用法与用量**】内服：煎汤，3～10g；或入丸、散。外用：适量，研末调敷，治喘咳宜敷贴背部肺俞、心俞、膈痰饮。

麻　黄

【**性味与归经**】辛、微苦，温。归肺、膀胱经。

【**功能与主治**】发汗散寒，宣肺平喘，利水消肿。用于风寒感冒，胸闷喘咳，风水浮肿。蜜麻黄润肺止咳，多用于表证已解之气喘咳嗽。

【**用法与用量**】2～9g。

附　子

【性味与归经】辛、甘，大热；有毒。归心、肾、脾经。

【功效与主治】回阳救逆，补火助阳，逐风寒湿邪。用于亡阳虚脱，肢冷脉微，阳痿，宫冷，心腹冷痛，虚寒吐泻，阴寒水肿，阳虚外感，寒湿痹痛。

【用法与用量】3～15g。

【用药禁忌】孕妇禁用，不宜与半夏、瓜蒌、天花粉、贝母、白蔹、白及同用。

川　断

【性味与归经】苦、辛，微温。归肝、肾经。

【功能与主治】补肝肾，强筋骨，续折伤，止崩漏。用于腰膝酸软，风湿痹痛，崩漏，胎漏，跌仆损伤。酒续断多用于风湿痹痛、跌仆损伤。盐续断多用于腰膝酸软。

【用法与用量】9～15g。

桑寄生

【性味与归经】苦、甘，平。归肝、肾经。

【功能与主治】补肝肾，强筋骨，祛风湿，安胎元。用于风湿痹痛，腰膝酸软，筋骨无力，崩漏经多，妊娠漏血，胎动不安。

【用法与用量】 10 ～ 15g。

骨碎补

【性味与归经】 苦，温。归肾、肝经。

【功能与主治】 补肾强骨，续伤止痛。用于肾虚腰痛，耳鸣耳聋，牙齿松动，跌仆闪挫，筋骨折伤。外治斑秃、白癜风。

【用法与用量】 3 ～ 9g，鲜品 6 ～ 15g。外用鲜品适量。

淫羊藿

【性味与归经】 辛、甘，温。归肝、肾经。

【功能与主治】 补肾阳，强筋骨，祛风湿。用于阳痿遗精，筋骨痿软，风湿痹痛，麻木拘挛。

【用法与用量】 3 ～ 9g。

木 瓜

【性味与归经】 酸，温。归肝、脾经。

【功能与主治】 平肝舒筋，和胃化湿。用于湿痹拘挛，腰膝关节酸重疼痛，吐泻转筋，脚气水肿。

【用法与用量】6～9g。

威灵仙

【性味与归经】酸，温。归肝、脾经。

【功能与主治】平肝舒筋，和胃化湿。用于湿痹拘挛，腰膝关节酸重疼痛，吐泻转筋，脚气水肿。

【用法与用量】6～9g。

细　辛

【性味与归经】辛，温。归心、肺、肾经。

【功能与主治】祛风散寒，通窍止痛，温肺化饮。用于风寒感冒，头痛，牙痛，鼻塞鼻渊，风湿痹痛，痰饮喘咳。

【用法与用量】1～3g。外用适量。

【用药禁忌】不宜与黎芦同用。

全　蝎

【性味与归经】辛，平；有毒。归肝经。

【功能与主治】息风镇痉，攻毒散结，通络止痛。用于小儿惊风，抽搐痉挛，中风口歪，半身不遂，破伤风，风湿顽痹，偏正头痛，疮疡，瘰疬。

【用法与用量】3 ～ 6g。

牛　膝

【性味与归经】苦、酸，平。归肝、肾经。

【功能与主治】补肝肾，强筋骨，逐瘀通经，引血下行。用于腰膝酸痛，筋骨无力，经闭癥瘕，肝阳眩晕。

【用法与用量】4.5 ～ 9g。

鸡血藤

【性味与归经】苦、甘、温。归肝、肾经。

【功能与主治】补血、活血、通络。用于月经不调，血虚萎黄，肢体瘫痪，风湿痹痛。

【用法与用量】9 ～ 15g。

忍冬藤

【性味与归经】甘，寒。归肺、胃经。

【功能与主治】清热解毒，疏风通络。用于温病发热，热毒血痢，痈肿疮疡，风湿热痹，关节红肿热痛。

【用法与用量】9 ～ 30g。

钩　藤

【性味与归经】甘，凉。归肝、心包经。

【功能与主治】清热平肝，息风定惊。用于头痛眩晕，感冒夹惊，惊痫抽搐，妊娠子痫。

【用法与用量】3～12g。入煎剂宜后下。

旋覆花

【性味与归经】苦、辛、咸，微温。归肺、脾、胃、大肠经。

【功能与主治】降气，消痰，行水，止呕。用于风寒咳嗽，痰饮蓄结，胸膈痞满，喘咳痰多，呕吐噫气，心下痞硬。

【用法与用量】3～9g。包煎。

太子参

【性味与归经】甘、微苦，平。归脾、肺经。

【功能与主治】益气健脾，生津润肺。用于脾虚体倦，食欲不振，病后虚弱，气阴不足，自汗口渴，肺燥干咳。

【用法与用量】9～30g。

夏枯草

【性味与归经】辛、苦，寒。归肝、胆经。

【功能与主治】清火，明目，散结，消肿。用于目赤肿痛，目珠夜痛，头痛眩晕，瘰疬，瘿瘤，乳痈肿痛。

【用法与用量】9～15g。

柴 胡

【性味与归经】苦，微寒。归肝、胆经。

【功能与主治】和解表里，疏肝升阳。用于感冒发热，寒热往来，胸胁胀痛，月经不调，子宫脱垂，脱肛。

【用法与用量】3～9g。

升 麻

【性味与归经】辛、微甘，微寒。归肺、脾、胃、大肠经。

【功能与主治】发表透疹，清热解毒，升举阳气。用于风热头痛，齿痛，口疮，咽喉肿痛，麻疹不透，阳毒发斑，脱肛，子宫脱垂。

【用法与用量】3～9g。

金银花

【性味与归经】甘、寒。肺、胃经。

【功能与主治】清热解毒。温病发热，热毒血痢，痈肿疔疮，喉痹及多种感染性疾病。

【用法与用量】10 ～ 20g。

连　翘

【性味与归经】苦，微寒。归肺、心、小肠经。

【功能与主治】清热解毒，消肿散结。用于痈疽，瘰疬，乳痈，丹毒，风热感冒，温病初起，温热入营之高热烦渴、神昏发斑，热淋涩痛。

【用法与用量】10 ～ 15g。

蒲公英

【性味与归经】苦、甘，寒。归肝、胃经。

【功能与主治】清热解毒，消肿散结，利尿通淋。用于疔疮肿毒，乳痈，瘰疬，目赤，咽痛，肺痈，肠痈，湿热黄疸，热淋涩痛。

【用法与用量】9 ～ 15g。外用鲜品适量捣敷或煎汤熏洗患处。

白 芷

【性味与归经】辛，温。归胃、大肠、肺经。

【功能与主治】散风除湿，通窍止痛，消肿排脓。用于感冒头痛，眉棱骨痛，鼻塞，鼻渊，牙痛，白带量多，疮疡肿痛。

【用法与用量】3～9g。

川 芎

【性味与归经】辛，温。归肝、胆、心包经。

【功能与主治】活血行气，祛风止痛。用于月经不调，经闭痛经，癥瘕腹痛，胸胁刺痛，跌仆肿痛，头痛，风湿痹痛。

【用法与用量】3～9g。

川 乌

【性味与归经】辛、苦，热；有大毒。归心、肝、肾、脾经。

【功能与主治】祛风除湿，温经止痛。用于风寒湿痹，关节疼痛，心腹冷痛，寒疝作痛，麻醉止痛。

【用法与用量】一般炮制用。3～9g。

鬼箭羽

【性味与归经】苦、辛、寒。归肝经。

【功能与主治】破血通经，解毒消肿，杀虫。用于癥瘕结块，心腹疼痛，闭经，痛经，崩中漏下，产后瘀滞腹痛，恶露不下，疝气，历节痹痛，疮肿，跌仆伤痛，虫积腹痛，烫火伤，毒蛇咬伤。

【用法与用量】4～9g。

枳 壳

【性味与归经】苦、辛、酸，温。归脾、胃经。

【功能与主治】理气宽中，行滞消胀。用于胸胁气滞，胀满疼痛，食积不化，痰饮内停，胃下垂，脱肛，子宫脱垂。

【用法与用量】3～9g。

泽 泻

【性味与归经】甘，寒。归肾、膀胱经。

【功能与主治】利小便，清湿热。用于小便不利，水肿胀满，泄泻尿少，痰饮眩晕，热淋涩痛。

【用法与用量】6～9g。

车前子

【**性味与归经**】甘，微寒。归肝、肾、肺、小肠经。

【**功效与主治**】清热利尿，渗湿通淋，明目，祛痰。用于水肿胀满，热淋涩痛，暑湿泄泻，目赤肿痛，痰热咳嗽。

【**用法与用量**】9～15g。入煎剂宜包煎。

莲子心

【**性味与归经**】苦，寒。归心、肾经。

【**功能与主治**】清心安神，交通心肾，涩精止血。用于热入心包之神昏谵语，心肾不交之失眠遗精，血热吐血。

【**用法与用量**】2～5g。

远　志

【**性味与归经**】苦、辛，温。归心、肾、肺经。

【**功能与主治**】安神益智，祛痰，消肿。用于心肾不交引起的失眠多梦、健忘惊悸、神志恍惚，咳痰不爽，疮疡肿毒，乳房肿痛。

【**用法与用量**】3～9g。

白 芍

【**性味与归经**】苦、酸，微寒。归肝、脾经。

【**功能与主治**】平肝止痛，养血调经，敛阴止汗。用于头痛眩晕，胁痛，腹痛，四肢挛痛，血虚萎黄，月经不调，自汗，盗汗。

【**用法与用量**】6～15g。

桑白皮

【**性味与归经**】甘，寒。归肺经。

【**功能与主治**】泻肺平喘，利水消肿。用于肺热喘咳，水肿胀满尿少，面目肌肤浮肿。

【**用法与用量**】6～12g。

女贞子

【**性味与归经**】甘、苦，凉。归肝、肾经。

【**功能与主治**】滋补肝肾，明目乌发。用于眩晕耳鸣，腰膝酸软，须发早白，目暗不明。

【**用法与用量**】6～12g。

旱莲草

【**性味与归经**】甘、酸，寒。归肾、肝经。

【**功效与主治**】滋补肝肾，凉血止血。用于牙齿松动，须发早白，眩晕耳鸣，腰膝酸软，阴虚血热之吐血、衄血、尿血，血痢，崩漏下血，外伤出血。

【**用法与用量**】6～12g。外用鲜品适量。

生石膏

【**性味与归经**】甘、辛，大寒。归肺、胃经。

【**功能与主治**】清热泻火，除烦止渴。用于外感热病，高热烦渴，肺热喘咳，胃火亢盛，头痛，牙痛。

【**用法与用量**】15～60g。先煎。

知 母

【**性味与归经**】苦、甘，寒。归肺、胃、肾经。

【**功能与主治**】清热泻火，生津润燥。用于外感热病，高热烦渴，肺热燥咳，骨蒸潮热，内热消渴，肠燥便秘。

【**用法与用量**】6～12g。

羌　活

【性味与归经】味辛、苦、性温。归膀胱、肾经。

【功能与主治】散表寒，祛风湿，利关节，止痛。用于风寒感冒，头痛项强，风湿痹痛，肩背酸痛。

【用法与用量】3 ～ 10g。

独　活

【性味与归经】辛、苦，微温。归肾、膀胱经。

【功能与主治】祛风除湿，通痹止痛。用于风寒湿痹，腰膝疼痛，少阴伏风头痛。

【用法与用量】3 ～ 9g。

甘　草

【性味与归经】甘，平。归心、肺、脾、胃经。

【功能与主治】补脾益气，清热解毒，祛痰止咳，缓急止痛，调和诸药。用于脾胃虚弱，倦怠乏力，心悸气短，咳嗽痰多，脘腹、四肢挛急疼痛，痈肿疮毒，缓解药物毒性、烈性。

【用法与用量】1.5 ～ 9g。

【用药禁忌】不宜与京大戟、芫花、甘遂同用。

血　竭

【**性味与归经**】甘、咸，平。归心、肝经。

【**功能与主治**】祛瘀定痛，止血生肌。用于跌仆折损，内伤瘀痛，外伤出血不止。

【**用法与用量**】内服：研末，1～2g，或入丸剂。外用：研末撒或入膏药用。

三　棱

【**性味与归经**】辛、苦，平。归肝、脾经。

【**功能与主治**】破血行气，消积止痛。用于癥瘕痞块，瘀血经闭，食积胀痛。

【**用法与用量**】4.5～9g。

郁　金

【**性味与归经**】辛、苦，寒。归肝、心、肺经。

【**功能与主治**】行气化瘀，清心解郁，利胆退黄。用于经闭痛经，胸腹胀痛、刺痛，热病神昏，癫痫发狂，黄疸尿赤。

【**用法与用量**】3～9g。

瓜　蒌

【性味与归经】味甘、微苦，性寒。肺、胃、大肠经。

【功能与主治】清热化痰，宽胸散结，润燥滑肠。肺热咳嗽，胸痹，消渴，便秘，痈肿疮毒。

【用法与用量】9～20g。

莪　术

【性味与归经】辛、苦，温。归肝、脾经。

【功能与主治】行气破血，消积止痛。用于癥瘕痞块，瘀血经闭，食积胀痛。

【用法与用量】6～9g。

水红花籽

【性味与归经】咸，微寒。归肝、胃经。

【功能与主治】散血消癥，消积止痛。用于癥瘕痞块，瘿瘤肿痛，食积不消，胃脘胀痛。

【用法与用量】15～30g。外用适量，熬膏敷患处。

红　花

【性味与归经】辛，温。归心、肝经。

【功能与主治】活血通经，散瘀止痛。用于癥瘕痞块，瘀血经闭，食积胀痛。

【用法与用量】6～9g。

水　蛭

【性味与归经】咸、苦，平；有小毒。归肝经。

【功能与主治】破血，逐瘀，通经。用于癥瘕痞块，血瘀经闭，跌仆损伤。

【用法与用量】1.5～3g。

【用药禁忌】孕妇禁用。

虻　虫

【性味与归经】苦凉有毒。归肝经。

【功能与主治】逐瘀，破积，通经。治癥瘕，积聚，少腹蓄血，血滞经闭，仆损瘀血。

【用法与用量】1.5～3g。

龙胆草

【性味与归经】苦，寒。归肝、胆经。

【功能与主治】清热燥湿，泻肝胆火。用于湿热黄疸，阴肿阴痒，带下，湿疹瘙痒，目赤，耳聋，胁痛，惊风抽搐。

【用法与用量】3～6g。

益母草

【性味与归经】苦、辛，微寒。归肝、心包经。

【功能与主治】活血调经，利尿消肿。用于月经不调，痛经经闭，恶露不尽，水肿尿少，疮疡肿毒。

【用法与用量】9～30g，鲜品12～40g。

黄　柏

【性味与归经】苦，寒。归肾、膀胱经。

【功效与主治】清热燥湿，泻火除蒸，解毒疗疮。用于湿热泻痢，黄疸，带下，热淋，脚气，痿躄，骨蒸劳热，盗汗，遗精，疮疡肿毒，湿疹瘙痒。盐黄柏滋阴降火，用于阴虚火旺之盗汗骨蒸。

【用法与用量】3～12g。外用适量。

防　己

【性味与归经】苦，寒。归膀胱、肺经。

【**功能与主治**】利水消肿，祛风止痛。用于水肿脚气，小便不利，湿疹疮毒，风湿痹痛。

【**用法与用量**】4.5～9g。

黄　连

【**性味与归经**】苦，寒。归心、脾、胃、肝、胆、大肠经。

【**功能与主治**】清热燥湿，泻火解毒。用于寒热互结，湿热中阻，痞满呕吐。萸黄连疏肝和胃止呕，用于肝胃不和之呕吐吞酸。

【**用法与用量**】2～5g。外用适量。

酸枣仁

【**性味与归经**】甘、酸，平。归肝、胆、心经。

【**功能与主治**】补肝，宁心，敛汗，生津。用于虚烦不眠，惊悸多梦，体虚多汗，津伤口渴。

【**用法与用量**】9～15g。

藁　本

【**性味与归经**】辛，温。归膀胱经。

【**功能与主治**】祛风，散寒，除湿，止痛。用于风寒感冒，颠顶疼痛，风湿肢节痹痛。

【用法与用量】3 ～ 9g

青风藤

【性味与归经】苦、辛，平。归肝、脾经。

【功能与主治】祛风湿，通经络，利小便。用于风湿痹痛，关节肿胀，麻痹瘙痒。

【用法与用量】6 ～ 12g。

海风藤

【性味与归经】辛、苦，微温。归肝经。

【功能与主治】祛风湿，通经络，止痹痛。用于风寒湿痹，肢节疼痛，筋脉拘挛，跌仆损伤，屈伸不利。

【用法与用量】6 ～ 12g。

海桐皮

【性味与归经】苦、辛、平。肝、脾、胃经。

【功能与主治】祛风除湿，舒筋通络，杀虫止痒。用于风湿痹痛，肢节拘挛，跌仆损伤，疥癣，湿疹。

【用法与用量】6 ～ 12g。

附录 2
骨科常用方剂

一、内服方

1. 胸伤二方（《外伤科学》经验方）

组成：党参 12g，当归 12g，桔梗 9g，白术 9g，香附 9g，白芍 9g，郁金 9g，茯苓 15g，炙甘草 6g。

功效与适应证：补气养血，宽胸解郁。用于胸胁损伤中后期气虚胸痛不舒者。

用法：水煎服。

2. 续骨活血汤（《中医伤科学讲义》经验方）

组成：当归尾 12g，赤芍 10g，白芍 10g，生地黄 15g，红花 6g，地鳖虫 6g，骨碎补 12g，煅自然铜 10g，川断 12g，落得打 10g，乳香 6g，没药 6g。

功效与适应证：祛瘀止血，活血续骨。用于骨折及软组织损伤。

用法：水煎服。

3. 舒筋汤（《外伤科学》经验方）

组成：当归 12g，陈皮 9g，羌活 9g，骨碎补 9g，伸筋草 15g，五加皮 9g，桑寄生 15g，木瓜 9g。

功效与适应证：祛风舒筋活络。治骨折及关节脱位后期，或软组织病变所致的筋络挛缩。

用法：水煎服。

4. 一盘珠汤（《中西医结合治疗骨与关节损伤》）

组成：续断 15g，生地黄 12g，川芎 12g，木香 6g，红花 6g，泽兰 12g，当归 12g，赤芍 12g，苏木 12g，桃仁 6g，乌药 12g，大黄 6g，甘草 6g，制乳香 9g，制没药 9g。

功效与适应证：行瘀和血，治损疗伤。为跌仆损伤通用方。

用法：水煎服。

5. 三棱和伤汤（《中医伤科学讲义》经验方）

组成：三棱 6g，莪术 6g，青皮 9g，陈皮 12g，白术 6g，枳壳 9g，当归 15g，白芍 15g，党参 12g，乳香 6g，没药 6g，甘草 3g。

功效与适应证：活血祛瘀，行气止痛。治胸胁陈伤隐隐作痛。

用法：水煎服。

6. 生血补髓汤（《伤科补要》）

组成：生地黄 12g，芍药 9g，川芎 6g，黄芪 9g，杜仲 9g，五加皮 9g，牛膝 9g，红花 5g，当归 9g，川断 9g。

功效与适应证：调理气血，舒筋活络。治扭伤挫伤及脱位骨折的中后期患处未愈合并有疼痛者。

用法：水煎服。

7. 活血祛瘀汤（经验方）

组成：当归 15g，红花 6g，地鳖虫 9g，煅自然铜 9g，狗脊 9g，骨碎补 15g，没药 6g，乳香 6g，田七 3g，路路通 6g，桃仁 9g。

加减法：便秘者去骨碎补、没药、乳香，加郁李仁 15g，火麻仁 15g；疼剧者，加延胡素 9g；食欲不振，加砂仁 9g；心神不宁，加龙齿 15g，磁石 15g，枣仁 9g，远志 9g；尿路感染，加知母 9g，黄柏 15g，车前子 15g，泽泻 15g。

功效与适应证：活血化瘀，通络消肿，续筋接骨。用于骨折及软组织损伤初期。

用法：水煎服。

8. 复元活血汤（《医学发明》）

组成：柴胡 15g，天花粉 10g，归尾 10g，红花 6g，炮穿山甲（他药代）10g，酒浸大黄 30g，酒浸桃仁 12g。

功效与适应证：活血祛瘀，消肿止痛。治跌仆损伤、血停积于胁下之肿痛不可忍者。以利为度，泻下则止。6 小时仍无大便者，服第 2 剂。

用法：水煎服。

9. 身痛逐瘀汤（《医林改错》）

组成：秦艽 3g，川芎 6g，桃仁 9g，红花 9g，甘草 6g，羌活 3g，没药 6g，当归 9g，炒五灵脂 6g，香附 3g，牛膝 9g，地龙 6g。

功效与适应证：治肩痛、臂痛、腰痛、腿痛或周身痛等。

用法：水煎服。

10. 肢伤一方（《外伤科学》）

组成：当归 12g，赤芍 12g，生地黄 12g，桃仁 10g，黄柏 10g，防风 10g，木通 10g，红花 6g，甘草 6g，乳香 5g。

功效与适应证：行气活血，祛瘀止痛。治四肢损伤初期瘀肿疼痛者。

用法：水煎服。

11. 肢伤二方（《外伤科学》经验方）

组成：当归 12g，赤芍 12g，续断 12g，威灵仙 12g，生薏苡仁 30g，桑寄生 30g，骨碎补 12g，五加皮 12g。

功效与适应证：祛瘀生新，舒筋活络。治跌仆损伤、筋络挛缩，用于四肢损伤的中后期。

用法：水煎服。

12. 肢伤三方（《外伤科学》经验方）

组成：当归 12g，白芍 12g，续断 12g，土鳖虫 10g，骨碎补 12g，威灵仙 12g，木瓜 12g，天花粉 12g，黄芪 15g，熟地黄 15g，煅自然铜 10g。

功效与适应证：补益气血，促进骨合。治骨折后期。

用法：水煎服。

13. 蠲痹汤（《是斋百一选方》）

组成：羌活 9g，姜黄 9g，当归 9g，炙黄芪 9g，赤芍 9g，防风 9g，炙甘草 3g。

功效与适应证：益气活血，祛风除湿。治伤后、风寒痹痛之肩项臂痛、手足麻木冷痹、脚腿沉重，或身体烦痛，举动艰难。

用法：加生姜 3 片，水煎服。

14. 生血接骨方（《玉林市骨科医院方》）

组成：当归 10g，熟地黄 16g，川芎 6g，白芍 10g，白术 10g，黄芪 16g，煅自然铜 13g，五加皮 13g，川断 13g，骨碎补 10g，炙甘草 7g，党参 13g，川杜仲 16g。

功效与适应证：益气生血，健脾补肾，续筋接骨。治气血不足，脾虚肾亏，骨折迟缓愈合或不愈合。

用法：水煎服。

15. 人参养荣汤（《太平惠民和剂局方》）

组成：党参 10g，白术 10g，炙黄芪 10g，甘草 10g，陈皮 10g，肉桂心（冲服）1g，当归 10g，熟地黄 7g，五味子 7g，茯苓 7g，远志 7g，白芍 10g，大枣 10g，生姜 10g。

功效与适应证：补益气血，养心宁神。治损伤后期气血虚弱，症见面色萎黄、心悸健忘、失眠或虚损劳热。

用法：水煎服。

16. 腰伤汤（《成都中医学院骨科方》）

组成：枳实 9g，厚朴 9g，木香 9g，槟榔 9g，延胡索 12g，苏木 9g，赤芍 9g，桃仁 9g，红花 6g，木通 9g。

功效与适应证：行气消滞，活血化瘀。治腰部及肢体损伤，气滞血瘀之胀痛。

用法：水煎服。

17. 腰伤一方（《外伤科学》）

组成：当归 12g，赤芍 12g，川断 12g，秦艽 15g，木通 10g，延胡索 10g，枳壳 10g，厚朴 10g，桑枝（先煎）30g，木香（后下）5g。

功效与适应证：活血通络止痛。治腰伤初期，积瘀肿痛，或兼小便不利者。

用法：水煎服。

18. 腰伤二方（《外伤科学》）

组成：钩藤 12g，川断 12g，杜仲 12g，熟地黄 12g，当归 12g，独活 10g，牛膝 10g，威灵仙 10g，白芍 5g，炙甘草 6g，桑寄生 30g。

功效与适应证：补养肝肾，舒筋活络。治腰伤中后期之腰部瘦痛。

用法：水煎服。

19. 舒筋活血汤（《伤科补要》）

组成：羌活 6g，防风 9g，荆芥 6g，独活 9g，当归 12g，续断 12g，青皮 5g，牛膝 9g，五加皮 9g，杜仲 9g，红花 6g，枳壳 6g。

功效与适应证：舒筋活络。治软组织损伤及骨折脱位后期之筋肉挛痛者。

用法：水煎服。

20. 海桐皮汤（《医宗金鉴》）

组成：海桐皮 6g，透骨草 6g，乳香 6g，没药 6g，当归 5g，川椒 10g，川芎 3g，红花 3g，威灵仙 3g，甘草 3g，防风 3g，白芷 2g。

功效与适应证：活络止痛。治跌仆损伤疼痛。

用法：研末布袋装煎水洗患处，亦可内服。

21. 独活寄生汤（《备急千金要方》）

组成：独活 6g，防风 6g，川芎 6g，牛膝 6g，桑寄生 18g，秦艽 12g，杜仲 12g，当归 12g，茯苓 12g，党参 12g，熟地黄 15g，白芍 10g，细辛 3g，甘草 3g，肉桂（冲服）2g。

功效与适应证：益肝肾，补气血，祛风湿，止痹痛。治痹症日久、肝肾两虚、气血不足之腰腿疼痛、肢节屈伸不利，或麻木不仁、畏寒喜暖、心悸气促。

用法：水煎服。

22. 活血止痛汤（《伤科大成》）

组成：当归 12g，川芎 6g，乳香 6g，苏木 5g，红花 5g，没药 6g，地鳖虫 3g，三七 3g，赤芍 9g，陈皮 5g，落得打 5g。

功效与适应证：活血止痛。治跌仆损伤肿痛。

用法：水煎服。

23. 宣痹汤（《林如高正骨经验》）

组成：防风9g，苍术9g，桂枝9g，络石藤9g，当归9g，制川乌3g，制草乌3g，薏仁30g。

功效与适应证：宣痹止痛。治筋痛、风湿性关节炎、类风湿关节炎之肌肉风湿痛。

加减法：风胜，加秦艽、羌活、独活；湿胜，加防己、木瓜；寒胜，加附子、干姜；上肢为主，加桂枝、桑枝；下肢为主，加牛膝、木瓜；腰背痛，加杜仲、桑寄生；疼剧，加乳香、没药；气血虚弱，加何首乌、黄芪、熟地黄。

用法：水煎服。

24. 补肾壮阳汤（经验方）

组成：熟地黄15g，生麻黄3g，白芥子3g，炮姜6g，杜仲12g，狗脊12g，肉桂6g，菟丝子12g，牛膝9g，续断9g，丝瓜络6g。

功效与适应证：温通经络，补益肝肾。用于腰部损伤的中后期。

用法：水煎服。

25. 补肾壮筋汤（《伤科补要》）

组成：熟地黄 12g，牛膝 10g，当归 12g，山萸肉 12g，茯苓 12g，续断 12g，杜仲 10g，白芍 10g，青皮 5g，五加皮 10g。

功效与适应证：补益肝肾，强壮筋骨。治肾气虚损及习惯性脱位等。

用法：水煎服。

26. 补肾活血汤（《伤科大成》）

组成：熟地黄 10g，杜仲 3g，枸杞 3g，补骨脂 10g，菟丝子 10g，归尾 3g，没药 3g，山萸肉 3g，红花 12g，独活 3g，肉苁蓉 3g。

功效与适应证：补肾壮筋，活血止痛。治伤患后期各种筋骨酸软无力等症，尤以腰部伤患为宜。

用法：水煎服。

27. 壮筋养血汤（《伤科补要》）

组成：当归 9g，川芎 6g，白芷 9g，续断 12g，红花 5g，生地黄 12g，牛膝 9g，丹皮 9g，杜仲 6g。

功效与适应证：活血壮筋。用于软组织损伤。

用法：水煎服。

28. 跌打营养汤（《林如高正骨经验方》）

组成：西洋参 3g（或党参 15g），黄芪 9g，当归 6g，川芎 4.5g，熟地黄 15g，白芍 9g，枸杞 15g，淮山药 15g，续断 9g，砂仁 3g，三七 4.5g，补骨脂 9g，骨碎补 9g，木瓜 9g，甘草 3g。

功效与适应证：补气血，养肝肾，壮筋骨。用于骨折中后期。

用法：水煎服。

29. 新伤续断汤（《中医伤科学讲义》经验方）

组成：归尾 12g，地鳖虫 6g，乳香 3g，没药 3g，丹参 6g，自然铜（醋煅）12g，骨碎补 12g，泽兰 6g，延胡索 6g，苏木 10g，续断 10g，桑枝 12g，桃仁 18g。

功效与适应证：活血祛瘀，止痛接骨。用于骨损伤初中期。

用法：水煎服。

30. 宣痹汤（《百一选方》）

组成：羌活 6g，姜黄 6g，当归 12g，赤芍 9g，黄芪 12g，防风 6g，炙甘草 3g，生姜 5 片。

功效与适应证：行气活血，祛风除湿。治损伤后风寒乘虚入络者。

用法：水煎服。

31. 骨折愈合汤（经验方）

组成：煅自然铜 15g，熟地黄 20g，杜仲 15g，沙参 15g，鸡血藤 15g，党参 10g，当归 10g，苏木 10g，黄精 10g，五加皮 6g，乳香 6g，没药 6g，川断 10g，甘草 6g。可加䗪虫 6g，骨碎补 12g，丹参 15g。

功效与适应证：治疗骨折中后期。

用法：水煎服。

32. 活血止痛汤（《伤科大成》）

组成：当归 12g，川芎 6g，乳香 6g，没药 6g，落得打 6g，苏木 5g，红花 5g，陈皮 5g，地鳖虫 3g，田七 3g，赤芍 9g，紫荆藤 9g。

功效与适应证：活血祛瘀，消肿止痛。治损伤肿痛。

用法：水煎服。

33. 黄连解毒汤（《外台秘要》）

组成：黄连 3～9g，黄芩 6g，黄柏 6g，山栀子 9g。

功效与适应证：泻火解毒。治创伤感染、附骨疽等。

用法：水煎服。

34. 膈下逐瘀汤（《医林改错》）

组成：当归 9g，赤芍 9g，桃仁 9g，丹皮 9g，香附 9g，乌药 9g，五灵脂 9g，川芎 6g，红花 6g，延胡索 12g，枳壳 5g，甘草 5g。

功效与适应证：活血祛瘀止痛。治积聚痞块，以及肾泻、久泻由瘀血所致者。

用法：水煎服。

35. 和血舒筋方（《四肢骨折和脱臼治疗图解》）

组成：当归 12g，川断 12g，川木香 12g，威灵仙 12g，白芍 12g，五加皮 12g，忍冬藤 18g，鸡血藤 15g。

功效与适应证：和养血脉，舒展筋络。治损伤中期筋络挛痛者。

用法：水煎服。

36. 和营止痛汤（《伤科补要》）

组成：赤芍 9g，归尾 9g，乌药 9g，川断 12g，川芎 6g，木通 6g，苏木 6g，陈皮 6g，桃仁 6g，乳香 6g，没药 6g，甘草 6g。

功效与适应证：活血止痛，祛瘀生新。治损伤积瘀肿痛。

用法：水煎服。

37. 活血祛瘀汤（《中医骨伤科学》）

组成：当归 15g，骨碎补 15g，地鳖虫 9g，自然铜 9g，狗脊 9g，桃仁 9g，红花 6g，乳香 6g，没药 6g，三七 3g。

功效与适应证：活血化瘀，通络消肿，续筋接骨。用于骨折伤筋初期。

用法：水煎服。

38. 血府逐瘀汤（《医林改错》）

组成：桃仁 12g，红花 9g，当归 9g，生地黄 9g，牛膝 9g，川芎 5g，桔梗 5g，赤芍 6g，枳壳 6g，柴胡 3g，甘草 3g。

功效与适应证：活血祛瘀，理气止痛。治瘀血内阻，血行不畅，经脉闭塞疼痛。

用法：水煎服。

39. 活血舒肝汤（《中医正骨学》）

组成：桃仁、红花、归尾、赤芍、陈皮、厚朴、枳壳、槟榔、柴胡、黄芩、大黄、甘草。

功效与适应证：活血祛瘀，疏肝理气止痛。治胸肋损伤之瘀滞疼痛、精神不振等。

用法：水煎服。

40. 活血舒筋汤（《中医伤科学讲义》）

组成：归尾、赤芍、姜黄、伸筋草、松节、海桐皮、落得打、路路通、羌活、独活、防风、川断、甘草。

加减：上肢，加川芎、桂枝；下肢，加牛膝、木香；痛甚，加乳香、没药。

功效与适应证：活血祛瘀，舒筋活络。用于伤筋关节肿痛、活动障碍。

用法：酌情用量，水煎服。

41. 顺气活血汤（《伤科大成》）

组成：苏梗、厚朴、枳壳、砂仁、归尾、红花、木香、赤芍、桃仁、苏木、香附。

功效与适应证：行气活血，祛瘀止痛。治胸腹挫伤之胀满疼痛。

用法：酌情用量，水煎服，可加少量米酒和服。

42. 柴胡疏肝散（《景岳全书》）

组成：柴胡 6g，陈皮 6g，芍药 4.5g，川芎 4.5g，香附 4.5g，枳壳 4.5g，炙甘草 1.5g。

功效与适应证：疏肝行气，和血止痛。治胸胁损伤作痛。

用法：水煎服。

43. 桃核承气汤（《伤寒论》）

组成：桃核 12g，大黄（后下）12g，桂枝 6g，炙甘草 6g，芒硝（冲）6g。

功效与适应证：破血下瘀。治损伤血瘀作痛、大便秘结或下焦蓄血症。

用法：水煎服。

44. 桃红四物汤（《医宗金鉴》）

组成：生地黄 15g，白芍 10g，当归 12g，川芎 9g，桃仁 6g，红花 4g。

功效与适应证：活血逐瘀。治损伤血瘀。

用法：水煎服。

45. 柴胡细辛汤（《中医伤科学》）

组成：柴胡 6g，当归 9g，土鳖虫 9g，丹参 9g，泽兰 9g，细辛 3g，黄连 3g，薄荷 4.5g，半夏 4.5g。

功效与适应证：活血祛瘀，疏肝醒脑。治头部内伤之头痛头晕、恶心呕吐等。

用法：水煎服。

46. 健脾除湿汤（《中医骨伤科学》）

组成：炒苍术、炒白术、薏仁、茯苓、陈皮、汉防己、五加皮、防风、羌活、独活、生甘草、生姜、大枣、升麻、桂枝（上肢）、牛膝、木瓜（下肢）。

功效与适应证：健脾除湿。治损伤后期肢体肿胀。

用法：酌情用量，水煎服。

47. 清心药 (《证治准绳》)

组成：当归、丹皮、川芎、赤芍、生地黄、黄芩、黄连、连翘、栀子、桃仁、甘草。

功效与适应证：祛瘀消肿，清热解毒。用于开放性损伤并感染者。

用法：酌情用量，水煎服。

48. 补阳还五汤 (《医林改错》)

组成：黄芪 30g，归尾 6g，赤芍 4.5g，地龙 3g，川芎 3g，桃仁 3g，红花 3g。

功效与适应证：益气活血通络。治气血虚损之半身不遂、口眼歪斜及外伤性截瘫。

用法：水煎服。

49. 补中益气汤 (《脾胃论》)

组成：黄芪 15～30g，人参 10g，当归 10g，白术 10g，陈皮 6g，升麻 3g，柴胡 3g，甘草 5g。

功效与适应证：补中益气，升阳举陷。治疮疡日久之气血虚弱，或气血耗损、中气不足诸症。

用法：水煎服。

50. 盘根消痛方 (大兴区中西医结合医院经验方)

组成：黄芪 30g，当归 9g，威灵仙 9g，萆薢 9g，木瓜

6g，秦艽 6g，川牛膝 6g，红花 6g，赤芍 9g，香附 6g，全蝎 3g。

功效与适应证：益气活血祛瘀，通络止痛。用于气虚血瘀型腰椎间盘突出症。症见腰腿部疼痛如刺，痛处固定不移，痛处拒按，面色淡白或晦滞，身倦乏力，气少懒言，舌淡黯或有紫斑，脉沉涩。

用法：水煎服。

二、外用方

1. 骨科外洗一方（《外伤科学》经验方）

组成：宽筋藤 30g，钩藤 30g，忍冬藤 30g，王不留行 30g，刘寄奴 15g，防风 15g，大黄 15g，荆芥 10g。

功效与适应证：活血通络，舒筋止痛。治损伤后筋肉拘挛、关节功能欠佳、酸痛麻木，或外感风寒湿作痛等。用于骨折及软组织损伤中后期或骨科术后已能解除外固定行功能锻炼者。

用法：熏洗方。

2. 骨科外洗二方（《外伤科学》经验方）

组成：桂枝 15g，威灵仙 15g，防风 15g，五加皮 15g，细辛 10g，荆芥 10g，没药 10g。

功效与适应证：活血通络，祛风止痛。治损伤后期肢体冷痛、关节不利，以及风寒湿邪侵注，局部遇冷则痛增、得温稍舒之痹证。

用法：水煎外洗。

3. 上肢损伤洗方（《中医伤科学讲义》经验方）

组成：伸筋草 15g，透骨草 15g，荆芥 9g，防风 9g，红花 9g，千年健 12g，刘寄奴 9g，桂枝 12g，苏木 9g，川芎 9g，威灵仙 9g。

功效与适应证：活血舒筋。用于上肢骨折、脱位、扭挫伤后之筋络挛缩、酸痛。

用法：熏洗方。

4. 下肢损伤洗方（《中医伤科学讲义》经验方）

组成：伸筋草 15g，透骨草 15g，五加皮 12g，三棱 12g，莪术 12g，秦艽 12g，海桐皮 12g，牛膝 10g，木瓜 10g，红花 10g，苏木 10g。

功效与适应证：活血舒筋。治下肢损伤挛痛者。

用法：熏洗方。

5. 通督活络洗剂（大兴区中西医结合医院经验方）

组成：续断、海风藤、青风藤、透骨草、伸筋草、红花、苏木和青盐。

功效与适应证：主要用于颈椎病、腰椎间盘突出症、腰椎管狭窄、膝骨关节病。

用法：中药熏蒸、中药泡洗、超声药物透入。

6. 正骨熨药（《中医伤科学讲义》经验方）

组成：当归 12g，羌活 12g，红花 12g，白芷 12g，乳香 12g，没药 12g，骨碎补 12g，防风 12g，木瓜 12g，川椒 12g，透骨草 12g，续断 12g。

功效与适应证：活血舒筋。治跌仆损伤疼痛。

用法：布包蒸笼内蒸后敷患处。

7. 驳骨散（《中医伤科学讲义》）

组成：桃仁 2400g，栀子 500g，侧柏叶 1500g，生地黄 500g，红花 250g，归尾 1000g，大黄 1500g，毛麝香 1000g，黄连 400g，黄柏 500g，黄芩 500g，骨碎补 1500g，薄荷 1000g，防风 500g，丹参 1000g，忍冬藤 1000g，透骨草 1000g，甘草 500g，三七 500g，蒲公英 500g，鸡骨香 1000g，石斛 400g，赤芍 500g，自然铜 500g，土鳖虫 500g。

功效与适应证：接骨。

用法：研末，开水、醋调敷。

8. 生肌膏（《外伤科学》）

组成：当归 30g，甘草 30g，白芷 15g，紫草 9g，麻油

500g。

用法：酒浸 3 天，久煎去渣滤清，再熬至滴水成珠，加白醋 60g 熔化，再加血竭、轻粉各 12g，搅匀成膏，敷之。

9. 弃杖散（《中西医结合治疗骨与关节损伤》）

组成：归尾 120g，细辛 60g，姜黄 120g，紫荆皮 120g，透骨草 60g，丁香 60g，白芷 60g，红花 60g，肉桂 60g，皂角 60g，生川乌 60g，大黄 60g。

功效与适应证：活血化瘀，消肿止痛。治各种损伤肿痛及骨、关节损伤初期之瘀血凝滞等。

用法：研末，以蜂蜜或凡士林调成软膏用，3 ～ 5 天换药 1 次。

10. 红灵酒（《实用中医外科学》）

组成：生当归 60g，红花 30g，花椒 30g，肉桂 60g，樟脑 15g，细辛 15g，干姜 30。

功效与适应证：活血止痛消肿。治跌仆损伤之瘀肿疼痛。

用法：95% 酒精 1000mL 浸泡 7 天后备用，药棉蘸搽，2 次 / 天，每次 10 分钟。

11. 海桐皮汤（《医宗金鉴》）

组成：海桐皮 6g，透骨草 6g，乳香 6g，没药 6g，当归 5g，川椒 10g，川芎 3g，红花 3g，威灵仙 3g，甘草 3g，防风 3g，白芷 2g。

功效与适应证：活络止痛。治跌仆损伤疼痛。

用法：研末，布袋装，煎水洗患处。

12. 接骨膏（《外伤科学》）

组成：五加皮 2g，地龙 2g，乳香 1g，没药 1g，䗪虫 1g，骨碎补 1g，白及 1g。

功效与适应证：接骨活血止血。治新骨折瘀肿疼痛。

用法：外用。

13. 舒筋止痛水（《林如高正骨经验》）

组成：三七粉 18g，三棱 18g，归尾 18g，红花 30g，樟脑 30g，生草乌 12g，生川乌 12g，五加皮 12g，木瓜 12g，牛膝 12g。

功效与适应证：活血舒筋止痛。治损伤局部肿痛。

用法：70% 酒精 1500mL 浸泡约 1 个月，涂患处，每天 2～3 次。

14. 舒筋活血洗方（《中医伤科讲义》）

组成：伸筋草 9g，海桐皮 9g，秦艽 9g，独活 9g，当归 9g，钩藤 9g，乳香 6g，没药 6g，红花 6g。

功效与适应证：舒筋活络止痛。治损伤后期的筋络挛缩、疼痛。

用法：煎水温洗。

15. 舒筋活络药膏（《中医伤科讲义》）

组成：赤芍 1g，红花 1g，南星 1g，生蒲黄 1.5g，旋覆花 1.5g，苏木 1.5g，生川乌 2g，生草乌 2g，羌活 2g，独活 2g，生半夏 2g，生山栀子 2g，生大黄 2g，生木瓜 2g，路路通 2g。

功效与适应证：活血止痛。治跌仆损伤肿痛。

用法：蜜、凡、饴调均，外用。

16. 祛瘀消肿膏（《临床正骨学》）

组成：血竭 9g，没药 9g，乳香 9g，儿茶 6g，川椒 6g，延胡索 12g，麝香 1.5g，冰片 1.5g，赤小豆 30g，地龙 30g。

功效与适应证：活血祛瘀，消肿止痛。治损伤初期。

用法：蜜、饴调敷。

17. 消肿止痛膏（《外伤科学》）

组成：姜黄、羌活、干姜、栀子、乳香、没药。

功效与适应证：祛瘀消肿止痛。治伤病初期瘀血肿痛。

用法：各药适量，共研细末，用凡士林调成 60% 软膏敷患处。

18. 冰红消肿膏（大兴区中西医结合医院经验方）

组成：大黄、当归、红花、透骨草、威灵仙、山栀、白芷、儿茶、薄荷和冰片。

功效与适应证：凉血解毒，消肿止痛，逐瘀通经。适用于跌仆损伤、积血成瘀之积块不散、关节瘀滞等。尤其适用于急性软组织损伤和急性滑膜炎的疼痛、肿胀、功能障碍之症，亦用于疮疡初起之红肿热痛、轻度烫伤。

用法：各药适量，共研细末，用黄酒或白醋调成软膏敷患处。

19. 消肿膏（《临床骨科学》）

组成：大黄、芥子、广皮、生地黄、黄柏、乌药、熟石灰、血竭、儿茶各 6.3g，黄连、木鳖子、半夏、白及、骨碎补、丹参、红花、胆南星、自然铜、黄芩、赤芍、香附各 9.5g，木香、乳香、桃仁各 13g，刘寄奴、栀子、当归各 16g。

功效与适应证：活血消肿。

用法：研末，以蛋清调糊状摊布上或纱布上，敷于患处。

20. 消瘀膏（《中医正骨学》）

组成：大黄 1g，栀子 2g，木瓜 4g，蒲公英 4g，姜黄 4g，黄柏 6g。

功效与适应证：祛瘀消肿止痛。治疗伤瘀疼痛。

用法：共研末，水、蜜各半调敷。

主要参考文献

[1] 詹红生，何伟.中医骨伤科学[M].第2版.北京：人民卫生出版社，2012.

[2] 阎小萍，张烜，翁习生.常见风湿病及相关骨科疾病中西医结合诊治[M].北京：人民卫生出版社，2015.

[3] 郭芜沅，郭宏涛.郭宗正医案[M].郑州：河南科技技术出版社，2009.

[4] 朱立国，李金学.脊柱骨伤科学[M].北京：人民卫生出版社，2015.

[5] 朱良春.朱良春/中国百年百名中医临床家丛书国医大师卷[M].北京：中国中医药出版社，2011.

[6] 李士懋，田淑霄.论汗法·李士懋田淑霄医学全集[M].北京：中国中医药出版社，2015.

[7] 娄玉钤.中医风湿病学[M].北京：人民卫生出版社，2010.